New Wun Ching Developmental Publishing Co., Ltd.

New Age · New Choice · The Best Selected Educational Publications — NEW WCDP

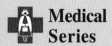
Medical Series

實證護理概論

Basic Introduction to
Evidence-Based Nursing

第三版

THIRD EDITION

專業推薦

鄭浩民・張瑩如・張美玉

總校閱

穆佩芬・張麗銀・周幸生

編著者

穆佩芬・陳可欣・張麗銀
周幸生・林小玲・盧淑分
楊淑華・蘇瑞源・梁靜娟
鄭慧娟・郭素真・李美銀
黃子珍

總校閱序

　　使用最佳的證據是學士、碩士及博士（臨床實務博士）的護理教育的重要核心能力(American association of college of nursing, 2023)，也是確保五專學生、學士學生或臨床初學者提供病人安全照顧的重要的核心能力。實證照護的教育需統合核心能力、臨床情境及個案為基礎的教與學之課程設計，落實臨床實證在臨床應用。五專或大學生對實證照護的信念及態度，碩士與專科護理師的實證基礎能力的培育，及如何使用實證的發現或證據於照顧個案及改善照顧品質是臨床照護能力中重要的核心價值。

　　本書的出版旨在提供一本包括實證重要基本概念及臨床案例，能針對五專學生、學士學生，或臨床初學者及其教師們所設計的實證照護簡介的書。本書內容包括實證照護基本概念，強調實證醫學步驟的 5A 中的 3A 之重要概念及實作過程，並於每一步驟及重要概念均有基本步驟的圖表及臨床例子進行說明。此外，本書也提供各科護理的 3A 量性與質性的案例，及專科護理師的實證案例。在各個臨床案例中除強調 3A 的步驟說明外，也都闡述實證臨床應用(4A)及成效評量(5A)的討論。自學者可以應用此書對重要概念及實證思維有一清楚認識並進行延伸學習。在課室或醫院在職教育，教與學的過程中可以此書為藍本，應用臨床情境互動、對話討論，或課室教學等方式進行，教導學生實證照護的態度、如何應用實證證據於改善臨床照顧。

　　本書邀請國內深耕於實證護理的菁英們，一起來撰寫此書。依據他們的臨床專長，統合歷年的實證照護知識與經驗，展現他們實證應用於臨床的能力。看到他們的成長及實證能力的展現令人為他鼓掌並深感開心。本次改版增加了最新的相關文獻，如 PRISMA 2020 項目清單及文獻篩選流程，並全面更新文獻搜尋步驟圖示，以及新增 JBI EBP Database 和 Embase 資料庫，於第 6 章小更新兩篇案例。期望本書能對實證護理的初學者及五專學生、學士學生，開啟一個簡要及整合的實證知識的教學文化，共同培育具實證照護信念與態度，及實證應用的核心能力的護理師而努力。

國立陽明交通大學臨床護理研究所特聘教授

穆佩芬 謹識

於國立陽明交通大學 台灣實證卓越中心

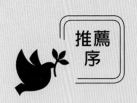

培育實證護理的基石－養成護理科學家的基礎實證技能

實證科學是近年來醫療照護的重要發展趨勢。在臨床及研究上，實證科學已經成為醫療決策的重要依準(benchmark)。在臨床照護中每天所做的決策，除了醫療專業人員本身的臨床經驗與專業素養之外，幾乎都脫離不了實證科學的範疇及影響。高品質的研究證據如果想要落實在臨床照護中，實證照護的專業技能更是不可或缺的鑰匙。本書就是了解實證照護這個重要概念的敲門磚。

近年來國內的護理教育逐漸將培育護理科學家當作護理教育的重要發展方向。而護理科學家的養成，需要長時間的學思訓練、臨床照護經驗的累積與反饋，以及研究技能的逐步發展與鍛鍊。但是在這長時間的養成訓練過程當中，訓練實證護理的臨床專業技能則是養成護理科學家的關鍵基礎步驟。為了達成此一重要目標，台灣實證卓越中心(TJBCC)穆佩芬教授特別邀集實證護理學界的傑出師資，完成《實證護理概論》一書。本書透過良好的架構規劃，逐步的將實證護理技能需要的關鍵知能，經由老師們的專業解析，循序漸進的傳授給正在護理科學家一路上邁進的準護理師們！透過實例的分享，更能讓讀者深入淺出的了解實證照護中艱深的抽象概念。

在本書的各個章節中，幾位作者同時也是傑出的護理科學家們，逐步地介紹實證護理的五大步驟，包括形成可用實證回答的問題、進行完整的實證查詢、證據的評析與整合，接著是應用實證文獻結果於臨床，最後則是評估實證護理措施的成效。在此過程當中，系統性回顧則可以針對量性或是質性的臨床研究，進行品質與重要結果的系統性綜整。在本書中這些困難抽象的概念都被淺顯易懂地勾勒在各章節當中。

　　執行以實證為基礎的臨床照護，在醫療科技發展日新月異的今日，已經成為提供高品質醫療照護的重要關鍵要素。有鑑於此，國內外的醫學教育，目前均把「實證照護技能」列為重要的教學目標，同時也被視為臨床專業人員所需要具備的專業能力(competency)之一。相信閱讀本書的準護理師或是新進的護理師，都可以透過這本書深入淺出的概念說明與實例分享，充分了解實證護理的概念與臨床運用的訣竅，並且朝向護理科學家的成長路上大步邁進！

　　樂為之序。

國立陽明交通大學醫學系教授
國立陽明交通大學公衛所及衛福所合聘副教授
臺北榮總實證醫學中心主任

鄭浩民 謹識

近年來，以實證為基礎已成為健康照護決策過程中重要的一環，為了能夠在臨床實際運用，醫學生畢業前從養成教育中獲得實證健康照護的基本概念，培養核心能力，成為很重要的議題。在國內已經有很多護理學校以必修或選修方式，進行結構性的實證護理教學，然而多數的教學實踐侷限在大學層級，對於五專護理學生，較少學者投入實證教學教材的開發。相較於大學生而言，五專生因先備知識之差異，規劃容易閱讀且能以更多例證引導學習的書籍，至為重要，本書即是以五專護理學生或初學者的需要，由一群專精於實證護理教學及實務運用的專家所撰寫。

本書第一章闡述實證護理發展及基本概念，其他章節依據實證 5A 步驟分章說明，包括提出臨床有意義的問題(ask)、搜尋及取得文獻(acquire)、進行文獻評讀(appraise)、實務運用(apply)及臨床成效評估(assess)等，為了讓讀者了解每個步驟的進行，每一章節作者均舉出很多實際案例教材，供學生學習。除此之外，由於實證的臨床應用需整合外部證據、內部證據及病人喜好及觀點，外部證據的統整需進行客觀的有效的系統性文獻回顧。本書的另一個特殊章節是實證報告的撰寫，讓學生有整合實證過程於臨床實務的完整概念。此外，本書特別應用 3A 概念另立章節，以質性、量性研究的步驟進行 3A 案例書寫。經由完整的 PICO/PICo 制定、查詢文獻、文獻評讀過程，再經由文獻統整研究結果，討論臨床應用。除了說明進行步驟外，並依不同科別舉例說明。

本書的運用除了學生自學外，指導老師的導讀十分重要，也可以運用書中案例，說明並分析每個步驟的要點。因為實證照護的所牽涉的知識很廣，老師的引導及解惑，可以讓學生學習經驗更為豐富、快樂。

國立成功大學護理學系教授

成大醫院護理部主任

張瑩如 謹識

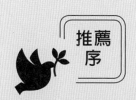

　　「實證」是全球醫療照護系統進步的根基，實證健康照護在醫療機構已蔚為現今照護模式主流，多年來台灣實證醫學學會、台灣實證護理學會、台灣實證卓越中心及全聯會積極扮演推動與落實實證臨床應用的推手，持續在國內辦理實證教育訓練、師資種子培訓及實證護理競賽，已能看到實證在護理臨床之普遍應用，且有具體提升照護品質的成果。臺中榮總實證護理推展已邁入第 16 年，透過實證師資及病房種子培訓、訂定實證基礎之護理技術及護理常規，併用品質改善手法進行實證護理轉譯，讓每一位護理人員了解實證的精神，進而投入實證護理的推動與力行，提供病人高品質及具成本效益的護理照護。實證護理推展過程中，末學最要感謝穆佩芬教授長期給予中榮實證護理的殷切指導與協助。

　　「實證護理」是在現代護理教育以及專業養成中必備的訓練課程，欣聞穆佩芬教授再度領導台灣實證護理菁英為初學者以深入淺出撰寫《實證護理概論》一書，末學認真研讀這本書內容涵蓋如何在臨床工作發現問題、文獻查證方法、量性／質性系統性文獻回顧、文獻評讀方法、實證報告撰寫技巧、臨床應用範例，篇篇精簡扼要，極具應用性，勘稱實證護理祕笈，本書不僅可作為護理教育實證護理課程教材，亦可供臨床護理人員撰寫讀書報告及實證臨床照護應用之參考，是護理學生、護理人員所必備的重要參考教材，謹在此鄭重推薦。

臺中榮民總醫院護理部主任

張美玉　謹識

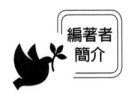

編著者簡介

總校閱兼編著者

♥ 穆佩芬

學歷｜ 美國明尼蘇達大學博士
　　　 美國明尼蘇達大學碩士
經歷｜ 陽明交通大學臨床護理研究所所長
現職｜ 陽明交通大學臨床護理研究所特
　　　 聘教授
　　　 陽明交通大學護理學院副院長
　　　 美國護理科學院院士
　　　 陽明交通大學台灣實證卓越中心主任
　　　 台灣實證護理學會國際事務組主
　　　 任委員

♥ 張麗銀

學歷｜ 陽明大學護理系所博士
經歷｜ 臺中榮民總醫院護理部副主任、
　　　 督導長、護理長
　　　 中國醫藥大學附設醫院護理部主
　　　 任、顧問
現職｜ 秀傳醫療體系護理總監兼彰化秀
　　　 傳紀念醫院護理部主任
　　　 弘光科技大學護理系副教授
　　　 台灣護理學會理事
　　　 中華民國護理師護士公會全國聯
　　　 合會長期照護政策小組委員
　　　 台灣實證護理學會理事
　　　 台灣醫療個案管理學會常務理事

♥ 周幸生

學歷｜ 美國哥倫比亞大學護理學院哲學博士
經歷｜ 陽明交通大學、臺北醫學大學兼
　　　 任助理教授
　　　 台灣實證護理學會第 2～3 屆理事長
現職｜ 臺北市立關渡醫院（委託臺北榮
　　　 民總醫院經營）副院長
　　　 台灣實證護理學會常務監事

編著者簡介

♥ 陳可欣

學歷｜ 長庚大學臨床醫學研究所博士
經歷｜ 萬芳醫院護理部副主任
現職｜ 臺北醫學大學學士後護理系助理教授
　　　 萬芳醫院護理部兼任副主任、實
　　　 證知識轉譯中心主任
　　　 考科藍台灣研究中心(Cochrane
　　　 Taiwan)副主任兼執行長
　　　 台灣實證護理學會副理事長
　　　 台灣實證醫學學會理事
　　　 台灣護理學會第 32~33 屆卓越中
　　　 心知識轉譯組委員

♥ 林小玲

學歷｜ 美國華盛頓大學護理碩士
經歷｜ 臺北榮民總醫院護理長、副護理
　　　 長、護理師
現職｜ 臺北榮民總醫院護理督導長
　　　 臺北榮民總醫院實證醫學中心轉
　　　 譯組組長
　　　 台灣實證護理學會理事長

♥ **盧淑芬**

學歷｜ 陽明交通大學護理研究所碩士
經歷｜ 臺北榮民總醫院專科護理師、副
　　　護理長
現職｜ 臺北榮民總醫院護理長

♥ **楊淑華**

學歷｜ 陽明交通大學護理系博士候選人
　　　臺灣大學護理研究所碩士
經歷｜ 臺北榮民總醫院神經外科加護病
　　　房護理師
現職｜ 臺北榮民總醫院神經外科專科護
　　　理師

♥ **蘇瑞源**

學歷｜ 陽明交通大學護理系博士
經歷｜ 臺北榮民總醫院副護理長
　　　輔仁大學兼任講師
現職｜ 臺北榮民總醫院護理長
　　　台灣實證卓越中心核心委員
　　　台灣實證護理學會國際事務組委員

♥ **梁靜娟**

學歷｜ 陽明交通大學護理系博士候選人
經歷｜ 臺北榮民總醫院神經外科專科護
　　　理師、副護理長
現職｜ 臺北榮民總醫院神經外科護理長

♥ **鄭慧娟**

學歷｜ 臺北護理健康大學護理系博士
　　　候選人
　　　臺北護理健康大學護理研究所碩士

經歷｜ 臺北榮民總醫院護理長、副護理
　　　長、護理師
現職｜ 臺北榮民總醫院護理督導長
　　　台灣實證護理學會理事

♥ **郭素真**

學歷｜ 臺北護理健康大學臨床護理研究
　　　所碩士
　　　陽明交通大學博士班候選人
現職｜ 臺北榮民總醫院督導長
　　　台灣實證護理學會常務理事暨教
　　　育委員會主任委員

♥ **李美銀**

學歷｜ 陽明交通大學護理博士
經歷｜ 馬偕醫學院護理學系助理教授
現職｜ 臺北護理健康大學護理系副教授

♥ **黃子珍**

學歷｜ 陽明交通大學護理博士候選人
　　　國防醫學院護理行政研究所碩士
經歷｜ 臺北榮民總醫院護理長
現職｜ 臺北榮民總醫院護理督導長

致謝

感謝裴萱、陳語珮、王美惠、張峰玉、張碧華、陳素華投稿實證護理報告於本書。

目錄　CONTENTS

❤ 實證護理概論 ✚ 穆佩芬

CHAPTER 1

1-1	實證護理的定義	2
1-2	實證護理的發展現況	3
1-3	實證照護模式	4
1-4	實證護理 5A 步驟	13
1-5	實證護理臨床應用	15

❤ 提出可回答的臨床問題 ✚ 陳可欣

CHAPTER 2

2-1	臨床問題：背景問題與前景問題	19
2-2	臨床問題的類型	21
2-3	發現並提出可回答的臨床問題：祕笈	28

❤ 文獻查證 ✚ 張麗銀

CHAPTER 3

3-1	實證護理機構及網站	41
3-2	常見的實證資料庫	43
3-3	資料庫檢索的步驟	45
3-4	檢索實例	48

❤ 量性系統性文獻回顧 ✚ 周幸生

CHAPTER 4

4-1	量性研究設計方法	73
4-2	系統性文獻回顧	90
4-3	量性系統性文獻回顧之步驟與方法	92

CHAPTER 5

質性系統性文獻回顧 ✚ 穆佩芬

5-1　質性研究與健康照護的關係　　104

5-2　質性系統性文獻回顧的定義　　105

5-3　質性系統性文獻回顧的臨床問題　　106

5-4　質性系統性文獻回顧步驟　　108

CHAPTER 6

文獻評讀（一）✚ 林小玲 穆佩芬

6-1　研究文獻證據等級　　118

6-2　評讀原則　　121

6-3　常見的評讀工具　　122

6-4　如何進行文獻評讀　　124

CHAPTER 7

文獻評讀（二）：以 CASP 評析 RCT 文章 ✚ 盧淑芬

7-1　關於 CASP　　144

7-2　CASP 隨機對照試驗檢核表　　145

7-3　以 CASP 評讀隨機對照試驗研究　　149

CHAPTER 8

文獻評讀（三）：JBI CSR 評析工具 ✚ 楊淑華

8-1　JBI CSR 評析工具簡介　　156

8-2　以 JBI 評讀系統性文獻回顧文章　　157

CHAPTER 9

♥ 文獻評讀（四）：JBI RCT 評析工具 **+** 蘇瑞源

9-1	JBI RCT 評析工具簡介	162
9-2	評析工具項目說明	165
9-3	以 JBI 評讀隨機對照試驗研究	171

CHAPTER 10

♥ 應用實證文獻結果於臨床 **+** 蘇瑞源 穆佩芬

10-1	實證知識轉譯	178
10-2	實證應用情境考量：以病人為中心	181
10-3	實證照護指引的發展	184
10-4	實證轉譯臨床應用：以 JBI PACES 為例	189

CHAPTER 11

♥ 評估實證護理措施之成效 **+** 梁靜娟 楊淑華

11-1	自我檢討與糾正	200
11-2	評估成效的方法	201
11-3	循環式品質管理	207
11-4	實證應用與成效	210

CHAPTER 12

♥ 實證報告撰寫技巧 **+** 張麗銀

12-1	實證報告的書寫方式	217
12-2	實證報告的書寫內容	221
12-3	實證報告書寫常見之問題	223

CHAPTER 13
♥ 實證護理臨床研究案例 + 盧淑芬 鄭慧娟 郭素真 楊淑華
穆佩芬 李美銀 黃子珍 梁靜娟

13-1 量性系統性文獻案例　228
研究案例一：使用 Chlorhexidine 擦澡預防中心導管相
　　　　　關血流感染之成效　228
研究案例二：太極拳是否可以降低老人的跌倒發生率　242
研究案例三：婦科手術後早期進食是否會增加相關
　　　　　合併症　254
研究案例四：低頻雷射治療對纖維肌痛症症狀緩解的
　　　　　成效　268
13-2 質性系統性文獻案例　284
研究案例一：社區中風老人主要照顧者的家庭韌力介
　　　　　入措施之內涵與成效　284
研究案例二：癌症兒童及青少年身體心像的生活經驗
　　　　　更新版（2010~2019 年）　296
研究案例三：血液癌病人接受異體造血幹細胞移植的
　　　　　經驗　312
研究案例四：中風併失語症病人生活經驗　328

CHAPTER 14
♥ 實證護理報告

案例一　實證護理讀書報告　350
案例二　實證護理案例分析報告　365
案例三　NP3 個案報告　375

✚ 穆佩芬 | 編著

實證護理概論

1-1　實證護理的定義

1-2　實證護理的發展現況

1-3　實證照護模式

1-4　實證護理 5A 步驟

1-5　實證護理臨床應用

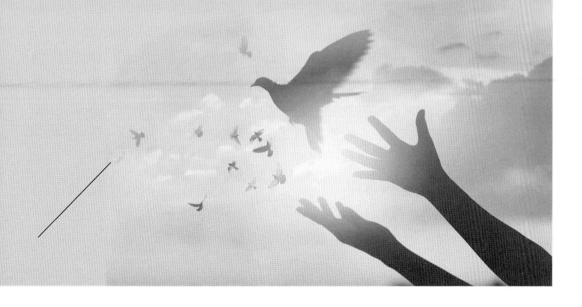

實證照護的概念及方法學主要目的為改善照護品質，透過實證知識使臨床照護更有效率、更精準、改進照護技術、建立診療照護標準化依據，並符合經濟效益。此外，也需由基礎教育、大學、碩士、博士教育中加強與培養實證照護的核心能力。

1-1　實證護理的定義

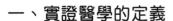

一、實證醫學的定義

實證醫學(evidence-based medicine, EBM)是指應用流行病學與統計學方法，從醫學資料庫中搜尋文獻，並嚴格評讀、綜合分析，找出值得信賴的部分，並將獲得的最佳文獻證據應用於臨床，提供病人最佳照顧。1972 年，英國臨床流行病學者考科藍(Archie Cochrane)提出實證醫學的概念：「所有醫療行為都應有嚴謹研究且證實為有效的根據，才能將醫療資源做最有效的運用。」並強調隨機對照試驗(randomized controlled trials)的重要性。1980 年代，美國腎臟科醫師暨臨床流行病學家薩克特(David L. Sackett)在加拿大麥馬士達大學(McMaster university)運用臨床流行病學與統計學教導、推行實證醫療(evidence-based clinical practice)。1992 英國國家衛生部成立實證醫學中心，並以考科藍命名，1993 年設立考科藍合作組織(Cochrane Collaboration)。1996 年澳洲喬安娜‧布里格斯學會(Joanna Briggs Institute, JBI)於阿德雷德大學成立，設有 70 多個國際合作中心，強調實證照護(evidence-based healthcare)，著眼於質性與量性之系統性文獻回顧產生實證統合知識、發展臨床指引或實證素材的實證知識轉換、實證應用於臨床以改善照護品質，及傳播實證資源、工具，及發表實證照護相關的文獻。

二、實證護理的定義

實證護理(evidence-based nursing)乃指整合現有的最佳證據、臨床護理經驗及其服務對象的個人、所屬家庭及社區之價值與偏好所作出的決策(Pearson et al., 2007)。國際護士理事會(International Council of Nurses, ICN)將實證護理的定義為：「整合查詢到最新及最佳的實證、臨床經驗與評估及病人喜好的價值觀，在關懷的脈絡中，解決臨床問題的決策。」加拿大護理學會(Canadian Nurses Association, CNA)定義實證護理為：「基於決策及使用正向個案的成效，改善臨床照護及確保護理的照顧職責。」

實證護理是一包含護理科學與藝術實踐的核心能力，在以人為本的思維在照護過程中，基於理論思維產生具應用性及落實應用嚴謹的實證結果，並運用實踐智慧於提供互為主體照護的過程中，展現出實證實踐的態度與能力（穆，2012）。根據實證證據進行護理評估、診斷，並提供高品質的關懷與療癒策略，以期個案得以達到健康與安適的狀態。

1-2 實證護理的發展現況

自 19 世紀南丁格爾便倡導以實證為基礎的照護理念及實證應用到臨床的能力。實證為基礎的照護至今深植於護理基礎教育及學士課程(Hickman et al., 2014)。在碩士、博士與護理實務博士(Doctor of Nursive Practice, DNP)的進階護理教育中，也扮演著減少理論與臨床運用差距的重要識能(Stevens, 2013)。

護理理論家卡波(Carper, 1978)指出，研究文獻是護理知識的基礎，也是護理臨床照護的重要指引。21 世紀護理專業以實證照護強化病人健康或照顧成效的方式之一是應用臨床指引。許多國際護理組織均發展臨床指引，使臨床護理師能快速提供臨床實證的最佳決策。ICN、CNA 及其他護理組織一致認為系統文獻回顧是最佳的實證，並強調病人的喜好及價值觀對建構臨床指引的重

要性。加拿大安大略護理協會(Registered Nurses Association of Ontario, RNAO)於 2002 年發展了 50 個臨床指引。陽明交通大學台灣實證卓越中心也於 2009~2011 年獲得衛福部計畫，發展 80 個臨床指引、40 個臨床指引教育素材（穆、陳，2009, 2010, 2011）；繼之，呼應臺灣高齡社會的來臨，2017 年獲得衛福部計畫，發展五個預防與延緩失能照護方案的研發與人才培育計畫（穆，2018）。2018 年獲得衛福部計畫，發展十個居家與機構的常見照顧問題的臨床指引，及以實證為基礎的教育課程及素材（穆等，2019）。2019 年起，台灣實證卓越中心積極推動 JBI 實證應用模式(Porritt et al., 2022)，陸續辦理相關課程及陸續發表實證應用之文章。其強調脈絡情境的分析、協助改變及設計一連串的活動，其包括應用研究證據，並邀請主要影響者參與，進行決策運用於臨床照護的品質改善。

1-3　實證照護模式

　　為提供個案具有實證為基礎的照護是確保精準的照顧品質，國際間許多實證政策及應用機構積極發展及推動實證知識與知識轉譯應用的方法學、評析工具、系統性文獻回顧、臨床指引與實證臨床應用模式，包括 JBI、考科藍(Cochrane)、坎貝爾合作組織(Campbell collaboration) 及國際臨床指引聯盟 (Guidelines international network, G-I-N)等。各機構均有其實證發展的目標與實證知識（表 1-1）。其中 JBI 著重實證照護的整個過程的實證知識研發，2005 年發展了 JBI 實證照護模式(model of evidence-based healthcare)，並於 2016 年更新（圖 1-1）。實證照護模式依照實證在臨床應用的不同功能，分為五個階段不斷循環，包括整體的健康、健康照護實證的產生、實證統合、實證知識轉譯（臨床指引）、實證應用，每一個步驟均有其實證的研究方法學及實證的成果。

1. **整體的健康**：整體的健康是照護的目標，也是一個期望達成的成果。

2. **健康照護實證的產生**：指進行的原創性研究或創新性研究，包含常見的量性及質性研究。一個臨床問題或現象為了能進行整體的了解，實證的向度可以分為可行性(feasibility)、適當性(appropriateness)、意義性(meaningfulness)、有效性(effectiveness)。換言之，想要了解一個治療方式或護理介入措施的有效性，並期望能在臨床應用，我們需思考其實證的有效性(effectiveness)，加上實證上於臨床應用的可行性(feasibility)或加上個案本身的生活經驗(meaningfulness)上整體的考量。

表 1-1　實證國際組織

實證組織	發展目標	網址
Joanna Briggs institute (JBI)	實證照護模式：實證統合、實證知識轉譯（臨床指引）、實證應用	https://joannabriggs.org/
Cochrane	實證統合	https://www.cochrane.org/
Campbell collaboration	實證統合	https://campbellcollaboration.org/
Guidelines international network (G-I-N)	實證知識轉譯（臨床指引）	https://g-i-n.net/

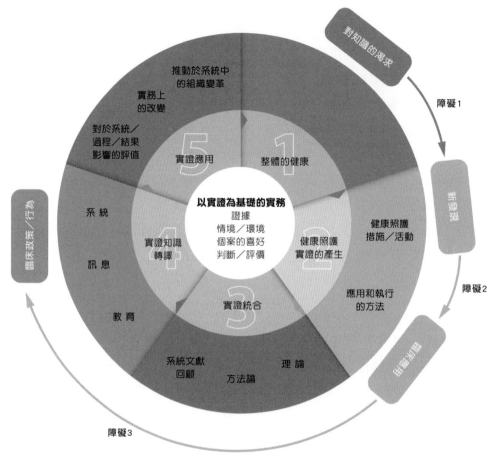

圖 1-1 JBI 實證照護模式（已獲 JBI 授權翻譯）

3. **實證統合**(comprehensive systematic review; CSR)：當某一介入措施或某一生活經驗的探究已經有許多實證文獻了，我們不需要再進行創新研究，而需要進行系統性文獻回顧的研究，統整國際上相同 PICO/PICo 的研究結果，應用於臨床，此過程稱為實證統合，包括五個步驟：

(1) 問一個臨床問題(ask)：實證統合也就是系統性文獻回顧，包括量性及質性系統性文獻回顧。量性系統性文獻回顧又分為實驗型、類實驗型、觀察型、診斷型、預後型及經濟分析型（圖 1-2）。每一個實證統合均會先問一個臨床問題(PICO/PICo)（詳見本書第二章）。

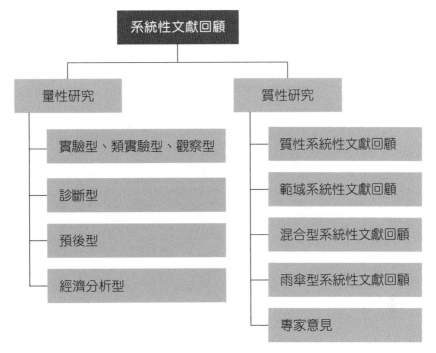

⊙ 圖 1-2 實證系統文獻回顧的分類

(2) 查詢文獻(acquired)（詳見本書第三章）：

　A. 依照 PICO/PICo，設定納入條件與排除條件，清楚定義你的 PICO/PICo。

　B. 查詢的資料庫、語言、年代。

　C. 由 PICO/PICo，設定出查詢的關鍵字，進行完整充分的查詢。

(3) 文獻評讀(appraisal)：目前國際上最受歡迎的系統性綜論指引為「系統性回顧和後設分析的偏好描述項目(preferred reporting items for systematic reviews and meta-analysis, PRISMA)」，依照 PRISMA 步驟納入條件與排除條件，逐步篩檢文獻，最後利用所設定的 PICO/PICo 選擇適合的評讀工具進行評讀，並依照評讀結果給予每篇文章實證等級（圖 1-3）。可以參考不同機構所發展的實證等級進行（詳見本書第六章）。

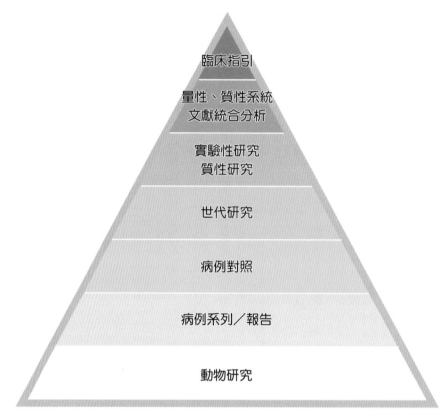

臨床指引

量性、質性系統
文獻統合分析

實驗性研究
質性研究

世代研究

病例對照

病例系列／報告

動物研究

⊙ 圖 1-3　量性研究與質性研究的實證等級圖

(4) 資料的綜整(meta-synthesis)：將查詢到的文獻進行資料的綜整。不同類型的研究方法有其獨特的綜整方式。

(5) 臨床建議：資料完成後，依照所綜整出來的結果給予臨床應用之建議等級（表 1-2）。最後完成 PRISMA 文獻回顧流程圖，其文獻篩選過程共包括四個步驟：確認符合關鍵字的文獻、篩選文獻、符合的文獻及納入分析（圖 1-4）(Moher et al., 2009)。PRISMA 資料篩選流程可掃描上方 QR Code 或參考下列網址：http://www.prisma-statement.org/PRISMAStatement/Flow Diagram。

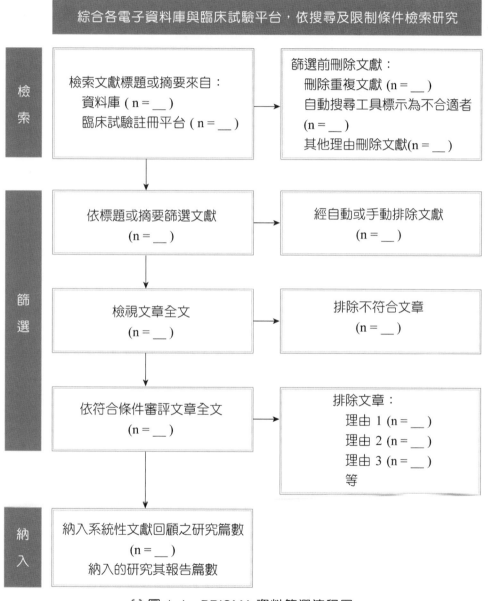

綜合各電子資料庫與臨床試驗平台，依搜尋及限制條件檢索研究

檢索

檢索文獻標題或摘要來自：
　資料庫 (n = ＿)
　臨床試驗註冊平台 (n = ＿)

篩選前刪除文獻：
　刪除重複文獻 (n = ＿)
　自動搜尋工具標示為不合適者
　(n = ＿)
　其他理由刪除文獻(n = ＿)

篩選

依標題或摘要篩選文獻
(n = ＿)

經自動或手動排除文獻
(n = ＿)

檢視文章全文
(n = ＿)

排除不符合文章
(n = ＿)

依符合條件審評文章全文
(n = ＿)

排除文章：
　理由 1 (n = ＿)
　理由 2 (n = ＿)
　理由 3 (n = ＿)
　等

納入

納入系統性文獻回顧之研究篇數
(n = ＿)
納入的研究其報告篇數

圖 1-4　PRISMA 資料篩選流程圖

⌕ 表 1-2 JBI 實證知識應用的推薦程度與定義

推薦程度	定義
A 級	建議應用此健康處置策略的程度強烈基於以下理由： 1. 此策略造成預期效果大於不預期的效果 2. 有足夠的品質的證據支持使用此策略 3. 此策略有好處對資源利用沒有影響 4. 有考慮到病人的價值觀、喜好和經驗
B 級	建議應用此健康處置策略的程度薄弱基於以下理由： 1. 看起來此策略造成預期效果大於不預期效果 2. 但並不是非常確定 3. 雖然有證據支持使用此策略，但是不一定是高品質 4. 此策略有好處對資源利用沒有影響或影響很小 5. 可能有或沒有考慮到病人的價值觀、喜好和經驗

4. **實證知識轉譯**：實證的知識如何轉化成應用到臨床上的素材？通常藉由臨床指引、期刊、其他出版物、電子媒體、教育和訓練及決策支持系統等素材，將知識推展到全球健康照護人員、個案、健康機構及系統。這個過程中不僅是訊息的傳播，還包含謹慎的制定目標，使得醫師、管理者、決策者和個案能了解及使用此訊息。

(1) 臨床指引的功能：

A. 形成明確且易使用的標準(to make evidence based standards explicit and accessible)。

B. 較容易作客觀的決定(to make decision making easier and more objective)。

C. 可教育病人或醫護人員目前的最佳治療方式(to educate patients and professionals about current best practice)。

D. 增進醫療的成本效益(to improve the cost effectiveness of health services)。

E. 當作管控的工具(to serve as a tool for external control)。

(2) 臨床指引發展步驟：

　A. WHO 臨床指引發展步驟(World Health Organization, 2010)
　　（圖 1-5）。

　B. JBI 臨床指引發展步驟：JBI 發展臨床 point-of-care 的臨
　　床指引(evidence summary)，乃針對臨床照顧上特定的
　　PICO/PICo 應用快速文獻查詢(rapid review)的方式(Munn
　　et al., 2015)，共有七步驟（圖 1-6）。

| 步驟一：設定任務小組及目的、範圍之文件 |

| 步驟二：設定指引發展小組及外部審查小組 |

| 步驟三：管理利益衝突 |

| 步驟四：形成 PICOT 問題及選定相關的結果 |

| 步驟五：文章選出、評估及統整（文獻回顧） |

| 步驟六：形成建議 (GRADE)
需考量利益及傷害、價值及偏好和資源的運用 |

| 步驟七：推廣 (dissemination) 及實施（適應 adaptation） |

| 步驟八：評值影響 (impact) |

| 步驟九：更新計畫 (plan for updating) |

◎ 圖 1-5　WHO 臨床指引發展步驟

1. 臨床問題

2. 有結構的文獻查詢

3. 篩選文獻(appraisal) (JBI)

4. 發展資源（evidence summary指南的發展）(GRADE)

5. 同儕評讀（內部評核及外部評核、國際專業團體）

6. 統整回饋

7. 提供國際專業使用

◎ 圖 1-6　JBI 臨床指引發展步驟

5. **實證應用**：是一種轉譯科學（轉譯醫學），為不同狀態之間的轉變過程，且在此過程中不同參與者會試圖保持原有的方向。轉譯科學所代表的是新的（或是好的）診斷和治療方法，如何實際並正確地應用在病人或社會大眾的身上(Woolf, 2008)。知識轉譯乃是將研究與臨床實踐問題的鴻溝，應用實證轉譯模式，分析臨床情境及確認實踐上的障礙及促進策略，並設計實證轉譯計畫，實際執行並測試成效。實證轉譯的模式有許多種：

(1) JBI CLARITY cycle（圖 1-7）(Porritt et al., 2022)（詳見本書第十章）。

(2) 知識到行動的架構 (the knowledge-to-action framework) (Straus et al., 2013)。

(3) ACE Star 知識轉譯模式(Academic Center for evidence-based practice Star model)。

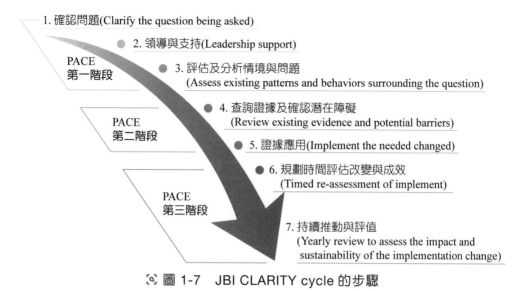

1. 確認問題(Clarify the question being asked)

2. 領導與支持(Leadership support)

**PACE
第一階段**

3. 評估及分析情境與問題
(Assess existing patterns and behaviors surrounding the question)

4. 查詢證據及確認潛在障礙
(Review existing evidence and potential barriers)

**PACE
第二階段**

5. 證據應用(Implement the needed changed)

6. 規劃時間評估改變與成效
(Timed re-assessment of implement)

**PACE
第三階段**

7. 持續推動與評值
(Yearly review to assess the impact and
sustainability of the implementation change)

⦿ 圖 1-7　JBI CLARITY cycle 的步驟

(4) Johns Hopkin Nursing Model (Newhouse et al., 2005)。

(5) 其他。

　　實證應用上乃基於計畫、促進活動及評值，以及持續進行實證應用。複雜的健康照護環境也需要考慮到組織文化及個案群體的文化、能力、溝通與合作(Munn et al., 2018)。因此，在分析情況與設計計畫及落實推動時，需要考慮到利益相關者的參與、本土的知識、反映出對當地知識的需求、共享決策及持續性(Lockwood et al., 2018)。換言之，實證應用或成功的將實證知識應用於臨床，乃期望協助使用者意識到現存最佳的實證、能獲得實證資料，及了解這些實證的內涵，更進而可以應用到臨床改善照護品質。

1-4　實證護理 5A 步驟

　　無論是在實證照護模式中的整體的健康、健康照護實證的產生、實證統合、實證知識轉譯及實證應用，實證護理均會以 5A

步驟進行實證內容的產生過程說明與應用。本書於實證統合、實證知識轉譯及實證應用的方法學章節及案例討論上也均會呈現實證護理 5A 步驟（圖 1-8）。

1. **提出問題**(ask: PICO/PICo)：由個案的臨床情況或資料中提出可回答的臨床問題。

2. **搜尋證據**(acquire)：尋找最佳的實證文獻。由各種文獻資料庫，查詢發表的或未發表的資料。

3. **文獻評讀**(appraisal)：評析最佳量性實證文獻的可信度、臨床重要性、可應用性(GRADE)；評析最佳質性實證文獻的依賴度與可信度(ConQual)。

4. **臨床應用**(apply: 3E)：整合並應用於病人實際的治療決策，或根據臨床指引的建議改善照護品質。3E 乃指：Evidence 文章證據、Expertise 專家意見、Expectation 病人的期待。

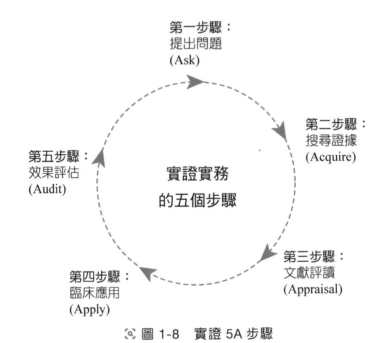

圖 1-8　實證 5A 步驟

5. **效果評估**(audit)：以病人可聽懂語言，告知各種處置之可能、利益與風險。

1-5 實證護理臨床應用

　　實證應用乃是將醫護人員臨床經驗、病人期望以及所獲得的最佳文獻證據結合，進而決定最佳照顧方式。基於實證轉譯的成果或臨床指引提供安全、高品質、公平的健康照顧，及最快、最容易應用的實證資料，將臨床的診斷、治療或介入措施及成效指標加入實證證據的支持。目前因應要回應的臨床問題的多元性與負責性，量性與質性系統性文獻回顧有許多新的方法。善用實證資源，與世界接軌，能提升醫療品質與病人安全。

　　實證照顧是解決臨床問題的方法與趨勢，護理師或護生需具備實證的基本概念與能力，熟悉並常常使用實證資料庫查詢最新的實證資訊，應用於照顧個案的護理診斷、擬定個別性的護理計畫，並進行成效評值。於照護個案時，若遇到有關照護最佳方式或個案的心身需求的臨床問題，可以先查詢是否有已經發展好的臨床指引，或查詢系統性文獻(CSR)，由系統性文獻的研究結果或其臨床建議，參考實證等級，適時的應用在個案的護理計畫上。此外，在進行品質改善或護理行政實習時，也可以針對病房品管需要改善的項目設計為臨床問題，進行臨床指引及系統文獻的查詢與應用。

問題與討論　　Basic Introduction to Evidence-Based Nursing

1. 請說明實證照護的定義及歷史發展。

2. JBI 的實證健康照護模式中有哪五個實證階段及其定義。

3. 何謂 5A？

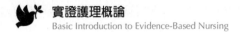

4. 實證知識轉譯或 JBI 稱為實證知識轉換最常見的是哪幾種素材？

5. 實證應用或實證轉換的目的為何？有哪些實證轉換的模式可以應用？

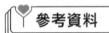

解答

1. 見本章 1-1 及 1-2 節。

2. 見本章 1-3 節。

3. 見本章 1-4 節。

4. 見本章 1-3 節。

5. 見本章 1-3 節。

參考資料　　　　　　　　　　參考資料請掃描 QR Code

+ 陳可欣 | 編著

提出可回答的臨床問題

2-1　臨床問題：背景問題與前景問題

2-2　臨床問題的類型

2-3　發現並提出可回答的臨床問題：祕笈

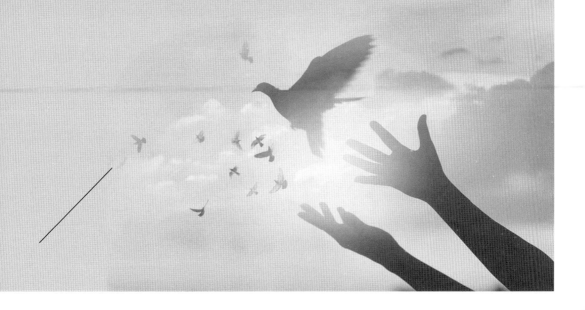

健康照護領域的進步非常快速，新的疾病型態、新型的檢驗檢查與治療方式，以及護理措施日新月異，每天有超過 75 篇臨床試驗及 11 篇統合臨床試驗結果的系統性文獻回顧研究發表在各類的醫學期刊上(Bastian et al., 2010)，這些研究都有機會使臨床的治療或照護方式變得更好。當我們進入護理或健康照護專業領域，傳統仰賴教科書或師徒相授以獲得知識，學校教育的時間有限，要以這些知識面對未來病人可能使用的新療法、新藥物、新的照護設備或輔具等，很顯然是不夠的。以目前醫療進步的速度來看，未來在臨床上實際用於照護病人的手術、用藥、護理設備，很有可能在學校學習期間尚未被研發出來。

曾任哈佛醫學院院長的博維爾(Dr. Charles Sidney Burwell)告訴學生：「你們在醫學院所學，有一半的知識不出十年就會有人證明是錯的。問題是，沒有一位老師知道哪一半是錯的。」新的研究發表速度，更是一日千里。在照護病人的過程中，如何不斷的自我成長，以更專業、更新，且更具證據力的學識與技能來面對病人，以提供最佳的照顧方式，維護病人安全及最大利益，非常重要。如何在忙碌的臨床工作中迅速找到可以回答當下急需解答問題的文獻，並提供可信的研究品質，已是提升病人照顧不可或缺的知識及技能。

近年來，在政府機關、醫策會及專業學會的推動下，結合可信研究結果、臨床專業及病人期望的實證健康照護模式，逐漸成為醫療照護的新典範。具備實證護理的知識及技能，在臨床工作中可以確保提供給病人更安全、更有效且符合病人偏好的措施，以期跟進以實證為基礎的照護趨勢。

實證護理(evidence-based nursing, EBN)幫助我們用一個有條理的方式找出問題的解答，包括提出問題(ask)、搜尋證據(acquire)、文獻評讀(appraisal)、臨床運用(apply)及效果評估(audit)等五個步驟，有助於臨床工作人員從龐大且迅速變遷的醫療資料庫中尋找最佳文獻證據，透過嚴格評讀的過程、判斷資料的可信度，並運用於臨床照護工作中。本章將針對實證護理的第一個步驟「提出問題」進行介

紹，包括臨床問題的種類、PICO (population, intervention, comparison, outcomes)及 PICo(population, phenomenon of interest, context)架構，以及如何提出一個具臨床價值及意義的問題，讓後續的文獻檢索更有效率，也讓經過評讀的科學實證更具有臨床應用的價值。

2-1 臨床問題：背景問題與前景問題

　　在臨床工作中，我們會遇到很多問題，雖然不可能知道所有問題的答案，但也不可能對該問題的領域一無所知。當遇到臨床問題時，應先釐清並清楚說明背景問題(background question)及前景問題(foreground question)。通常來說，剛接觸護理的學生或剛進當科工作的新進護理師對於該疾病或照護的一般知識尚在建立，會提出比較多背景問題，而在該領域有豐富經驗的護理師，對於基本知識已有認識，則有比較多機會提出特定知識的前景問題。

一、背景問題(Background Question)

　　背景問題通常是關於疾病或照護**一般性知識**的問題，問題的結構通常包括 5W1H：(1) <u>Who</u>：病人或群體的特性、危險因子；(2) <u>What</u>：自然病程、症狀或經驗等；(3) <u>Where</u>：影響的器官與系統、疾病分布的區域等；(4) <u>When</u>：疾病好發的年齡、時間、季節等；(5) Why：病因；(6) <u>How</u>：病理生理學。

二、前景問題(Foreground Question)：PICO 或 PICo 架構

　　前景問題是詢問有關處理病人所需**特定知識**的問題，把問題分解成幾個小部分並進行重組，是實證護理的過程中輕鬆找到答案不可缺少的第一步。大多數的量性的臨床問題可以分為 PICO 四部分（表 2-1）。

◎ 表 2-1　量性的臨床問題分為 PICO 四部分

PICO	臨床問題
族群或參與者 (Population or participants)	跟臨床問題相關的病人或參與者是誰？
介入措施或指標 (Intervention or indicator)	感興趣的措施、診斷測試或暴露是什麼？ 例如護理措施、藥物、食品、手術、診斷、檢驗檢查或對化學物質的暴露等？
比較措施或對照措施 (Comparator or control)	想跟上述介入措施相比較的措施或替代方案、檢驗檢查或暴露的風險因子是什麼？
結果(Outcome)	感興趣的、與病人相關的結果指標是什麼？

　　為了讓讀者能更清楚的分辨臨床問題、前景問題及背景問題，範例請參閱案例一。

♥ 案例一

☑　臨床問題：背景問題 vs 前景問題

項目	說明
臨床情境	68 歲的盧媽媽，年輕時非常喜歡爬山及戶外活動，最近開始感到膝蓋關節不適，經醫師診斷罹患骨關節炎(osteoarthritis)，並開始做復健。看廣告及聽人家說可以吃葡萄糖胺(glucosamine)保養膝蓋好像不錯，不知道吃這個好不好？希望你可以提供寶貴的建議
背景問題	骨關節炎(osteoarthritis) Who：女性較常見、肥胖、關節曾受傷、手術或因其他疾病受損 What：受影響關節僵硬與疼痛 Where：常見於髖關節、膝關節 When：50 歲以上、隨年齡增長此疾病更常見 Why：軟骨受到磨損導致關節僵硬與疼痛 How：關節軟骨缺失或損害
前景問題	罹患骨關節炎的老年人，服用葡萄糖胺是否較復健運動更能減輕病人疼痛、提升關節活動程度？ P 族群：罹患骨關節炎(osteoarthritis)、老年人 I 介入措施：服用葡萄糖胺(glucosamine) C 比較措施：復健治療 O 結果：疼痛、關節活動程度

另外，在護理照護的過程中，我們會希望可以藉由更了解個案的生活經驗或某一個現象，例如：乳癌接受乳房切除術及化學治療的婦女的經驗，好讓護理措施更能以病人為中心且具個別性。此時，就可以透過質性研究的方式，對護理現象或照顧措施的內涵進行探究，增加對個案、主要照顧者或醫護人員的生活經驗觀點及行為的了解，也可以針對這個現象提出新的觀點。在大多數的狀況下，問題都可以使用 PICO 方法來表達，由於質性研究因為沒有介入的處置，這個臨床問題的前景問題就會著重在「P（群體）」、「I（研究的現象）」和「Co（現象發生的脈絡）」等三個部分（表 2-2）（穆，2014）。

⊙ 表 2-2　質性研究臨床問題的 PICo

PICo	臨床問題
群體或參與者 (Population or participants)	感興趣的現象有關的人或群體是誰？ 例如：乳癌接受乳房切除術及化學治療的婦女
研究的現象 (Phenomenon of Interest)	感興趣的現象是什麼？ 例如：因乳癌治療切除乳房
現象發生的脈絡 (Context)	現象發生的脈絡為何？ 例如：是否影響親密伴侶間的親密感？

實證護理的第一個步驟是提出問題，且實證護理主要用於解決前景問題，這個階段必須先確認問題，才能決定是否要接下去進行後續的幾個步驟。

2-2　臨床問題的類型

一、問題常見類型

臨床上，最常見的問題類型是關於疾病治療或照護，在實證護理中，這種問題稱為介入型(intervention)問題（案例二）。

但是，並非所有的問題都與疾病的治療或照護方式有關，也可以有下列幾種問題類型(Glasziou et al., 2007)，包括：

1. **病因型及危險因子**(etiology and risk factors)：是什麼原因引起這個問題的？（案例三）

2. **頻率型**(frequency or rate)：這個問題的發生頻率是多少？（案例四）

3. **診斷型**(diagnosis)：這個人有疾病嗎？（案例五）

4. **預後型**(prediction and prognosis)：誰會得到這個健康問題？（案例六）

在質性研究的探討上，有時候臨床人員或研究者僅探討經驗或觀察到某一個現象，在這種情況下，問題架構就可以修正為PICo，這樣的問題類型稱為現象型(phenomena)（案例七）或經驗型問題（案例八）(Glasziou et al., 2007)。

針對不同的問題類型，各有不同研究設計方法的科學證據是回答這個臨床問題的最佳研究（詳見第六章、表 6-1）；若臨床問題為現象型或經驗型，評估病人經驗或現象之「意義性(meaningfulness)」之證據等級及研究設計類型（詳見第五章、表5-6）。因此，了解問題的類型，在後續文獻搜尋的階段可以透過資料庫預設的功能初步篩選文獻，提升資料檢索的速率。有些學者會在介紹問題架構時加上「研究設計(study design)」的概念，在文獻搜尋時可以將最佳的研究設計納入考量，臨床問題架構會變成 PICO**S**。再者，有些疾病或治療，會因著病程不同、治療頻率或持續時間等，而有不同的治療效果；此時，在臨床問題的格式上，可以再加上「時間(time)」的概念，臨床問題的架構成為PICOS**T**。

　　以下，根據臨床問題的類型提出範例說明，希望能讓讀者對各種問題類型有更進一步的了解，下列案例改寫自 Paul Glasziou 教授及穆佩芬教授之參考書目（穆等，2018；Glasziou et al., 2007）。

● 案例二

☑ 介入型(Intervention)

項目	說明
臨床問題	48 歲的林先生已經吸菸 30 年，曾試過用尼古丁貼片戒菸，但失敗。他的朋友最近以針灸成功戒菸，他想知道是不是也可以試一下？
P 族群	成年，吸菸者
I 介入措施	針灸
C 比較措施	尼古丁貼片
O 結果	成功戒菸

● 案例三

☑ 病因型(Etiology)／危險因子(Risk Factors)

項目	說明
臨床問題	白小姐預計下個月生產，她最近看到一篇報導，關於新生兒注射維生素 K_1，會增加兒童期白血病的罹病的風險，她想知道是不是真的？
P 族群	健康的新生兒
I 介入措施	出生後注射維生素 K_1
C 比較措施	未注射維生素 K_1
O 結果	罹患白血病的風險

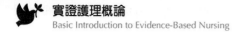

案例四

☑ 頻率型(Frequency or Rate)

項目	說明
臨床問題	張小弟是 35 週出生的早產兒，出生後 6 週返院進行例行檢查，父母親問及是否要進行自費的聽力篩檢，你想跟父母親說明，早產兒發生聽力問題的機率有多少？
P 族群	嬰兒
I 介入措施	早產兒
C 比較措施	足月新生兒
O 結果	聽力障礙

案例五

☑ 診斷型(Diagnosis)

項目	說明
臨床問題	小甄在 33 歲懷第一胎時以羊水穿刺檢查寶寶是否患有唐氏症，直到 18 週時才確認檢查結果是陰性，寶寶也正常誕生，但整個過程經驗不是很好。她現在 35 歲了，懷有第二胎，院外的診所告訴她可以用頸部透明帶（超音波）配合血清生化檢查進行篩檢，不必做羊水穿刺。她想知道這個檢查是不是準確？
P 族群	孕婦（第一孕期）
I 介入措施	頸部透明帶（超音波）＋血清生化檢查
C 比較措施	羊膜穿刺
O 結果	精確診斷唐氏症（敏感性、特異性）

♥ 案例六

☑ 預後型(Prediction/Prognosis)

項目	說明
臨床問題	劉小弟在幼兒園上課時曾發生一次不明原因的痙攣,媽媽想知道以後再發的機率有多高?
P 族群	學齡前期兒童
I 介入措施	曾發生一次不明原因的痙攣
C 比較措施	從來沒有發生過痙攣
O 結果	日後發生痙攣的機會

♥ 案例七

☑ 現象型(Phenomena)

項目	說明
臨床問題	在幫新生兒注射疫苗時,你觀察到很多新生兒的臉部會呈現一種特殊的表情,你很好奇,這些獨特的表情是否跟疼痛反應有關?
P 族群	健康的新生兒,進行疫苗注射時的疼痛反應
I 研究的現象	特殊的臉部表情

♥ 案例八

☑ 經驗型

項目	說明
臨床問題	癌症兒童及青少年因心理發展尚未成熟,尤其青少年其對於癌症治療所產生的副作用,例如掉髮,反應跟成人會有所差異。你想要了解在臨床照顧罹患癌症兒童時,當他們面對癌症的治療時會面臨的身體心像經驗如何?
P 族群	6~20 歲罹患癌症之兒童及青少年,不限制癌症類型、嚴重度及預後
I 研究的現象	癌症兒童及青少年面對癌症治療過程對於身體心像之衝擊
Co 現象發生的脈絡	這個現象發生在急性照護單位、居家及社區之任何文化脈絡情境

二、為什麼臨床問題需要改寫成 PICO/PICo 架構

（一）將臨床問題進行重整及聚焦

　　當我們對某個健康問題感興趣時，用 PICO（或 PICo）架構將問題進行拆解，有助於更進一步釐清問題的內涵，舉例來說，我們可能會提出一個「臨床上需不需要拍痰？」這樣的問題，針對不同年齡的病人、不同的診斷或接受治療的方式不一樣，拍痰的效果本來就會不一樣。此時，如果能更仔細的想想，到底拍痰這個措施究竟是應用於哪一群病人，例如是罹患肺阻塞的老年人、接受手術的年輕成人或罹患支氣管肺炎的嬰幼兒，可以更進一步聚焦所提出問題。另外一個在實證護理上很常見的例子，很多護理人員對於「音樂治療能不能減輕疼痛？」這個問題非常感興趣，試想，接受小於一公分傷口的微創手術、大傷口的開腹探查手術、即將臨盆婦女的生產疼痛、骨折、癌症末期轉移疼痛等，其疼痛本質本來就有程度上的區別，如果不能事先確定音樂治療用於哪一個族群，後續在文獻檢索上，會找到很多與實際照顧的病人不一樣的族群，使搜尋到的文獻數量大增，且找到的研究也不一定可以實際應用在我們照顧的病人上。

　　其次，針對我們所提出的問題，在介入跟相對應的比較措施方面，應該在提出問題時做更清楚的描述。舉例來說，你服務的醫院都是使用 75%及 95%酒精進行新生兒臍帶護理，你看到一些新的研究顯示，臍帶保持乾淨、採自然風乾方式，並不會增加感染率，因此，如果我們可以先界定好介入跟比較措施為比較「75%及 95%酒精」及「自然風乾」兩種方式，那麼查找文獻時，不相關的臍帶護理方式（如使用抗生素藥粉、龍膽紫等）也可以先排除，避免文獻搜尋過後找到琳瑯滿目，但卻不適用的臍帶護理方式，也沒有回答到我們所提出的臨床問題，進而改善臨床照護。

最後，在結果指標方面，我們可以先想想什麼樣的臨床指標是我們或病人所關心的。承接上面臍帶護理的例子，在臍帶護理相關的研究中蒐集的結果指標可能相當廣泛，探討面向可包括臍帶炎、寶寶舒適度、家屬滿意度、臍帶脫落時間、成本等。在臨床上，我們可以優先考量重要的指標，例如「臍帶炎」，其他的結果則作為參考。值得一提的是，所有的介入措施可能有其優點、但也可以造成其他的問題，因此，提出問題時，我們除了提到該措施可能的好處之外，也應同時考量該措施可能的風險及副作用等。

（二）為搜尋證據(Acquire)做準備

將臨床問題拆解成 PICO（或 PICo）架構，是為實證護理的第二步驟「搜尋證據(acquire)」做準備。實證護理的文獻搜尋策略，主要是利用所提出問題的 PICO（或 PICo）結構，先回想問題中各個成分的每一個詞彙及其同義詞來設定關鍵字，並透過布林邏輯（OR、AND 等）的技巧擴大或聚焦搜尋範圍（表 2-3）（詳細文獻檢索技巧，請參閱本書第三章）。因此，在臨床遇到問題之後，先把臨床問題寫成 PICO（或 PICo）架構，除了有助於釐清問題的族群、介入及比較措施，以及健康照顧者及病人所關心的結果指標之外，PICO（或 PICo）架構也能幫助我們以更有系統、更具邏輯性的方式，快速的找到可以回答臨床問題的研究證據。

⊙ 表 2-3　以 PICO 架構導引文獻搜尋

	原始關鍵字 Primary Term 或 MeSH Term		同義字 1		同義字 2	
P	(＿＿＿＿＿＿	OR	＿＿＿＿	OR	＿＿＿＿)	AND
I	(＿＿＿＿＿＿	OR	＿＿＿＿	OR	＿＿＿＿)	AND
C	(＿＿＿＿＿＿	OR	＿＿＿＿	OR	＿＿＿＿)	AND
O	(＿＿＿＿＿＿	OR	＿＿＿＿	OR	＿＿＿＿)	AND

2-3 發現並提出可回答的臨床問題：祕笈

　　很多剛接觸實證護理的初學者，上完相關課程或因學校作業、臨床進階的要求，計畫開始撰寫實證護理的報告。此時，因為剛學會了 PICO 架構，很多人在還沒有釐清問題之前就跳入 PICO 架構，這樣的結果會導致寫出一個 PICO 架構正確，但是卻沒有臨床意義或價值的問題。舉例來說，有人會提出「長期臥床病人需不需要每 2 小時(Q2H)翻身？（介入性問題）」，如果拆解成 PICO 架構，族群(P)為長期臥床病人、介入措施(I)為每 2 小時翻身一次、比較措施(C)為不翻身、結果(O)為壓傷發生率及嚴重程度。乍看之下，PICO 架構並沒有錯誤，但是試想一下臨床的狀況，不可能有哪間醫院或機構，不幫長期臥床病人翻身的。因此，這樣的問題即使符合 PICO 架構，但卻不是一個好的臨床問題。實證護理的目的是解決或改善病人的健康問題，不要為了寫實證作業而提出一個沒有臨床意義及價值的 PICO 問題。

　　提出一個可回答、有臨床價值的問題，是實證護理的第一步，如果沒有合適的臨床問題，後續的步驟都難以接續。很多人會說，大多數的臨床問題都已經有人寫／做過了，找不到臨床問題可以寫／做，因而裹足不前。提出問題這個步驟，需要準備度及敏感度，僅仰賴空想確實有其難度，下面提出幾個可行的方法，希望幫助初學者或忙碌的臨床健康照護人員，可以更快掌握臨床問題。

❤ 注意臨床工作中微小的差異及病人提問

　　再次強調，實證護理的目的，是解決或改善病人的健康問題，最有價值的臨床問題往往藏在臨床工作中。首先，鼓勵臨床照護人員可以多跟醫療團隊討論，或跟隨醫師查房。通常一個病房中會入住某些疾病屬性相同的病人，在查房或與其他團隊討論的過程中，你可能會發現對於相同疾病、接受相同治療的病人，

不同的醫師或醫療團隊可能會給予不同的處置。例如：同樣是剖腹產的產婦，有些醫師會跟媽媽衛教，要等排氣才能開始喝水、吃東西；但有些醫師則跟媽媽衛教，麻醉退了就可以恢復進食。接受計畫性剖腹產的產婦，通常前一天午夜就開始禁食，產後又很快需要開始哺乳及照顧新生兒，恢復進食的時間對母親而言非常重要。因此，這可能就是一個具臨床價值的問題。

另外，臨床問題可來自病人的提問。在你工作的病房裡，病人入院接受大腸鏡檢查前的腸道準備，需要在入院前三天開始吃低渣飲食、前一天只能吃清流飲食，並接受清潔灌腸，以確保檢查時醫師可以清楚看到腸道狀況，這樣的準備過程往往讓病人覺得非常痛苦。若這次負責的新病人反應，他之前住在其他醫院，有一種新的瀉劑，只要前一天改吃低渣飲食，當天將瀉劑服下並喝大量的水即可，這樣比較不用餓這麼久，也不會影響檢查結果，是否可以改用新的瀉劑？病人是實際接受醫療、檢查及照護的人，最能了解自己的感受及需求，這也是值得進一步搜尋證據評估是否改變臨床腸道準備作法，很具有臨床價值的問題。

提醒各位臨床工作者及讀者，不要把臨床的工作及實習當作「日常」、把醫囑或單位的標準規範當作「一成不變的規定或常規」。開啟觸角，對臨床上遇到的疾病、診斷、治療、照護措施等微小的差異，以及對病人提出的問題存有好奇心，是提出具臨床意義問題的關鍵。

♥ 參加期刊俱樂部(Journal Club)或實證讀書會找尋靈感

實證護理的最終目標是改善病人的照護，在將科學知識應用到臨床這個知識轉譯的過程中，最初且最重要的階段為「注意到(aware)」新的研究結果或新的醫療訊息。期刊俱樂部(journal club)是一群健康照護相關人員定期聚會，主要目的在嚴格評讀最新的科學研究證據文章，聚焦於討論「這個研究結果是否可信（確實）？」以及「這個結果在臨床上是否有助益？」越來越多研究

證實，透過期刊俱樂部的進行，臨床照護者能夠注意到最新的研究證據、學習文獻評讀的技巧，並有助於促進實證護理於臨床上的應用(Berger et al., 2011; Doust et al., 2008; Lizarondo et al., 2011)。非常鼓勵護理人員或學生多參加醫院的期刊俱樂部或跨團隊討論，這個過程不但有助於增加對該疾病或照護措施的背景知識，也有機會從中思考可以發展的臨床議題，提出前景問題。

💜 訂閱專業期刊，讓新知自動向你靠攏

　　臨床健康照護者非常忙碌，而剛進入某專業領域的新手則還在累積背景知識，要在有限的時間及知識基礎的狀況下，找到臨床問題，除了平常臨床工作時的敏銳度之外，也建議透過訂閱專業期刊的方式，廣泛接受該領域新的研究發表訊息。PubMed 醫學期刊文獻資料庫是由美國國立醫學圖書館提供搜尋引擎（請掃描 QR Code），其收錄的核心主題包括醫學、護理學或者其他健康學科領域，目前透過此平臺進行文獻搜尋及申請 My NCBI 帳號並不需要額外付費，非常適合護理人員使用。建議臨床護理人員或護理學生若針對某一感興趣的主題進行文獻檢索之後，可以使用 My NCBI 個人化服務，將檢索策略儲存起來(Save in My NCBI)、並設定若有新的研究發表之訂閱通知訊息，如圖 2-1 所示。

　　第一次文獻檢索完畢，並設定新文獻通知之後，日後若有相關的研究發表，我們就可以從郵件中收到最新訊息，不需要不斷重複的搜尋。了解世界各地研究人員對我們感興趣臨床問題的相關研究，可以幫助我們第一時間就知道最新的照護流程或設備，也可以幫助臨床的護理人員或學生產生初步的靈感，進一步發展成 PICO 架構及進行後續的實證護理步驟。舉例來說，2013 年從期刊定期發送的郵件中收到國外有學者正在使用一種可愛的小蜜蜂裝置(Buzzy)，來緩解兒童抽血或靜脈注射疼痛的資訊，當時臺灣尚未引進此設備，臨床工作或實習也還沒有人使用，當然，

教科書上也沒有相關的資料，如果要單靠臨床觀察或想像，是很難想到這個設備。因為訂閱期刊的關係，護理人員提出「學齡前期兒童使用小蜜蜂裝置(Buzzy)是否能更有效的緩解靜脈注射疼痛？（介入性問題）」的臨床問題，拆解成 PICO 架構，族群(P)為需要接受靜脈注射學齡前期兒童、介入措施(I)為使用小蜜蜂裝置(Buzzy)、比較措施(C)為目前在臨床使用的轉移注意力（如說故事、聽音樂等）、結果(O)為兒童自述疼痛程度。由此可知，設定領域訂閱學術期刊，從郵件接受新的研究也是發現臨床問題可行的途徑之一。

簡易步驟：

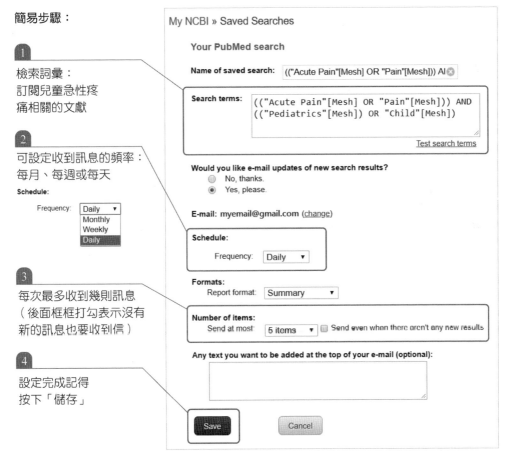

① 檢索詞彙：
訂閱兒童急性疼痛相關的文獻

② 可設定收到訊息的頻率：
每月、每週或每天

③ 每次最多收到幾則訊息
（後面框框打勾表示沒有
新的訊息也要收到信）

④ 設定完成記得
按下「儲存」

◎ 圖 2-1　使用 PubMed 的 My NCBI 個人化服務訂閱期刊之簡易步驟圖

💟 社群媒體(Social Media)未經查證的健康訊息可能是一個好問題

　　想想你每天花費在電腦、平板或手機上的時間，還有每天從 Facebook、LINE、Instagram、Twitter 等社群媒體接收的海量訊息，身為一個專業的健康照顧者，收到一則未經查證的健康訊息，辨別是否為網路謠言的最佳策略是透過科學的方法進一步查證，撥亂反正。比如說，日前網路流傳「吃鳳梨可以改善飛蚊症？」、「紅茶與普洱茶可抗新型冠狀病毒！」、「感冒藥跟咖啡一起吃效果更好？」、「在傷口處塗抹麻油可以消腫？」等，都是民眾關心的議題，也很值得進一步進行文獻查證，並透過專業判斷加以分析，以提供民眾或病人正確的訊息。因此，當下次手機跳出訊息，建議你停下腳步，想想這些訊息的真實性，或許就是很好的實證護理主題。

💟 問問題是實證護理的開始不是結束：提問時要考量後續應用

　　實證護理的終極目標是要改善病人照顧品質，如果我們提出臨床問題並辛苦完成實證護理的步驟，然而結果並沒有或無法用於病人照護，也沒有病人因此受惠，那麼就失去了實證護理的意義。實證醫學的知識轉譯地圖，是從臨床研究報告(bench)經由整理而應用於臨床病人照顧(bed)的過程（陳、邱，2008）。Glasziou 與 Haynes (2005)稱這個應用模式為證據管道(evidence pipeline)，由左側的實證資料庫進入到右側的應用端，主要有七個應用階段，分別為：注意到(aware)、接受(accepted)、可行(applicable)、有能力做(able)、開始做(acted on)、認同(agreed)及養成習慣(adhered to)。圖 2-2 右側的 "7A" 是一個實踐知識的滲漏過程，若每一個 A 的步驟滲漏 20%，估計只有約略不到 30%的病人，可以得到最好的照顧(best practice)。實證醫學結合於品管活動中，其最主要是幫助我們跨過知識的鴻溝(knowledge gap)及執行之間的不一致(knowing-doing gap)（陳、邱，2008）。

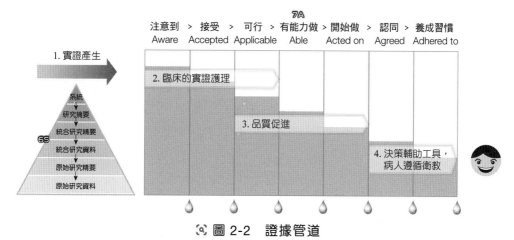

註：完整的實證醫學知識轉譯地圖見圖 11-3。

圖 2-2　證據管道

　　臨床的問題很多，要優先處理較具臨床價值的議題，問一個有臨床價值的問題是知識轉譯的第一步。下次當我們腦海中閃過很多個可能的臨床問題，發展過程也先思考一下後續應用階段的可能性（考量 7A 的過程，應用過程的障礙及促進因素），比如：介入措施是一項新的醫療器材或設備，要先調查臺灣的醫療法規是否適用、人力是否可行等，如果臺灣尚未進口、法規尚未核准，即使證據再好也無法在臨床上實際應用。提出問題的同時先想想後續應用可能遇到的問題，會讓這個主題的文獻檢索、評讀，以及應用階段更具效益。

結論

　　本章節針對實證護理的第一個步驟「提出問題」進行簡單的介紹，相信讀者可以了解，提出問題絕對不只是簡單的拋出一個疑問而已。要能提出好的臨床問題，需具備該領域基本的背景知識，在臨床工作中要有好奇心、敏銳的觀察臨床的作業方式及謹慎的面對病人的提問。另外，透過參與期刊俱樂部或跨團隊

討論、訂閱文獻、具備批判性思考辨別網路上未經查證的健康訊息等，都是拓展提問能力的好方法。最後，要強調的是「提出問題」是實證護理的第一步，不是提問完問題、繳交報告就結束了，接下來還有其他的步驟待完成，找到具實證的解答才能作為病人照護的參考。因此，提問必須考量臨床的重要性及意義，這是後續實證健康照護的重要基石。當我們確定了臨床問題的方向，之後透過本章節所學的方法，將臨床問題拆解成 PICO/PICo 架構、更聚焦問題核心，並據此設定關鍵字檢索策略，會讓第二步驟「文獻檢索」更精準、更有效率。

問題與討論

Basic Introduction to Evidence-Based Nursing

1. 請描述你所經歷的臨床問題，這個問題可以是你自己或病人的經驗或現象、大眾媒體上聽到的健康訊息，或你在照顧病人的過程遇到的問題情境。

2. 請勾選這是什麼樣的問題類型：
   ☐ 介入型(intervention)
   ☐ 病因型及危險因子(etiology and risk factors)
   ☐ 頻率型(frequency or rate)
   ☐ 診斷型(diagnosis)
   ☐ 預後型(prediction and prognosis)
   ☐ 現象型(phenomena)或經驗型

3. 請將上述的臨床問題，改寫成 PICO（或 PICo）格式：

臨床問題	
P 族群	
I 介入措施	
C 比較措施	
O 結果	

或者是：

臨床問題	
P 族群	
I 研究的現象	
Co 現象發生的脈絡	

4. 後續要回答這個臨床問題，你在文獻檢索時會優先找哪一種研究類型？

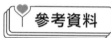 參考資料　　　　　　　🔍 參考資料請掃描 QR Code

MEMO

Basic
Introduction to
Evidence-Based
Nursing

✚ 張麗銀 ｜ 編著

文獻查證

3-1　實證護理機構及網站

3-2　常見的實證資料庫

3-3　資料庫檢索的步驟

3-4　檢索實例

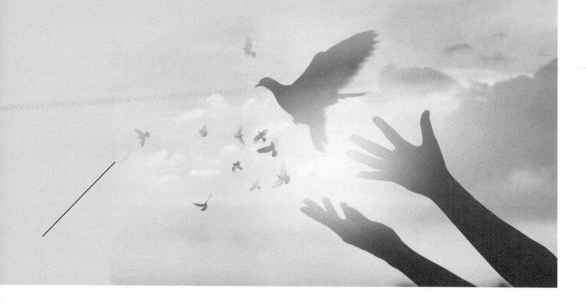

前言

　　搜尋可以回答問題的最佳實證文獻是實證健康照護 5A 的第二個步驟。在知識爆炸的年代，如何在有限的時間及人力物力限制下，快速搜尋最佳文獻證據是一大挑戰。隨著資料庫系統與資訊檢索技巧的開發，期刊論文由紙本邁向資訊化，促使文獻搜尋更具便捷與可近性，因而帶動實證健康照護的快速發展。搜尋最佳實證文獻之前除了要釐清問題的類型外，Dicenso、Bayley 及 Haynes 於 2009 年提出文獻搜尋 6S 模式（圖 3-1），建議由金字塔頂端開始搜尋文獻，以便能有效率的找到解答問題之最佳實證文獻。各層之定義與常見資料庫說明如表 3-1，越上層實證資料越精萃，搜尋越快速省時；越往下層文獻多且雜，需費時搜尋與評讀，但有些新出版之文章較新穎。

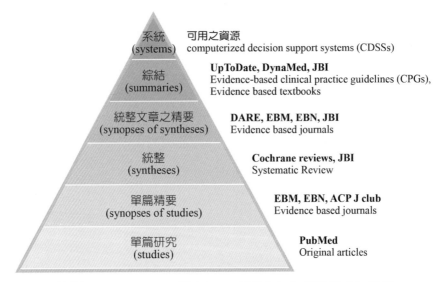

◎ 圖 3-1　Dicenso 等人(2009)提出之文獻搜尋 6S 模式

◎ 表 3-1　文獻搜尋 6S 之定義與常見資料庫

6S	定義	常見資源
系統 (systems)	整合重要實證證據與病人病歷結合的理想資訊系統，可作為臨床照護決策之參考	目前為止尚無完善的臨床決策資訊系統

◎ 表 3-1　文獻搜尋 6S 之定義與常見資料庫（續）

6S	定義	常見資源
綜結 (summaries)	定期針對某特定臨床問題更新實證臨床照護指引、實證書籍或電子書資料	• UpToDate 　(https://www.uptodate.com) • DynaMed 　(https://www.dynamed.com) • NICE Guidance 　(https://www.nice.org.uk/guidance) • JBI EBP Database 　(https://jbi.global/products#database)
統整文章之精要 (synopses of syntheses)	量性或質性之系統性文獻回顧都是歷經嚴謹之過程，然而臨床醫療人員忙碌無法一一閱讀，因此萃取此文獻之精要，以利於快速獲得知識	• ACP Journal Club 　(https://www.acponline.org/) • Evidence-Based Medicine 　(https://ebm.bmj.com) • Evidence-Based Nursing 　(https://ebn.bmj.com) • Cochrane Database of Systematic 　Reviews (CDSR) 　(https://www.cochranelibrary.com/) • JBI EBP Database 　(https://jbi.global/products#database)
統整 (syntheses)	如果沒有找到統整文章之精要，則要找相關的系統性文獻回顧文章	• Cochrane Database of Systematic 　Reviews (CDSR) 　(https://www.cochranelibrary.com/) • JBI EBP Database 　(https://jbi.global/products#database)

⊙ 表 3-1　文獻搜尋 6S 之定義與常見資料庫（續）

6S	定義	常見資源
單篇精要 (synopses of studies)	若在前面四層未搜尋到相關之文獻，則往此層之資源搜尋。單篇精要是經由篩選優質文章評讀後提供簡潔重點的摘要	• ACP Journal Club (https://www.acponline.org/) • Evidence-Based Medicine (https://ebm.bmj.com) • Evidence-Based Nursing (https://ebn.bmj.com) • Cochrane Database of Systematic Reviews (CDSR) (https://www.cochranelibrary.com/)文獻中之 Plain language summary (PLS)即是該篇精要
單篇研究 (studies)	如果在上面幾層之資源都沒查詢到回答臨床問題答案之文獻，則只能查詢相關的單篇文獻	• PubMed (https://pubmed.ncbi.nlm.nih.gov) • CINAHL (https://www.ebsco.com/zh-tw/products/research-databases/cinahl-database) • EBSCO (https://www.ebsco.com/zh-tw) • Embase (https://www.elsevier.com/solutions/embase-biomedical-research) • 華藝線上圖書館(CEPS) (https://www.airitilibrary.com)

參考資料：　Dicenso, A., Bayley, L., & Haynes, R. B. (2009). Accessing pre-appraised evidence: Fine-tuning the 5S model into a 6S model. *Evidence-Based Nursing, 12*(4), 99-101. doi:10.1136/ebn.12.4.99-b

3-1　實證護理機構及網站

　　針對常使用之實證護理機構及網站作簡介，較詳細之介紹可參考筆者所撰寫之《實證護理》專書章節（穆等，2022）。

💗 Joanna Briggs Institute (JBI) (https://jbi.global/)

　　JBI 於 1996 年創立於南澳皇家阿德雷德醫院，目前橫跨全球 40 個國家成立 75 個合作中心，致力於實證系統性文獻回顧與指引之發展，

並積極推動實證臨床應用。臺灣在 2003 年經 JBI 認可，於國立陽明交通大學成立台灣實證卓越中心(Taiwan Evidence Based Practice Center a JBI Center of Excellence)。2022 年於臺中成立台灣全人照護實證應用中心。JBI 研發創建的實證資料庫(JBI's evidence-based practice database)是醫療專業人員可以快速搜尋廣泛臨床及政策主題的最新、高質量、可靠證據的線上資源，包括 4,500 個以上的 JBI 證據摘要(JBI evidence summaries)、實證應用建議(Recommended Practices)、最佳實證應用資訊表(best practice information sheets)、系統性文獻回顧(systematic reviews)及系統性文獻回顧草案(systematic reviews protocols)等，內容分布在 18 個主題中，此資料庫授權於 Wolters Kluwer Health 供應商的 Ovid 平台使用（飛資得醫學，2021）。此外，JBI 亦有 JBI evidence synthesis (SCI)、JBI evidence implementation (SCI)及 international Journal of evidence-based healthcare (SCI) 三本雜誌及經營 Systematic reviews (SCI)雜誌，協力於實證知識的宣導與分享。

💜 考科藍(Cochrane) (https://www.cochrane.org)

　　是一國際性非營利之組織，1993 年成立於英國，以英國流行病學家考科藍(Archie Cochrane)命名，考科藍目前有 50 個以上國家群組，臺灣在

2015 年經考科藍官方正式認可成立考科藍臺灣(Cochrane Taiwan)，此組織致力於系統性文獻回顧研究。

❤ CEBM (Centre for Evidence-Based Medicine) (https://www.cebm.net)

為英國牛津大學(Oxford)所發展之實證醫學中心，目的在於傳授和推廣實證健康照護，讓所有醫護人員能保持最高醫療水準。網站內包含很多實證資源與評讀工具。

❤ AHRQ (The Agency for Healthcare Research and Quality) (https://www.ahrq.gov)

是美國健康照護研究與品質機構，致力於推動有品質、安全、效率和有效性的研究與醫療照護。2009 年起推展以實證為基礎的病人安全十大目標，廣為世界各國採用。此網站上有很多研究資源、指引建議、訓練訊息等。

❤ NICE Guidance (https://www.nice.org.uk/guidance)

英國國家健康及臨床卓越機構(National Institute for Health and Clinical Excellence, NICE)是英格蘭與威爾斯之指引發展組織，提供醫療健康服務相關之指引與建議，以改善健康及社會保健。

❤ Scottish Intercollegiate Guidelines Network (SIGN) (https://www.sign.ac.uk)

蘇格蘭聯合學會指引網絡(SIGN)是英國蘇格蘭地區指引發展之主要機構，推展實證系統性文獻回顧，將知識轉化為行動，以提高病人處置結果為目標。此網站上有指引發展方法及評核工具等資源。

💗 國際臨床指引聯盟(Guidelines International Network, G-I-N)
(https://www.g-i-n.net)

　　G-I-N 是一個全球性的網絡，成立於 2002 年，已發展 135 個組織及 61 個國家參與（至 2023 年 2 月止）。擁有全球最大的臨床指引資料庫，支持以證據為基礎的醫療保健和改善健康結果。

3-2　常見的實證資料庫

一、英文資料庫

　　常見的資料庫有 PubMed、JBI EBP Database、考科藍實證醫學資料庫(Cochrane Library)、UpToDate、CINAHL、Embase、DynaMed（表 3-2）。

🔍 表 3-2　常見的實證資料庫

資料庫	發展中心	功能
PubMed (https://pubmed.ncbi.nlm.nih.gov)	美國國家醫學圖書館的國家生技資訊中心(National Center for Biotechnology Information)	經由 NLM 網頁即可免費獲得、可註冊個人化服務(MY NCBI)、搜尋文獻
JBI EBP Database (https://jbi.global/products#database)	澳洲 JBI	系統文獻回顧文章、臨床指引、實證評析工具、主題臨床指引、實證轉譯及實證應用的工具

◎ 表 3-2　常見的實證資料庫（續）

資料庫	發展中心	功能
Cochrane Library (https://www.cochranelibrary.com)	英國的 Cochrane 國際合作組織	是一實證醫學平台，以提供高品質之系統性文獻回顧文章為主，內容包括系統性文獻回顧(Cochrane database of systematic reviews, CDSR)、隨機對照試驗書目資料 (Cochrane central register of controlled trials, CENTRAL)、臨床解答重點 (Cochrane clinical answers, CCAs)等，提供臨床決策之參考
UpToDate (https://www.uptodate.com)	屬於 Wolters Kluwer Health	主題評論為主的線上全文資料庫，涵蓋摘要、建議等
CINAHL (https://www.ebsco.com/zh-tw/products/research-databases/cinahl-database)	屬於 EBSCO	全文期刊或專書全文等
Embase (https://www.elsevier.com/solutions/embase-biomedical-research)	屬於 ELSEVIER	Embase 生物醫學資料庫涵蓋期刊、會議摘要以及藥名索引，並且每日更新藥物、疾病相關資訊。除 PubMed 和 Medline 中的資料外，更涵蓋了 Medline 未包含的 500 多萬筆文獻資料
DynaMed (https://www.dynamed.com)	屬於 EBSCO	條列式的呈現重要醫學二次文獻、實證醫學文獻資源、藥物資訊及臨床診療指引，並列出證據及建議等級

二、中文資料庫

常用之中文資料庫，例如：華藝線上圖書館 (CEPS) (https://www. airitilibrary.com)、臺灣博碩士論文知識加值系統 (https://ndltd.ncl.edu.tw)、國家圖書館期刊文獻資訊網 (https://tpl.ncl.edu.tw/NclService/)等。

三、整合查詢(Meta Search)

可跨不同平臺或資料庫搜尋，快速了解欲搜尋關鍵詞的文獻數量，有些是由資料庫廠商整合多個資料庫，如 EBSCOhost，亦有免費的網站資源，如 SUMSearch 2 (http://sumsearch.org)、Trip Medical Database (Turning Research into Practice, TRIP; https://www.tripdatabase.com/Home)等。其中 SUMSearch 2 可依輸入的關鍵詞快速搜尋 PubMed 中的原始研究、系統性文獻回顧及實證指引等資源，可初步先了解有無系統性文獻回顧、臨床照護指引等文獻，再進階使用其他資料庫搜尋。

3-3 資料庫檢索的步驟

一、形成臨床問題(PICO/PICo/PCC)

以 PICO/PICo/PCC 架構問題，並統整成一句話寫下問題，它可能形成文獻的標題。搜尋文獻將 PICO 當關鍵詞(key word)，關鍵詞查詢之先後會影響查詢結果，量性研究一般先以 P (patient or problem)及 I (intervention)為關鍵詞查詢，若文獻很多則可再加入 C (comparison)、O (outcome)，以聚焦搜尋最佳文獻。質性研究則以 P (population or participants)、I (phenomenon of interest)及 Co (context)為關鍵字。範域文獻回顧(scoping review)則以 PCC （(population or participants)/Concept/Context）架構問題。

二、設定檢索策略

（一）使用適當關鍵詞搜尋不同資料庫

文獻搜尋時以關鍵詞進行字串(free-text terms)或醫學標題(medical subject headings, MeSH)搜尋，並善用各種搜尋技巧，搜尋各個資料庫中證據等級較高之文章。

（二）善用搜尋技巧－布林邏輯

資料庫檢索成功的要素是使用布林邏輯觀念組合各關鍵詞之間的關係，各邏輯運算元包括交集(AND)、聯集(OR)、排除特定條件(NOT)等三個基本運算元，可組合關鍵詞以擴大或縮小檢索範圍，其中使用"AND"可增加查詢結果之精確度，"OR"可增加查詢結果之廣度，有時會使用括弧以處理查詢先後問題，資料庫會先處理括弧內的條件，再與括弧外的條件結合檢索，若要自行輸入布林邏輯，則 AND、OR、NOT 須大寫。

（三）使用醫學主題詞(MeSH)搜尋

MeSH 資料庫是美國國家醫學圖書館(National Library of Medicine, NLM)於 1954 年編製的一套醫學領域的主題詞彙表，由醫學索引(Index Medicus)於 1960 年發行，出版醫學標題表(MeSH)。每個主題詞彙(MeSH terms)代表特定的主題範疇，涵蓋主標目(headings)或副標目(subheadings)等。使用 MeSH 可以協助使用者精確搜尋符合主題的資料避免遺漏，且可依目的擴展或縮小查詢範圍。

（四）利用截字查詢(Truncate Search)進行檢索

為了避免遺漏，有些關鍵詞有單複數或字尾詞類變化，可利用截字功能搜尋。一般以符號來代表，如：「*」、「?」等，使用時請參考各資料庫之相關說明。例如 PubMed 的截字符號是用星號(*)，當輸入 analge*，則可能查到之資料涵蓋 analgesia、analgesic

等。當要查詢之關鍵詞包含多個字，不想被拆開查詢時，可用雙引號將關鍵詞涵蓋，例如 "patient control analgesia"。

三、限制文獻之選擇

（一）訂定納入與排除標準

　　資料搜尋時，將各研究或系統性文獻回顧研究的納入與排除標準列入限制選擇，可讓搜尋之文獻更精準與符合所需。

（二）設定限制(Limit)原則

　　經由 MeSH 來檢索還是會有未涵蓋在 MeSH 資料庫內的關鍵詞，很多資料庫都有簡易搜尋或進階搜尋，尚可根據下列條件將檢索結果進行分類群組，以便搜尋到更符合需求的文獻，各資料庫設定限制(limit)或過濾篩選(filter)之原則稍有不同，多數資料庫可供查尋的項目或欄位包括：篇名(title)、作者(author)、摘要(abstract)、標題(descriptors/subjects/identifiers)等，檢索時可以限定在某些特定項目，使檢索結果較為精確。以 PubMed 為例涵蓋下列：全文取得(text availability)、出版日期(publication dates)、研究對象(species)、文獻類型(article types)、語文(languages)、研究性別(sex)、主題分類(subjects)、期刊分類(journal categories)、研究對象的年齡(ages)、查詢特定欄位(search fields)。

四、記錄搜尋歷程

　　將資料搜尋之過程與筆數以流程圖方式呈現，可記錄文獻篩選過程，讓讀者一目了然搜尋歷程。

3-4 檢索實例

　　「病人自控式止痛(patient-control analgesia, PCA)」是手術後疼痛控制方法之一，護理人員想了解手術全期中有無使用 PCA 對成人急性疼痛緩解的實證文獻結果，文獻搜尋以中文、英文資料庫為主，包括 PubMed、Cochrane、JBI EBP Database、Embase、CEPS 等，本範例以搜尋系統性文獻回顧之文獻類型為主，搜尋策略列舉如下，搜尋歷程則依照 PRISMA (2020)所提供之步驟由文獻搜尋、篩選主題摘要內容與 PICO 相符、符合納入條件、納入分析等呈現文獻搜尋結果。

一、形成 PICO（表 3-3）

⟨ 表 3-3　PICO 範例

項目	中文	英文
P	手術病人	perioperative, surgery, operation
I	病人自控式止痛	patient control analgesia, PCA
C	無病人自控式止痛	non- patient control analgesia
O	疼痛	acute pain
S	針對治療型問題，理想文獻研究設計為：隨機對照研究，隨機對照研究之系統性文獻回顧	randomized controlled trial, SR of RCT

二、文獻搜尋（表 3-4）

🔍 表 3-4 資料庫搜尋結果一覽表

資料庫	PICO	編號	關鍵詞搜尋	MeSH 搜尋	加入限制搜尋	結果篇數
PubMed（搜尋步驟如圖 3-2）	P+I+O	#1	perioperative AND patient control* analgesia AND pain			2,913
	P+I+O	#2		(("Perioperative Period"[Mesh] OR "surgery"[Subheading]) AND "Analgesia, Patient-Controlled"[Mesh]) AND "Pain"[Mesh]		1,053
	P+I+O	#3			加入限制成人、文章類型、年限 10 年：(("Perioperative Period"[Mesh] OR "surgery"[Subheading]) AND "Analgesia, Patient-Controlled" [Mesh]) AND "Pain" [Mesh] AND ((Meta-Analysis [ptyp] OR Randomized Controlled Trial [ptyp] OR systematic [sb]) AND "2010/03/19" [PDat]: "2020/03/15" [PDat] AND "adult" [MeSH Terms])	101

📖 表 3-4　資料庫搜尋結果一覽表（續）

資料庫	PICO	編號	關鍵詞搜尋	MeSH 搜尋	加入限制搜尋	結果篇數
PubMed（續）	P+I+O	#4			加入文章類型限 SR 及 Meta：(("Perioperative Period" [Mesh] OR "surgery" [Subheading]) AND "Analgesia, Patient-Controlled" [Mesh]) AND "Pain" [Mesh] AND (Meta-Analysis [ptyp] OR systematic [sb])	10
CEPS（搜尋步驟如圖 3-3）	I	#1	patient control* analgesia OR 病人自控式止痛 OR PCA		(patient control* analgesia)＝篇名、關鍵字、摘要 OR（病人自控式止痛）＝篇名、關鍵字、摘要 OR (PCA)＝篇名、關鍵字、摘要	329
	P+I	#2	(patient control* analgesia OR 病人自控式止痛 OR PCA) AND 手術	(([ALL3]:(pat-ient control* analgesia) OR [ALL3]:(病人自控式止痛)) OR [ALL3]:(PCA)) AND [ALL3]:(systematic review))	(patient control* analgesia)＝篇名、關鍵字、摘要 OR（病人自控式止痛）＝篇名、關鍵字、摘要 R (PCA)＝篇名、關鍵字、摘要 AND（手術）＝篇名、關鍵字、摘要搜尋結果 62 篇	62
					再加入（系統性文獻回顧）＝篇名、關鍵字、摘要或(systematic review)＝篇名、關鍵字、摘要，則搜尋結果為 1 篇	1

表 3-4 資料庫搜尋結果一覽表（續）

資料庫	PICO	編號	關鍵詞搜尋	MeSH 搜尋	加入限制搜尋	結果篇數
Cochrane（搜尋步驟如圖 3-4）	I	#1	patient control* analgesia		"patient control* analgesia" in Title Abstract Keyword	8
	I	#2		MeSH descriptor: [Analgesia, Patient-Controlled] explode all trees		6
JBI EBP Database（搜尋步驟如圖 3-5）	I	#1 #2 #3	patient control* analgesia	Analgesia, Patient-Controlled/	limit to (abstracts and "review articles" and humans)	348
					limit to systematic reviews	40
Embase（搜尋步驟如圖 3-6）	P+I	#1	perioperative AND "patient control* analgesia" ([cochrane review]/lim OR [systematic review]/lim OR [mcta analysis]/lim)		([cochrane review]/lim OR [systematic review]/lim OR [meta analysis]/lim)	109
					#1 AND ("meta analysis"/de OR "systematic review"/de) AND [adult]/lim AND ("article"/it OR "review"/it)	14
Embase 之 PICO 功能（搜尋步驟如圖 3-6）	P+I+O		perioperative AND "patient control* analgesia" AND "acute pain" AND "systematic review"/exp	Emtree		14

（一）PubMed 搜尋步驟（圖 3-2）

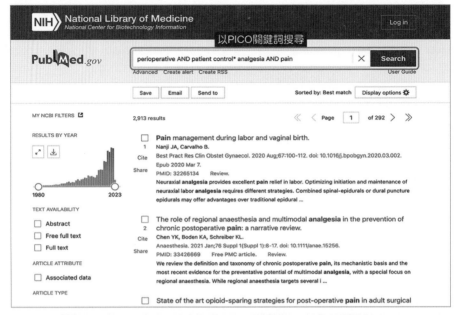

(a) #1 在搜尋欄內輸入 PICO 關鍵詞，用大寫 AND 布林邏輯連結，點 Search 搜尋

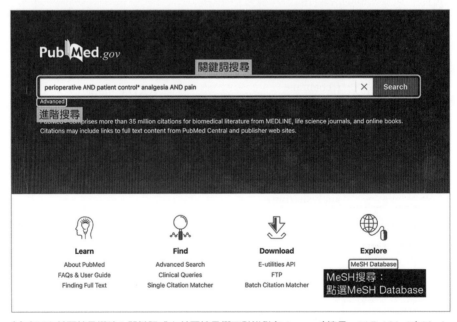

(b) 亦可在首頁搜尋欄輸入關鍵詞或在首頁搜尋欄下點進階 (Advanced) 搜尋。#2 PubMed 之 Mesh 搜尋方法：在 PubMed 首頁點 MeSH Database

😊 圖 3-2　PubMed 搜尋步驟

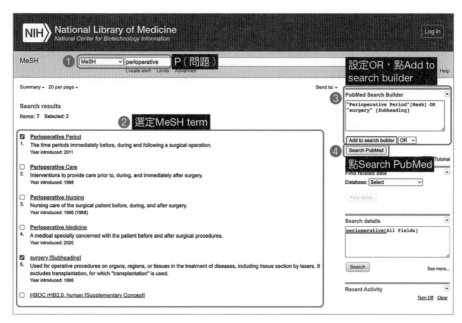

(c) #2以P（問題）點選特定MeSH term後，點選右方"Add to search builder"，即可增加查詢指令至空白框中，可持續點選其他MeSH term加入，之後點選Search PubMed，即可進入PubMed查詢

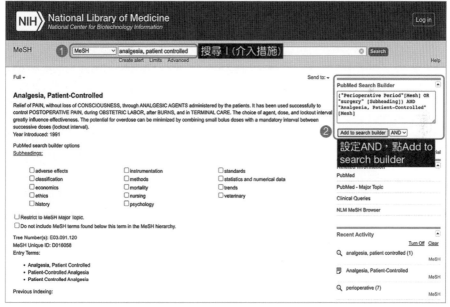

(d) #2以P+I MeSH查詢

🔍 圖 3-2　PubMed 搜尋步驟（續）

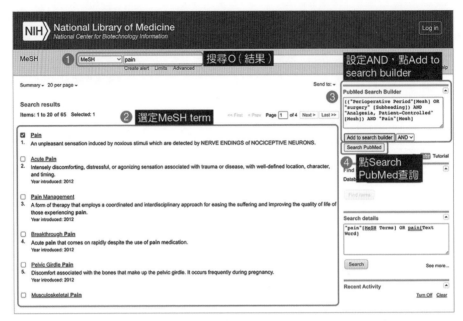

(e) #2以P+I+O MeSH，點Search PubMed查詢

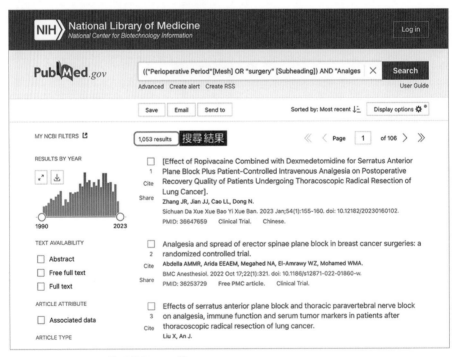

(f) #2以P+I+O MeSH搜尋結果1,053篇

🔍 圖 3-2　PubMed 搜尋步驟（續）

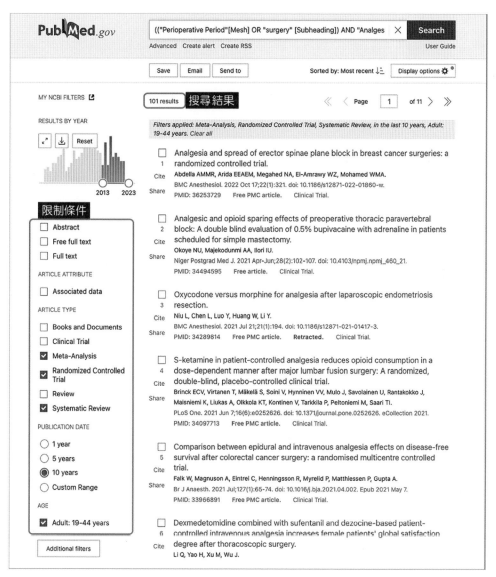

(g) #3 加入限制成人、文章類型（Meta-Analysis、Systematic Review、Randomized Controlled Trial）、年限10年搜尋結果

🔍 圖 3-2　PubMed 搜尋步驟（續）

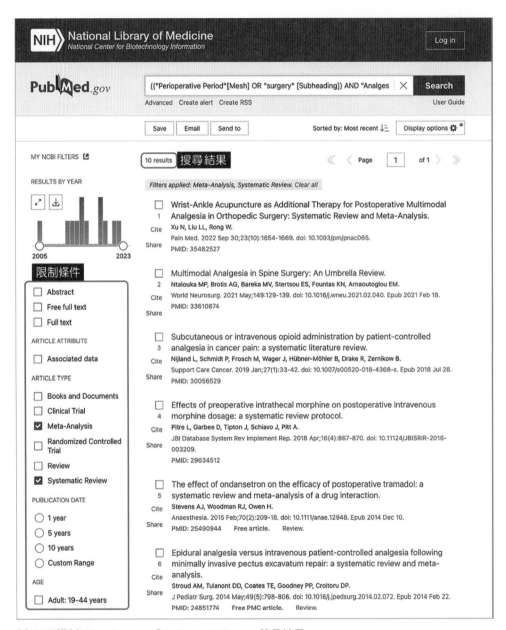

(h) #4只限制Meta-Analysis或Systematic Review搜尋結果

🔍 圖 3-2　PubMed 搜尋步驟（續）

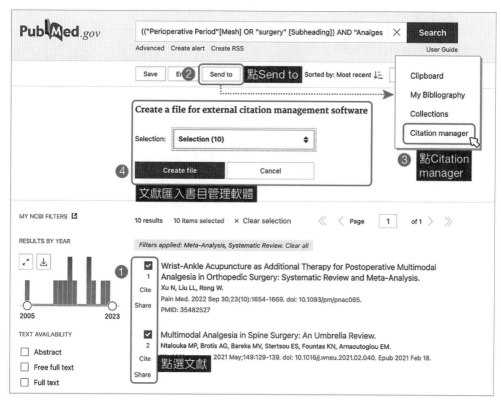

(1) 點選文獻，點Send to，點Citation manager，點Create file將文獻匯入書目管理軟體，例如 EndNote

◎ 圖 3-2　PubMed 搜尋步驟（續）

（二）華藝線上圖書館(CEPS)搜尋步驟（圖 3-3）

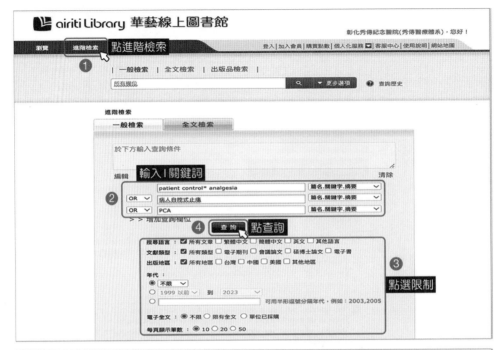

(a) #1可在首頁搜尋或點「進階檢索」搜尋，搜尋欄內輸入PICO中Ｉ的關鍵詞，用OR布林邏輯連結PCA相關的語詞，並點選限制，點「查詢」，結果為329篇

⊙ 圖 3-3 　 CEPS 搜尋步驟

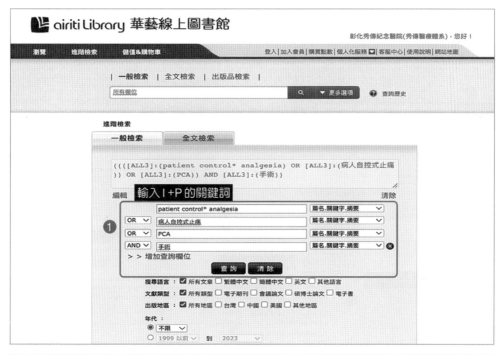

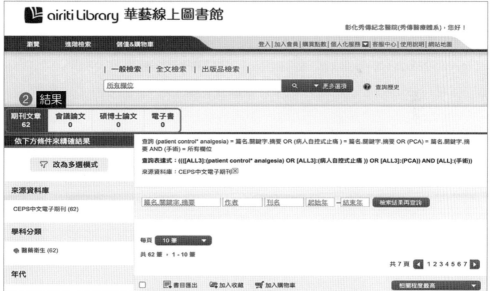

(b) #2在「進階檢索」搜尋欄內輸入PICO中I+P的關鍵詞，結果為62篇

🔍 圖 3-3　CEPS 搜尋步驟（續）

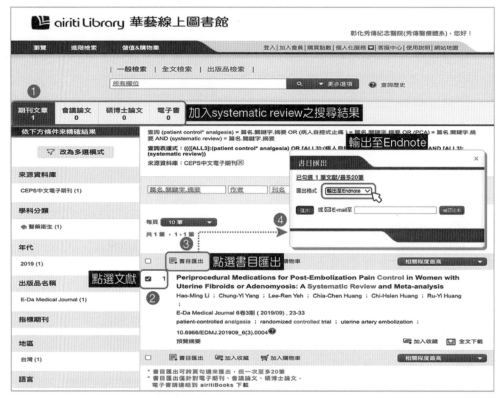

(c) #2 在「進階檢索」搜尋欄內輸入PICO中I+P的關鍵詞,加入系統性文獻回顧或systematic review,結果為1篇。點選文獻,點「書目匯出」,點「輸出至Endnote」

圖 3-3　CEPS 搜尋步驟（續）

（三）Cochrane 搜尋步驟（圖 3-4）

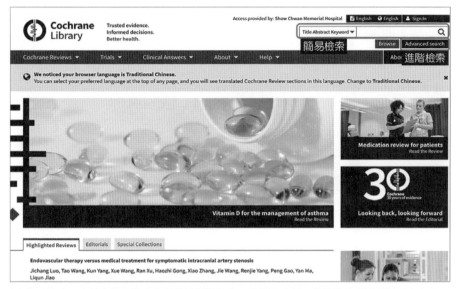

(a) 簡易檢索可直接在首頁檢索的欄位輸入關鍵詞後，點選放大鏡；進階檢索則點選首頁右上角 Advanced search進入進階檢索

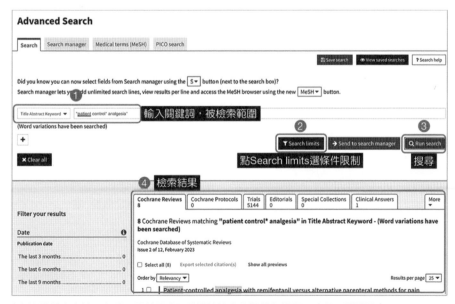

(b) 進階檢索方法：在輸入關鍵詞時可點選被檢索的欄位為標題、摘要、關鍵詞 (title, abstract, keyword)，利用布林邏輯以調整或擴大檢索範圍。Search limits可點選不同條件做檢索限制，完成後點選Run search，檢索結果則呈現在下端，Cochrane reviews有8篇

🔍 圖 3-4　Cochrane 搜尋步驟

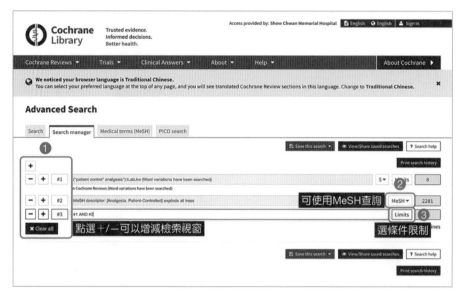

(c) Search manager檢索方法

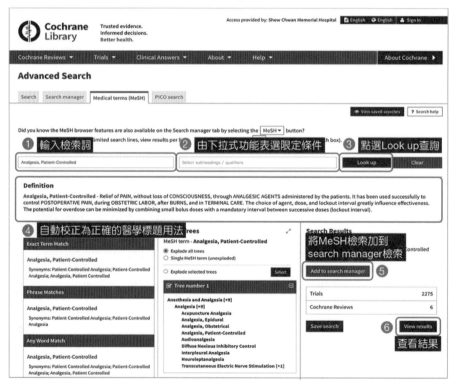

(d) MeSH檢索方法

⌕ 圖 3-4　Cochrane 搜尋步驟（續）

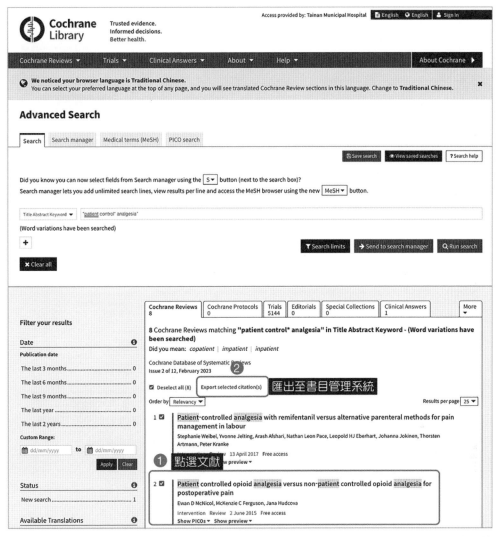

(e) 資料檢索結果包括主題、作者、摘要，可選擇不同版本語言閱讀。點選文獻後可匯出至書目管理系統

⌖ 圖 3-4　Cochrane 搜尋步驟（續）

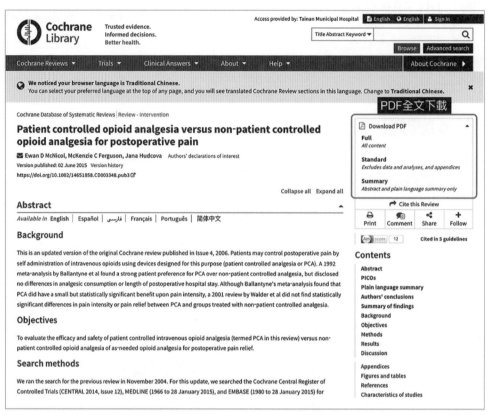

(f) PDF全文下載：有三種類型：(1) Full：所有內容；(2) Standard：不含資料分析及附錄；
(3) Summary：只有摘要及研究總結

圖 3-4 Cochrane 搜尋步驟（續）

（四）JBI EBP Database 搜尋步驟（圖 3-5）

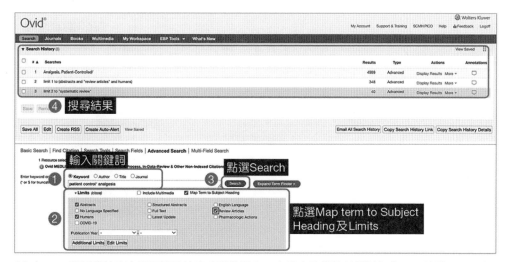

(a) 在 Ovid 資料庫檢索介面可簡易檢索或進階檢索，在檢索的欄位輸入關鍵詞後，可點選 Map term to Subject Heading 及 Limits 後，點選 Search 進入檢索，結果有 348 篇

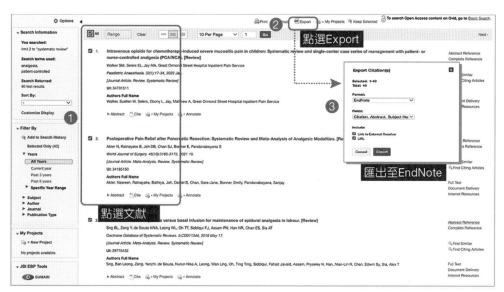

(b) 再限制出版類型為 systematic review 檢索，搜尋結果有 40 篇呈現在下端。點選文獻後可匯出至書目管理系統

🔍 圖 3-5　JBI EBP Database 搜尋步驟

（五）Embase 搜尋步驟（圖 3-6）

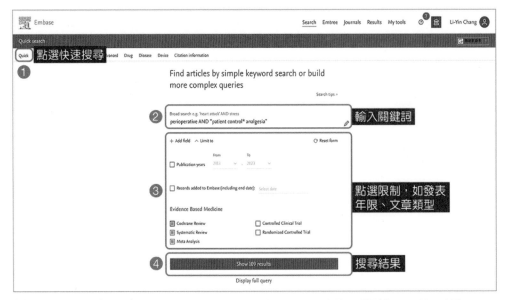

(a) 點選快速搜尋(Quick)檢索，在檢索的欄位輸入關鍵詞，另可點選多種限制Limits後，點選search 進入檢索，結果有109篇

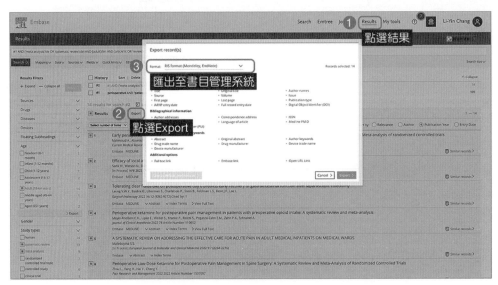

(b) 點選文章類型、成人等後，結果有14篇。點選結果(Results)，可看到詳細搜尋結果之文章。 點選文獻後點Export可匯出至書目管理系統

圖 3-6　Embase 搜尋步驟

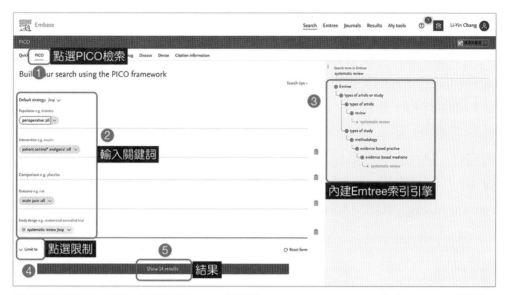

(c) 另可點選PICO檢索，在欄位輸入PICO關鍵詞，Embase PICO search內建Emtree索引引擎，
使用者不用下指令就可以完成進階搜尋，點選限制Limits後，點選search進入檢索，結果有14篇

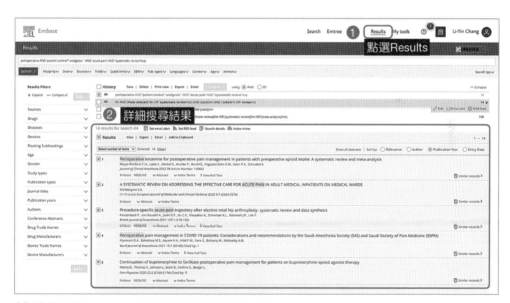

(d) 點選結果(Results)，可看到詳細搜尋結果之文章

◎ 圖 3-6　Embase 搜尋步驟（續）

三、文獻搜尋及篩選結果（圖 3-7）

　　文獻搜尋與篩選的結果乃依照 PRISMA 流程圖(PRISMA 2020 flow diagram)進行。其表格有四種：(1)新的系統文獻（包括查詢資料庫與註冊資料）；(2)新的系統文獻（包括查詢資料庫與註冊資料及其他資源）；(3)更新的系統文獻（包括查詢資料庫與註冊資料）；(4)更新的系統文獻（包括查詢資料庫與註冊資料與其他資源）。詳細內容可參考下列網站：http://www.prisma-statement.org/PRISMAStatement/FlowDiagram。

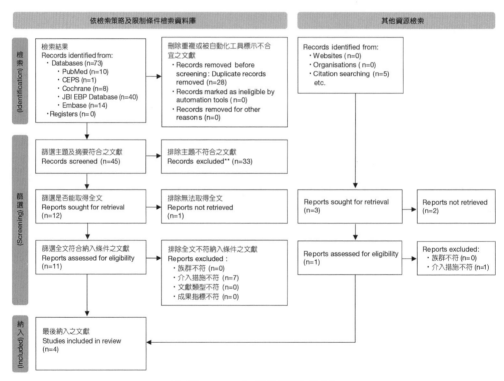

圖 3-7　文獻篩選流程圖

參考資料：Page, M. J., McKenzie, J. E., Bossuyt, P. M., Boutron, I., Hoffmann, T. C., Mulrow, C. D., ... & Moher, D. (2021). The PRISMA 2020 statement: An updated guideline for reporting systematic reviews. *BMJ*; 372:n71. doi: 10.1136/bmj.n71.

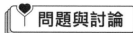

　　經由文獻搜尋的 6S 模式及搜尋策略的應用讓資料搜尋更有效率與精確。在繁忙的臨床工作中，學習搜尋最佳實證證據的技巧是醫護團隊的基本技能，熟悉文獻搜尋技巧將有助於解答臨床問題及提供病人家屬醫療決策之參考。

♥ 問題與討論　　　　　　　Basic Introduction to Evidence-Based Nursing　

1. 下列何者為治療問題類型要文獻搜尋之最佳研究方法？(A)隨機對照試驗　(B)世代研究　(C)病例對照研究　(D)隨機對照試驗之系統性文獻回顧。

2. 下列何者文獻搜尋順序何者為佳？a.系統(systems) b.綜結(summaries) c.統整文章之精要(synopses of syntheses) d.統整(syntheses) e.單篇精要(synopses of studies)。(A) a＞b＞c＞d＞e (B) b＞a＞c＞d＞e　(C) a＞b＞d＞c＞e　(D) a＞c＞b＞e＞d。

3. 請列舉三個檢索策略。

4. 請列舉三個常用的實證護理機構或網站。

5. 請列舉三個常用的實證電子資料庫。

解答

1. D，見本章前言。

2. A，見本章前言。

3. 見本章 3-3 節。

4. 見本章 3-1 節。

5. 見本章 3-2 節。

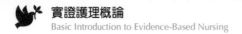

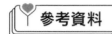 參考資料

 參考資料請掃描 QR Code

✚ 周幸生｜編著

量性系統性
文獻回顧

4-1　量性研究設計方法

4-2　系統性文獻回顧

4-3　量性系統性文獻回顧之步驟與方法

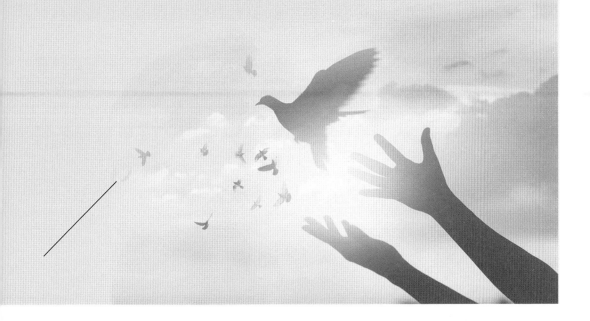

以實證為基礎的健康照護概念在 21 世紀已成為引領醫療照護專業進行改革的重要力量，在 2002 年美國醫學研究院(Institute of Medicine, IOM)在醫療教育高峰會，提出醫學教育必備五大核心能力的培養，包括：(1)提供以病人為中心的醫療照顧；(2)跨領域團隊工作的能力；(3)基於實證基礎的專業醫療；(4)能應用於品質改善的技術；(5)善用醫療資訊技術(Institute of Medicine, 2003)。近 10 年護理專業積極的將實證健康照護概念向下紮根，於護理基礎及進階教育課程中皆納入實證教育課程，同時平行推展在護理臨床在職教育，與基層護理人員臨床專業能力進階制度結合（台灣護理學會，2018）。實證能力之培育目的是期望護理師在進行臨床決策及提供臨床服務時，有能力找到目前最佳的證據作為依據；提供病人最適當、具成本效益，以及能達到有效的結果的服務。

　　系統性文獻回顧中最重要的元素就是原始研究，研究有著許多的定義，簡言之是以科學的方法，用計畫性與系統性方式，進行相關資料的搜集、分析與解釋，以產生知識、回答問題或是解決問題的過程。臨床護理研究是以相同嚴謹的過程進行，但強調的是產生知識以引導臨床護理實務的改變及促進服務對象健康與生活品質。護理研究的結果可以協助護理師排除臨床照護沒有助益的工作，同時也可以利用研究的方法來證實護理服務的成效及提升護理服務之品質。近年來護理研究已經蓬勃發展，對於臨床實務提供可觀的實證基礎。但是臨床上仍然存在許多亟待解決的問題與需要更多科學實證支持的創新解決方案。

　　護理師在學習實證照護的知識與實務操作，必須了解實證照護的 5A 執行步驟，且對於各種研究方法的特性有初步的了解，以探知各種研究方法可能發生的偏差與干擾因素，同時也要了解在多篇之文獻納入評讀後，研究結果如何進行整合的方法與策略，以及判斷結果的臨床應用意義。

4-1　量性研究設計方法

　　護理研究的方法有很多種，主要是依據我們的研究目的、研究問題或假設來選擇適當的研究方法。依研究性質來區分，可分為質性研究與量性研究兩大類別，此兩類別的研究方法可分別應用於不同研究主題，也可以混合應用於同一研究主題。

　　質性研究或稱為定性研究，是一種在社會科學及教育學領域常使用的研究方法。質性研究是社會科學研究最廣泛運用收集資料的方法之一，研究者之目的是藉由訪談、錄音、錄影等方法，收集與記錄受訪受訪者的表述，了解或解釋受訪者對特定現象的認知。質性研究主要以敘述式的文字呈現報告結果，內容主要是萃取出多個類別或主題，注重從受訪者的自身感受之描述，常引用受訪者的用語，作為支持類別或主題的內容描述(Aromataris & Pearson, 2014)。

　　量性研究或稱為定量研究，在護理專業領域，量性研究是最常被應用的一種研究方式。研究者之目的是利用各種表格、查檢表等預先設定的資料收集方法，收集受試者的反應數據，以客觀嚴謹、系統性的運用統計學分析方法對數字資料進行定量分析，驗證研究假設。量性研究的結果以數字資料為主，強調統計分析的正確性、數據的準確性和客觀性。

　　不論是質性研究或是量性研究，在護理專業的臨床應用及價值的呈現，都具有同樣重要的意義。量性與質性研究可以針對同一個事件分別以不同的角度與切入的層面，進行不同方式的探討，舉例來說，2019 年底新冠肺炎衝擊全球，研究者若想了解確診新冠肺炎之病人在歷經檢疫隔離過程後，個人對隔離的經驗，此時選擇質性研究方式，在病人解除隔離後以面對面訪談的方法，請病人敘述對於確認診斷時的生理衝擊？獲知必須隔離時之感受？接受隔離期間心理衝擊？解除隔離後之家庭、人際關係？

訪談過程利用錄音或錄影記錄病人陳述內容，事後逐一進行內容分析及歸納，說明研究發現之事實。

研究者想要了解新冠肺炎病毒之傳播方式、傳播速度以及人類感染後產生之生理變化，可用量性研究方法收集一群確診病人被傳染過程之資料，如與傳染者的接觸方式？接觸後多久發病？病毒檢測結果？同時觀察記錄這些病人生命徵象的變化，有無出現發燒？燒到幾度？X 光片是否出現肺部的病變以及病變的模式。所收集之數據與資料經過統計分析，所呈現之數據結果可以回答研究者的問題。

本章節主要是介紹量性系統性文獻回顧(systematic review)，在完成此任務前，必須對於量性研究的種類有基本了解，才能順利完成量性系統性文獻回顧。因此接下來介紹護理研究常用之量性研究方法。

量性研究設計方式的分類，主要是以有無提供研究介入措施(intervention)來區分，分成有研究措施的實驗型研究(experimental study)以及沒有任何研究措施的觀察型研究(observational study)。實驗型研究依據個案分派是否隨機分配、是否有對照組等，決定研究設計是屬於真實驗性、類實驗性與前實驗性研究；觀察型研究則依據是否有對照組分成描述型或分析型，分析型研究設計再依據時間序列分為世代研究、病例對照研究以及橫斷性研究（圖4-1）。

研究設計會因為研究目的不同、經費多寡、個案數取得的可能性，甚至研究過程是否傷害病人權益等倫理考量，而必須選擇不同設計。研究設計可能在研究過程中產生影響研究結果的偏差，或各有不同的干擾因素，了解不同的研究設計主要目的是預知可能的產生偏差與干擾進行控制。

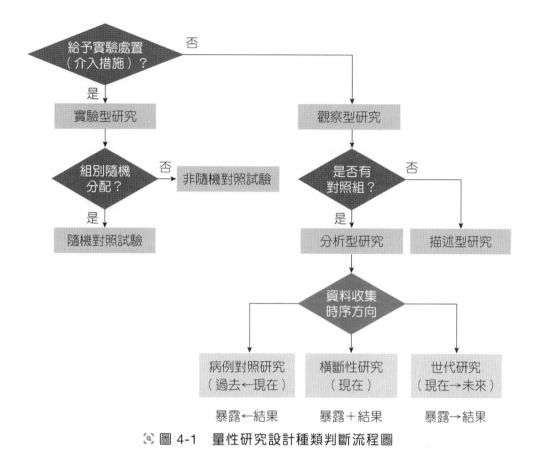

⊙ 圖 4-1　量性研究設計種類判斷流程圖

一、實驗型研究設計

　　實驗型研究是指研究者有計畫地操控研究介入措施，觀察或測量此操控對實驗結果的影響之研究過程。在控制研究情境中進行實驗研究的目的，是要盡可能排除研究介入措施以外其他會對研究結果產生影響的因素，藉由觀察或測量研究介入措施對實驗結果的影響，解釋與驗證研究介入措施和實驗結果之間的因果關係。

　　研究設計會因為研究目的不同、經費多寡、個案數取得的可能性，甚至研究過程是否傷害病人權益等倫理考量，而必須選擇不同設計。研究設計可能在研究過程中產生影響研究結果的

偏差，或各有不同的干擾因素，了解不同的研究設計主要目的是預知可能的產生偏差與干擾進行控制。實驗性研究設計需考量盡量排除影響內在效度與外在效度之干擾因素。內在效度(internal validity)是指研究結果完全歸因於自變項，而不受其他干擾因素影響的程度；外在效度(external validity)是指研究結果可以推廣至其他情境與樣本的程度。

危及內在效度的干擾因素包括研究過程中可能出現的同時事件、成熟、測試方式、選樣偏差或樣本流失等情況，控制危及內在效度因素的方法包括隨機分配(randomization)、兩組受試者進行屬性配對(matching)，或以統計方法控制影響依變項的因素；危及外在效度的干擾因素可能是因受試者受研究執行過程之影響，產生霍桑效應、實驗者效應或是前測反應效應，控制危及外在效度因素的方法，最重要是維持研究情境的一致。

（一）實驗型研究設計之特性

實驗型研究設計有 3 大特性，其中操縱是必須具備的特性，而是否有對照組與是否進行隨機分配，則會因為研究目的及研究情境決定。

1. **操縱**(manipulation)：指研究者對一組受試者進行或提供實驗性處置(experimental treatment)或稱介入措施(intervention)，這些實驗性處置在研究當中稱為自變項(independent variable)，將自變項加以操作或控制，並測量實驗對象的依變項(dependent variable)發生之改變。例如某護理師想要了解規律的瑜珈運動是否能幫助更年期婦女降低憂鬱症的症狀干擾，規律的瑜珈運動就是自變項，憂鬱症症狀干擾的變化就是依變項。

2. **控制**(control)：指一組受試者接受實驗性處置，而為了解此處置是否真的有效，再另外加入一組受試者，且此組受試者則不提供實驗性處置，此方式稱為「控制」；接受實驗性處置的一組研究物件稱為「實驗組」，未接受實驗性處置的一組受試者稱為

「控制組」或「對照組」。例如上述規律瑜珈運動研究中，研究設計將受試者分為兩組，接受規律瑜珈運動者為實驗組，未接受規律瑜珈運動者組則是控制組或對照組。

3. **隨機分配**(randomization)：指將受試者以隨機的方式分配到實驗組或對照組的過程，利用電腦產生隨機碼使受試者有相同的機會被分配到實驗組或對照組，讓受試者的基本屬性在實驗組或對照組平均出現。例如在規律瑜珈運動研究中，納入之受試者有一半患有肌少症、1/4 患有慢性病，這些都是會影響研究結果的干擾因素，利用隨機分配的方法，讓患有肌少症與慢性病的受試者平均的出現在實驗組與對照組，讓兩組受試者中分配有 1/4 的肌少症及 1/8 的慢性病，如此可減少干擾因素對研究結果的影響。

（二）實驗型研究設計之種類

實驗型研究設計之種類可分為三種，研究設計特性各自不同。

1. **真實驗型研究設計**(true-experimental design)：同時具備操控、控制及隨機化的三大要素，對研究情境做最嚴格的控制，將所有的可能干擾因素控制到最低程度，故被視為最嚴謹的量性研究方法。優點為可確認自變項與依變項之間是否具有因果關係，但缺點是在無法操控研究變項的情境下則無法進行。因目的不同可細分為三種不同設計，研究設計中皆具有實驗型研究設計的三個特性，差別在於資料收集的時間點（表 4-1、表 4-2）。

(1) 控制組前後測設計(pretest-posttest control group design)。

(2) 控制組後測設計(posttest control group design)。

表 4-1　真實驗型研究設計之種類

類型	組別	特性		
控制組前後測設計	R（實驗組）	O1	X	O2
	R（對照組）	O1		O2
控制組後測設計	R（實驗組）	沒有 O1	X	O2
	R（對照組）	沒有 O1		O2
所羅門四組式研究設計	R（實驗組 A）	O1	X	O2
	R（對照組 A）	O1		O2
	R（實驗組 B）		X	O2
	R（對照組 B）			O2

註：　R＝隨機取樣(randomization sampling)，O1＝前測、O2＝後測、X＝實驗處置或介入措施。

表 4-2　真實驗型研究設計之特性與優缺點

類型	特性	優點	缺點
控制組前後測設計	1. 控制：將受試者分為實驗組與對照組（可以是一組或是多組） 2. 操縱：只給予實驗組實驗性處置，對照組無實驗性處置（或是接受常規照顧） 3. 隨機分配：以隨機分配的方法將受試者分入實驗組與對照組 4. 資料收集點：在給予實驗性處置前與後，實驗組與對照組均接受前測與後測	1. 以隨機分配的方法分組，可減少選樣偏差 2. 前測與後測結果之間的差異，可以反映實驗處置之成效 3. 兩組同時接受前測，可藉由前測結果的比較，確認兩組在接受實驗處置前，在依變項上的表現一樣	1. 研究設計的兩個測量時間點，可能會有受試者只參與前測卻無參與後測，故樣本流失因素可能會危及研究結果之有效性 2. 因受試者接受前測，故此研究結果將無法推論於沒有接受前測的群體，可能造成研究結果推廣應用性較低

🔍 表 4-2　真實驗型研究設計之特性與優缺點（續）

類型	特性	優點	缺點
控制組後測設計	1. 控制：將受試者分為實驗組與對照組兩組 2. 操縱：只給予實驗組實驗處置，沒有給予對照組實驗處置（接受常規照護或是其他照護） 3. 隨機分配：以隨機分配的方法將受試者分入實驗組與對照組 4. 資料收集點：在實驗處置後，實驗組與對照組均接受後測	1. 以隨機分配的方法分組，可減少選樣偏差 2. 測量時間點只有後測一個時間點，沒有存在樣本流失因素危及研究結果之有效性 3. 此研究受試者沒有接受前測，故此研究結果的推廣性較高	1. 研究設計的測量時間點只有後測，無法藉由前測與後測結果的差異，反映介入措施之成效 2. 無法藉由兩組前測結果的比較，了解接受介入措施前在依變項上的兩組屬性之差異
所羅門四組式研究設計	1. 控制：將受試者分為四組，即實驗組 A、B 兩組與對照組 A、B 兩組 2. 操縱：只有實驗組 A、B 兩組有給予實驗處置，在給予實驗處置後，四組均接受後測 3. 隨機分配：以隨機分配將受試者分入四組 4. 資料收集點：四組中兩組接受前測：實驗組 A、對照組 A；兩組不接受前測：實驗組 B、對照組 B；四組均接受後測	研究者可以區別後測結果是否為實驗處置或干擾因素的影響	此研究設計所需的受試者數量，會比其他研究設計所需的樣本量更多，因此需要更多研究經費支援

(3) 所羅門四組式研究設計(Solomon 4 groups)：當干擾因素對後測結果影響太大，後測的結果可能不只受實驗處置的影響，為區別後測結果是否為實驗處置或干擾因素的影響。研究者可採用「對照組前後測」與「對照組後測」此兩研究設計之結合，稱為所羅門四組式設計。

✘ 臨床情境　　　　　　　Basic Introduction to Evidence-Based Nursing　🔍

控制組前後測設計

　　針對末期腎臟病人給予下肢運動與呼吸調節之護理指導，以改善其血液透析期間之負向情緒。採實驗性設計，以隨機分配為實驗組和對照組，共收案 86 名。全部個案都接受常規護理照護，實驗組加做 12 週的下肢運動與呼吸調節，並於收案前、第 4 週及第 12 週進行三次的資料收集（黃等，2018）。

控制組後測設計

　　於急診室探討三種皮膚消毒劑對血液培養的成效，採三組隨機對照先驅試驗，使用三種不同的皮膚消毒劑，2%葡萄糖酸氯己定、10%碘酊與 75%酒精，依隨機組別之標準作業抽取血液培養。結果顯示三種消毒劑，在血液培養汙染率無顯著差異（郭等，2018）。

所羅門四組式研究設計

　　探討於社區長者之防跌相關適能和防跌知識、個人信念、行為的成效。共收案 474 名社區長者，實驗組 A 147 人（完成前後測），控制組 A 96 人（完成前後測），實驗組 B 125 人（僅後測），控制組 B 106 人（僅後測），研究介入為 2 個月內完成 12 回防跌衛教與運動課程，課程完成後一週進行後測（此篇研究缺少隨機分配，為類所羅門四組式）（蕭，2011）。

2. **類實驗型研究設計**(qusai-experimental design)：欲測試實驗處置之成效，但無法以隨機分配個案的組別，或在實際情形下無法找到對照組而設計的研究方法，其餘條件與真實驗設計相同，但與實驗性研究設計的差異在於控制嚴謹度之不同。針對某些無法進行之真實驗性研究，類實驗研究法可設計控制辦法，盡量排除潛在偏差，但研究結果與研究處置間無法建立強而有力的因果關係（表 4-3、表 4-4）。

(1) 非等數對照組設計：若研究者想了解實驗處置（改變護理指導方式）在某種情境下（如骨科病房）的成效，但卻無法以隨機分配將受試者分派至實驗組與對照組，即此研究設計具有操縱因素（實驗處置）與控制因素（某種情境），但因無法使用隨機分配，實驗組與對照組中受試者的屬性可能不一致，故將研究設計命名為「非等數對照組設計」。

(2) 時間系列設計：沒有對照組，只有實驗組，在實驗處置實施前後不只做單一測量點之資料收集，而是長期資料收集，以說明研究者確切了解依變項的結果是否為實驗性處置的成效。

表 4-3　類實驗型研究設計之種類

類型	組別	特性						
非等數對照組設計	實驗組	O1			X		O2	
	對照組	O1					O2	
時間系列設計	－	O1	O2	O3	X	O4	O5	O6

註：　非等數對照組設計：O1＝前測，O2＝後測，X＝實驗處置或介入措施。
　　　時間系列設計：O1~O3＝前測，O4~O6＝後測，X＝實驗處置或介入措施。

表 4-4　類實驗型研究設計之特性與優缺點

類型	特性	優點	缺點
非等數對照組設計	1. 控制：受試者有實驗組與對照組兩組 2. 操縱：只給予實驗組實驗處置，沒有給予對照組實驗處置 3. 隨機分配：無 4. 資料收集點：給予實驗處置前後，兩組均接受前測及後測	1. 研究設計測量時間點包括前測與後測，可反映實驗處置之成效 2. 兩組同時接受前測，故可了解兩組在接受介入措施前在依變項上的表現是否一樣 3. 干擾因素效應會同時影響兩組，前測結果將可排除干擾因素的影響	1. 未隨機分配，因此選樣偏差因素可能會危及研究結果 2. 受試者只參與前測卻未參與後測，樣本流失因素可能會危研究結果 3. 受試者接受前測，故研究結果無法應用於沒有接受前測群體
時間系列設計	1. 控制：單一組別 2. 操縱：研究處置 3. 隨機分配：無 4. 資料收集點：單一組別之多次前測與後測	長期追蹤可了解研究處置對依變項變化的影響	只有單組長期追蹤，可能會受到其他事件因素影響

臨床情境 Basic Introduction to Evidence-Based Nursing

非等數對照組設計

　　探討在澎湖白沙、望安與七美三個離島鄉（介入組），實施整合性健康照護體系(integrated delivery system, IDS)，是否有助於提升民眾健康，降低可避免死亡疾病之死亡數。採非對等組前後測控制組類實驗設計，以未實施 IDS 的湖西鄉與西嶼鄉為對照組。以兩組之可避免死亡數差異、與人口數為評估 IDS 成效（陳等，2007）。

時間系列設計

　　採時間系列單組前後測研究設計，探討行政能力訓練方案，對 25 位資深護理師自覺行政管理能力之成效。介入結合課室教學、見實習教學的行政能力訓練方案，資深護理師在課室教學結束後，先見習、後實習，見實習時間各為 2 個月。以結構式問卷評量資深護理師在課室教學前後、見實習教學前後的自覺行政管理能力之差異（張等，2009）。

3. **前實驗型研究設計**(pre-experimental design)：多用於先導性的研究，目的是測試使用的實驗處置或測量工具、探索新問題或驗證探索性新假設。無法以隨機的方式選擇受試者，實驗組受試者只接受一次實驗就接受後測，缺乏控制組進行相對性比較，對於研究結果有效性的掌控有限，也無法確定實驗結果是來自於依變項的直接影響。前實驗型研究設計有下列兩種基本設計類型（表 4-5、表 4-6）：

   (1) 單組後測設計(one-shot case study)：一組受試者接受某個實驗的處理，測量受試者後測反應，沒有對照組也沒有前測。

   (2) 單組前後測設計(one-group pretest-posttest design)：單組受試者接受實驗前後都接受測量，了解實驗處置前後受試者反應的變化。

◎ 表 4-5　前實驗型研究設計之種類

類型	特性		
單組後測設計		X	O2
單組前後測設計	O1	X	O2

註：X＝實驗處置或介入措施，O＝測量，O1＝前測，O2＝後測。

◎ 表 4-6　前實驗型研究設計之特性與優缺點

類型	特性	優點	缺點
單組後測設計	1. 控制：單一組別無控制 2. 操縱：研究處置 3. 隨機分配：無 4. 資料收集點：單一組別之後測	長期追蹤可了解研究處置對依變項的影響	受試者樣本抽樣與分配不具隨機性，抽樣誤差大

◎ 表 4-6　前實驗型研究設計之特性與優缺點（續）

類型	特性	優點	缺點
單組前後測設計	1. 控制：單一組別無控制 2. 操縱：研究處置 3. 隨機分配：無 4. 資料收集點：單一組別之前後測	可以藉著前後測的差異，反映研究處置之成效	1. 研究設計的兩個測量時間點，可能會有受試者只參與前測卻無參與後測，故樣本流失因素可能會危及研究結果之有效性 2. 因受試者接受前測，故此研究結果將無法推論於沒有接受前測的群體，可能造成研究結果推廣應用性較低

✖ 臨床情境　　　　Basic Introduction to Evidence-Based Nursing 🔍

單組後測設計

　　內政部消防署第五期急救護技術員訓練，參訓學員共 50 名，480 小時的醫院實習結束後，以電子郵件對個別學員進行整體滿意度調查（廖等，2012）。

單組前後測設計

　　研究以芳香療法來舒緩大專院校教師的疲勞，促進身心健康與提高生活品質。採用前實驗設計，實驗處置為每日早晚塗抹 3% 抒解疲勞的複方按摩油，連續 10 天，受試者為願意受試之專任教師數名，以單組做前後測設計，利用問卷調查為資料收集方法（戴等，2012）。

二、觀察型研究設計

　　沒有實驗處置的非實驗性研究設計，選擇使用非實驗性研究之原因，包括：(1)無法以控制及隨機化的方式，對如身高、性別、種族、個人特性等之自變項加以控制；(2)因倫理的考量而無

法操作研究措施，如吸菸與非吸菸者對於罹病的比較；(3)因時間不足、受試者招募不易、研究主題是探討無法操縱之變項。

　　非實驗性研究之優點是比實驗性研究較為經濟有效率，收集或觀察受試者自然表現的行為與經驗，研究結果可以總結個案反應的資料，以回答研究問題，短時間內可以收集大量資訊，確認研究變項間相關之關係。缺點則為無法操控其他變項，研究結果容易受其他因素干擾；資料穩定性不足，容易誤導研究者對資料結果的解釋；非隨機抽樣，易有取樣偏差，不僅無法反應事件的關係，研究結果推論到其他情境的能力亦受限制，解釋因果關係的能力較薄弱。可以依據研究設計中是否有對照組分為描述型與分析型兩類（表 4-7）。

1. **描述型研究**：探討人的基本問題或現象，尤其是特別有興趣的研究問題由文獻資料所知有限時，可描述人、時、地分布狀況，提供最接近實際現況的資料，對問題或現象做清楚的陳述。研究與健康有關之狀態和事件的分布情形，並描述和辨識有意義的現象或問題，但其研究結果無法就變項間的關係做進一步說明，沒有對照組的觀察性，主要目的為以研究樣本群體進行測量，依所得的數據對母群體做統計學上的推估，包括測量疾病或症狀的發生頻率、趨勢，或探討病因。
研究對象針對一個病人的罕見發現進行報告者，稱為個案報告(case report)，針對一群病人的罕見發現進行報告者，稱為病例系列(case series)，描述性流行病學(descriptive epidemiology)則是描述一個族群或人口的現象。

2. **分析型研究**：利用研究群體中有暴露或沒暴露於致病因進行分組，主要目的為探討病因假設以及估計其對健康造成的影響、探討新的病因假設以及可能的因果關係，以及產生預防性的假設以預防疾病的發生。由於很多情況下無法確定因果關係，如吸菸與肺癌的關係，流行病學研究中將原因（吸菸）變項稱為決定因素(determinant)、預測因數(predictor)或自變項，也稱暴

露(exposure)，結果變項(outcome)則被認為是疾病（肺癌）或依變項(dependent variable)。可依調查的時間序來分類，包括（表4-7）：

(1) **世代研究設計**(cohort study)：亦稱為前瞻型研究(prospective study)、追蹤型研究(follow-up study)、發生率研究(incidence study)。研究的對象乃是針對具有某種特徵的一群人（世代），以沒有得病者為對象，如對同一時期入學、懷孕、就職之人進行一段時間的追蹤，探討暴露組和未暴露組之疾病發生率(incidence)是否不同，觀察研究對象(population at risk)是否發生疾病或者死亡，計算暴露組及未暴露組的發生率，進行比較與檢定（表4-8）。

(2) **病例對照研究設計**(case control study)：又稱為回溯性研究(retrospective study)，此研究主要是利用病歷查詢、病人訪談等回溯性的方法收集資料，探討在相同研究情境下，得病者（病例組）與未得病者（對照組）以往與研究因數暴露分布是否相同。病例對照研究中的對照組選擇，必須清楚定義納入條件，要能性質相似具備研究族群的代表性，才能避免選樣偏差。若應用配對挑選對照組時，每一個病例選配一位或數位與病例基本特性相同的對照組，以正確合理地解釋因果關係（表4-9）。

(3) **橫斷性研究**(cross sectional study)：亦稱為調查或盛行率研究，是非實驗性研究設計中最常用的研究方法，資料收集的次數只有一次。自目標族群中抽樣，進行問卷調查、檢查或觀察等，收集暴露因數與疾病等變項，包括盛行率、年齡、性別分布等，記錄特定時間點（現在）的健康狀況，探討的是分析疾病盛行率與危險因數之間的相關性而非發生率。疾病盛行率計算方法，以研究情境是想要了解放置靜脈導管的病人，在 3 天定期更換導管與不定期更換導管的單位為例，計算靜脈炎的盛行率，如表 4-10。

◎ 表 4-7　觀察型研究設計之適用情境與優缺點

類型	適用情境	優點	缺點
世代研究設計	1. 暴露和疾病之間的關係較明確 2. 罕見暴露且暴露後發病率高者 3. 暴露至發病時間較短 4. 研究族群穩定，容易追蹤 5. 有充裕的資金	1. 調查稀有暴露的得病情形，計算發生率 2. 因果、時序清楚 3. 可探討單一暴露對多重疾病 (multiple outcomes)的相關性	1. 追蹤時間長，花費高 2. 不適用於稀有疾病或潛伏期長疾病，會導致病人流失高，而造成結果產生偏差
病例對照研究設計	1. 當病因未明時，在世代性或實驗性研究之前先進行病例對照研究 2. 研究進行的時間、花費、樣本數少 3. 稀有疾病（如癌症） 4. 發病潛伏期長的疾病	1. 研究期短容易執行，樣本數少所需花費少 2. 因暴露已發生故無道德顧慮 3. 不會有失去追蹤的問題 4. 可探討單一暴露對多重疾病 (multiple outcomes)的相關性	1. 不易得到過去完整的暴露經驗 2. 因容易發生選樣偏差，不易選取合適的對照組 3. 時序性不易確定，無法判定因果關係，只能提供相關性 4. 可能產生回憶性偏差(recall bias)
橫斷性研究	1. 適合描述在一個固定時間點，探討研究變項之狀態與變項之間的關係，掌握目標群體中疾病或健康狀況分布 2. 提供疾病病因研究的線索 3. 不適用於發生率低的疾病或現象	1. 容易執行、快速、經濟 2. 可提供疾病流行情形資料	1. 只能估計盛行率，不能確定發生率 2. 無法確認時序性 3. 無法判定因果關係，只能提供相關性

⊙ 表 4-8　世代研究設計疾病發生率計算

項目	得病	未得病	加總
有暴露	a	b	a＋b
無暴露	c	d	c＋d
加總	a＋c	b＋d	a＋b＋c＋d

註： a、b、c、d 是各種情況發生的人數。
　　有暴露組得病比例（發生率）＝a/(a＋b)，未暴露組得病比例（發生率）＝c/(c＋d)。
　　指標計算：相對危險性(relative risk, RR)＝[a/(a＋b)]/[c/(c＋d)]。
　　RR＜1：暴露與疾病負相關；RR＞1：暴露與疾病正相關。

⊙ 表 4-9　病例對照研究設計疾病發生率計算

項目	得病（實驗組）	未得病（控制組）	加總
有暴露	a	b	a＋b
無暴露	c	d	c＋d
加總	a＋c	b＋d	a＋b＋c＋d

註： a、b、c、d 是各種情況發生的人數。
　　病例組暴露與未暴露的發生有病的勝算 odds＝a/c。
　　對照組暴露與未暴露的發生有病的勝算 odds＝b/d。
　　指標計算：勝算比(odds ratio, OR)＝(a/c)/(b/d)＝ad/bc。
　　OR＜1：暴露與疾病負相關；OR＞1：暴露與疾病正相關。

⊙ 表 4-10　橫斷性研究疾病盛行率計算

項目	放置靜脈導管人數 （分母）	發生靜脈炎人數 （分子）	盛行率
3 天定期更換導管	a	b	b/a
不定期更換導管	c	d	d/c
加總	a＋c	b＋d	(b＋d)/(a＋c)

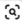

✗ 臨床情境　　　　　Basic Introduction to Evidence-Based Nursing

描述性研究

　　本研究為描述性研究，目的在探討護生之死亡恐懼、照顧瀕死病人態度，並了解影響死亡恐懼、照顧瀕死病人態度之影響因素。主針對某大學 59 位護理系學生選修安寧照顧課程前進行護生對死亡態度的調查（高等，1998）。

世代研究

　　以前瞻性世代研究探討母親危險因素對低出生體重兒、早產兒及生長遲滯兒的影響，包括生物學背景、母親產科史、懷孕中疾病及吸菸的可能影響。於 1984~1987 年間，針對在醫院產前檢查的所有懷孕 6 個月以上孕婦，使用結構化問卷進行訪視，並於嬰兒出生後閱覽孕婦及新生兒的病歷進行摘錄（陳等，2000）。

病例對照研究設計

　　本研究的目的在於了解婦女子宮外孕的發生比例及其危險因素。選擇 85 名子宮外孕的婦女為病例組，並以 1：2 的比例取年齡相距 3 歲以內並完成一次生產的婦女為對照組，進行以醫院系統之病例對照研究。以病歷摘錄法為主要資料收集法（葉、林，1996）。

橫斷性研究

　　以分層抽樣方式選取臺灣中部 27 家機構共 301 名照護人員為研究對象，了解長期照護機構中照護人員之工作壓力與社會支援程度現況，以及分析與兩者有關之因素。以結構式問卷進行資料收集，問卷內容包含人口學特徵、工作條件、工作壓力量表以及社會支援量表（包括需求與足夠程度）（馮等，2003）。

4-2 系統性文獻回顧

系統性文獻回顧與統合分析(meta-analyses, MA)是一種能精確、可靠的歸納多篇研究證據,提供給臨床決策者作為判斷相關研究措施所帶來的風險、利益及可能造成之傷害與否的一種重要的研究方法(Munn et al., 2018)。系統性文獻回顧的嚴謹執行步驟能控制納入研究之品質,降低影響結論的偏差,同時因為使用標準化執行步驟,所以研究過程透明且可以複製。統合分析則是系統性文獻回顧操作過程中使用的統計分析工具,將所納入之多個獨立、研究目的相同、可以整合的研究綜合起來,這些研究結果可能各不相同,甚至互相衝突,但是經由統計軟體,將研究結果資料進行整合分析,重新分析結果作成客觀性的結論(Aromataris & Munn, 2017)。然而並非所有的系統性文獻回顧都能夠進行統合分析,必須注意所納入之各篇研究其措施執行方法或是研究結果的測量方法等,是否具同質性(Moller & Myles, 2016)。

考科藍合作組織致力於提供健康照護成效之最新、最精確的訊息,網路平臺及操作軟體 RevMan Web-Review Manager 包含了標準寫作內容格式及範本、評讀文獻的工具、進行資料統計分析軟體,引導回顧者逐步完成並收錄文獻回顧。除此之外,文獻回顧者手冊(Cochrane reviewers' handbook)及大量高品質的系統性文獻回顧,亦能提供有意願參與健康照護之系統性回顧的專業人員參考。

一、文獻查證與系統性文獻回顧之比較

系統性文獻回顧的整合研究結果已在醫療照護領域奉為圭臬,作為品質改進、修訂政策的重要依據。但是這種方法與傳統的研究文章中,作者所進行的文獻查證(literature review)有何不同呢?常有許多初學者對這兩種搜尋文獻的方法有些混淆,可以依

兩種操作方法中，對於預防產生偏差所採取方法進行比較（表 4-11）(Robinson & Lowe, 2015)。

⊙ 表 4-11　文獻查證與系統性文獻預防偏差方法之比較

項目	文獻查證	系統性文獻回顧
研究問題	探討的問題範圍較廣泛	以 PICO 為指引，專注於一個可以回答的臨床問題
文獻來源	通常沒有說明，未全面搜尋所有資料庫，容易產生個人偏差	全面搜尋所有資料庫，且需記錄搜尋過程，不易產生個人偏差
檢索方法	通常沒有說明，由作者自行決定	明確的檢索策略，過程透明且可以複製
文獻選擇	通常沒有說明，以致可能產生偏差	依據事前設定明確的納入與排除條件
文獻評讀	通常沒有評讀，沒有使用標準的方法進行文獻品質判定	依據研究設計不同，使用不同的嚴格且標準的評價工具進行文獻品質判定
結果綜整	多使用描述性方式說明綜整之結果	使用描述性方式說明綜整資料或是以量性資料統計整合分析方式呈現結果
結果更新	未定期更新	定期更新

二、系統性文獻回顧之品質

　　實證文獻是實證健康照護進行醫療決策的依據，而系統性文獻回顧被認為是最重要的研究文獻來源，在其他專業領域同樣受到重視。研究執行的過程非常重要，這會影響系統性文獻回顧最終結論的品質，甚至會影響護理師臨床決策之正確性。

　　高品質的系統性文獻回顧具有以下特徵：(1)清楚陳述目標及臨床問題；(2)在系統性文獻回顧之草案中明確列出納入與排除條件；(3)完整搜尋以確認所有相關文獻（包括發表與未發表的

文獻）；(4)謹慎評讀納入的文獻；(5)萃取與分析納入文獻的研究資料；(6)呈現所萃取及整合之研究資料；(7)明確完整的呈現回顧中所用的方法學及方法(Moller & Myles, 2016)。

4-3 量性系統性文獻回顧之步驟與方法

考科藍合作組織對於系統性文獻回顧制定標準化步驟，最先是治療型隨機對照研究，但隨著時間推進，開始針對不同研究設計發展出不同的方法學及執行方法，目前已有 5 種型態的系統性文獻回顧標準；不同類型的系統性文獻回顧需要不同的搜尋策略、評讀工具及資料整合分析方法，但基本步驟是相同的。本節將以隨機對照研究為例，分述量性系統性文獻回顧研究之步驟(Tawfik et al., 2019)。

一、確認臨床問題(Ask)

1. **選擇並定義想要進行系統性文獻回顧的臨床問題**：臨床問題必須思考實用性、必要性、科學性、創新性和可行性這五個基本方向，並以 PICO 的方式呈現。進行系統性文獻回顧前，應於資料庫中初步查證系統性文獻回顧設定的研究主題，確認是否已有系統性文獻回顧之文獻發表，以及是否有相同主題的原始研究。

2. **邀請專業人員參與**：包括圖書館員（找尋適當資料庫、文獻）、文獻評讀人員、系統性文獻回顧方法學專家、統計學者、領域專家等。

3. **測試臨床問題的可行性**：執行系統性文獻回顧前，應於資料庫中初步查證設定的研究主題是否重複，或是否有相同主題的原始研究。

4. **擬定系統性文獻回顧草案**：草案是系統性文獻回顧執行的重要
   支柱，必須在系統性文獻回顧進行前先完成，擬定題目之後，
   應將題目和研究背景於考科藍合作組織網站進行系統性文獻回
   顧註冊。

二、定義研究文獻之納入及排除條件

文獻篩選之納入條件要事先設定以降低偏差，應要基於 PICO
的定義、研究設計及時間。而排除條件應該是文獻與 PICO 無
關、重複文獻、缺少全文或只有摘要。

三、文獻檢索(Acquire)

依據臨床問題的特性及資料庫的特性進行評估，並選擇適當
的資料庫進行檢索，藉由合適的檢索詞彙或關鍵詞，及決定檢索
策略並執行查詢，包括使用布林邏輯、切截字、限制檢索等步
驟。

四、文獻篩選(Study Selection)

PRISMA (preferred reporting items for systematic reviews and
meta-analyses)在文獻搜尋與篩選過程可以分為四個步驟，必須將
(1)確認(identification)：快速瀏覽標題；(2)掃描(screening)：檢視
摘要；(3)符合(eligibility)：閱讀全文；(4)納入(included)：進行文
獻評讀，此四個步驟搜尋到之文獻數量詳細記錄，並以系統性文
獻回顧標準報告格式呈現(Moher et al., 2009)（圖 1-4）。

五、文獻評讀(Appraisal)

依據納入文獻之研究設計，選擇專屬的標準化的評讀工具。
每種研究設計都會有產生偏差的可能，判斷作者在研究執行過程
如何控制偏差的產生，可以藉由標準化評讀工具來了解文獻的執
行品質。詳細的文獻評讀方法請見本書第 6~9 章。

六、資料萃取(Data Extraction)

　　此步驟是文獻回顧法中最為困難的一部分，在評讀文獻時可以一併進行，其過程不只是將資料從文獻上剪下貼到表格上，而是非常耗時耗力。犯錯是人的天性，資料萃取會發現錯誤但是萃取本身也會犯錯，資料判斷錯誤或主觀斷定難以避免，通常相同主題結果資料報告方式也無法一致，如資料品質，資料在文獻內的放置位置、結果指標、數字或圖表都可能是錯誤來源，有時文獻所刊登之資料並非是研究過程中的資料(Petticrew, 2015)。

1. 為整合資料及結果的呈現，以統一格式進行文獻整理（表 4-12）。

2. 正確判讀發表的文獻資料及確認文獻數值正確，以便進行統合分析。

3. 客觀地評估比較各文獻之研究過程是如何降低研究中偏差。

4. 要確認文獻之臨床構面、方法學，同時須具備統計知識，以確保抓住正確的資料及訊息。

5. 資料萃取及評估各文獻之研究過程是如何降低研究中的誤差風險(risk of bias)的工作應同時進行。

◎ 表 4-12　資料總結表

編號／作者／年份	研究地點／型態	研究設計／期間	樣本數（實驗組／對照組）	研究處置（實驗組／對照組）	測量工具	主要結果	研究品質與等級	附註

七、資料分析(Data Analysis)

　　系統性文獻回顧是將數個相同目的的原始研究結果進行整合，資料整合方法可分為兩種：

1. **敘述型分析**：應用於所納入的研究文獻，相同的關鍵字及搜尋
   方法可能因研究措施實施的不同，或測量結果指標之不同，而
   無法利用統計方法進行整合分析，只能針對納入系統性文獻回
   顧之研究文獻，以描述方式對各研究間之 PICO 進行嚴謹的分
   析，同時納入文獻基本資料、評讀結果（風險偏差）、原始結果
   資料，以及研究方法之差異，如受試者特質、研究措施實施方
   式，或測量結果指標分別探討。

2. **整合型分析**：進行前必須先以敘述型分析來描述所有納入之研
   究文獻及其研究結果，再以整合分析重新統計，以檢測研究措
   施的真實差異。目前研究結果整合多以森林圖呈現，在許多統
   合分析軟體都可依據輸入的資料繪製森林圖，如 comprehensive
   meta-analysis 軟體、JBI 實證照護中心所提供之 MAStARI 或考
   科藍組織所提供之 RevMan 等軟體（圖 4-2）。

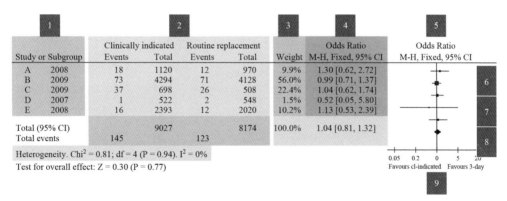

◎ 圖 4-2　森林圖

　　如何初步了解森林圖，請依圖 4-2 編號閱讀下列說明：

1. **Study**：此整合分析納入了 5 篇原始研究。

2. **Events Total vs Events Total**：5 篇研究中實驗組與對照組的人
   數。
   (1) Events：研究中兩組發生事件次數。

(2) Total：研究中各組之人數。

3. **Weight**：5 篇研究結果對影響整合分析之權重。

4. **Odds Ratio** (95% CI)：5 篇研究中兩組風險勝算比(OR)及 95% 信賴區間。

5. **Odds Ratio**：研究結果為風險勝算比。

6. **四方形（■）**：代表個別研究呈現的點估計值，四方形大小代表樣本數的多寡，越大代表樣本數越多。

7. **貫穿四方形之橫線**：代表個別研究的 95%信賴區間，信賴區間越寬代表越不精確，可能是樣本數太少。

8. **菱形（◆）**：代表整合分析 5 篇研究之整體效應。

9. **無效線**：當研究結果是以二元變項呈現（是、否），則無效線切點為 1；當研究結果是以連續變項呈現（數值增加、數值降低），則無效線切點 0。圖中四方形或貫穿四方形之橫線及菱形，碰到圖中的垂直線，即表示該研究中的兩組結果（四方形）或是整合後之整體效應兩組結果（菱形）是沒有差異的。

八、解釋與討論資料分析的結果

　　本步驟包括闡述研究結果之總結（須含研究主要結果 (outcome)、治療成效、副作用及每個主要結果之證據強度等）、主要結果證據在臨床應用、研究結果之經濟影響、說明系統性文獻查證方法的限制、對未來研究的建議及結論。目前世界上廣泛應用於系統性文獻的證據品質評比系統是 The Grading of Recommendations Assessment Development and Evaluation (GRADE)，可評定已經整合的整體證據品質，並於撰文中標示各項分析結果的證據品質，對於讀者與決策者應用此項證據有決定性的幫助。

　　為確保系統性文獻回顧的過程以及最終研究報告的品質，在撰寫系統性文獻回顧時，應使用系統性回顧進行與發表之標準 PRISMA 2020 (Page et al., 2021)，其內容包括文章標題、摘要、背景、方法、結果、討論、其他資訊（如經費來源）等，共七大項 27 小項的查檢表，每個項目都有明確說明撰寫標準與內容（表 4-13）。本書提供之內容為 PRISMA 網站公告之中文簡體版（此處已轉換為繁體版），作者必須依據此標準撰寫系統性文獻回顧之文章，同時要用標準化的搜尋文獻過程流程圖 (PRISMA flow diagram)，以檢索、篩選、納入與綜合等四個階段（圖 1-4）呈現各階段文獻搜尋之結果。

◎ 表 4-13　PRISMA 2020 項目清單

章節主題	項目	項目清單	所在頁碼
一、標題			
標題	1	明確呈現本研究為系統評價	
二、摘要			
摘要	2	見 PRISMA 2020 摘要清單	
三、背景			
理論基礎	3	基於現有研究描述該系統評價的理論基礎	
目的	4	明確陳述該系統評價的研究目的或待解決的問題	
四、方法			
納排標準	5	詳細說明納入和排除標準，以及在結果綜合時納入研究的分組情況	
資訊來源	6	詳細說明獲取文獻的所有來源，包括所有資料庫、註冊平臺、網站、機構、參考列表以及其他檢索或諮詢途徑。明確說明每一項來源的檢索或查詢日期	
檢索策略	7	呈現所有資料庫、註冊平臺和網站的完整檢索策略，包括用到的篩檢程式和限制條件	

⊙ 表 4-13　PRISMA 2020 項目清單（續）

章節主題	項目	項目清單	所在頁碼
研究選擇	8	詳細說明確定一項研究是否符合納入標準的方法，包括每項檢索記錄由幾人進行篩選，是否獨立篩選。如使用自動化工具，應作詳細說明	
資料萃取	9	詳細說明資料萃取的方法，包括幾人萃取資料，是否獨立萃取，以及從納入研究的作者獲取或確認資料的過程。如使用自動化工具，應作詳細說明	
資料項目	10a	列出並定義需要收集資料的所有結局指標。詳細說明是否收集了每一項納入研究中與各結局相關的所有資訊（例如所有效應量、隨訪時間點和分析結果）；若沒有，需說明如何決定收集結果的具體方法	
	10b	列出並定義萃取的其他所有變數（例如參與者和干預措施的特徵、資金來源）。須對任何缺失或不明資訊所作假設進行描述	
偏倚風險評價	11	詳細說明評價納入研究偏倚風險的方法，包括使用評價工具的細節，評價人數以及是否獨立進行。如使用自動化工具，應作詳細說明	
效應指標	12	詳細說明每個結局在結果綜合或呈現中使用的效應指標，如風險比(risk ratio)、平均差(mean difference)	
方法綜合	13a	描述確定結果合併時納入研究的過程。例如列出每個研究的干預特徵，並與原計畫在各項資料合併時進行研究分組的情況（項目5）進行比較	
	13b	描述準備資料呈現或合併的方法，例如缺失合併效應量的處理或資料轉換	
	13c	描述對單個研究和綜合結果使用的任何列表或視覺化方法	

⊙ 表 4-13　PRISMA 2020 項目清單（續）

章節主題	項目	項目清單	所在頁碼
方法綜合（續）	13d	描述結果綜合使用的所有方法並說明其合理性。若進行 meta 分析，則需描述檢驗統計異質性及程度的模型或方法，以及所使用套裝程式	
	13e	描述用於探索可能造成研究結果間異質性原因的方法（如亞組分析、meta 回歸）	
	13f	描述用於評價綜合結果穩定性的任何敏感性分析	
報告偏倚評價	14	描述評價因結果綜合中缺失結果造成偏倚風險的方法（由報告偏倚引起）	
可信度評價	15	描述評價某結局證據體的可信度（置信度）的方法	

五、結果

章節主題	項目	項目清單	所在頁碼
研究選擇	16a	描述檢索和研究篩選過程的結果，從檢索記錄數到納入研究數，最好使用流程圖呈現	
	16b	引用可能符合納入標準但被排除的研究，並說明排除原因	
研究特徵	17	引用每個納入研究並報告其研究特徵	
研究偏倚風險	18	呈現每個納入研究的偏倚風險評價結果	
單個研究的結果	19	呈現單個研究的所有結果：(1)每組的合併統計值（在適當的情況下）；(2)效果量及其精確性（例如置信度／可信區間），最好使用結構化表格或森林圖	
結果綜合	20a	簡要總結每項綜合結果的特徵及其納入研究的偏倚風險	
	20b	呈現所有統計綜合的結果。若進行了 meta 分析，呈現每個合併估計值及其精確性（例如置信度／可信區間）和統計學異質性結果。若存在組間比較，請描述效應量的方向	

⊙ 表 4-13　PRISMA 2020 項目清單（續）

章節主題	項目	項目清單	所在頁碼
結果綜合（續）	20c	呈現研究結果中所有可能導致異質性原因的調查結果	
	20d	呈現所有用於評價綜合結果穩定性的敏感性分析結果	
報告偏倚	21	呈現每項綜合因缺失結果（由報告偏倚引起）造成的偏倚風險	
證據可信度	22	針對每個結局，呈現證據體的可信度（置信度）評價的結果	

六、討論

討論	23a	在其他證據背景下對結果進行簡要解釋	
	23b	討論納入證據的任何侷限性	
	23c	討論系統評價過程中的任何侷限性	
	23d	討論結果對實踐、政策和未來研究的影響	

七、其他資訊

註冊與計畫書	24a	提供註冊資訊，包括註冊名稱和註冊號，或聲明未註冊	
	24b	提供計畫書獲取地址或聲明未準備計畫書	
	24c	描述或解釋對註冊或計畫書中所提供資訊的任何修改	
支持	25	描述經濟或非經濟支持的來源，以及資助者或贊助商在評價中的作用	
利益衝突	26	聲明作者的任何利益衝突	
資料、代碼和其他材料的可用性	27	報告以下哪些內容可公開獲取及相應途徑：資料萃取表範本；從納入研究中萃取的資料；用於所有分析的資料、分析編碼和其他材料	

九、改進與更新系統性文獻評價

完成系統性文獻回顧並投稿刊登後，仍應定期了解是否有新的原始文獻刊登出來，若是有新文獻出現則應該重複上述步驟，更新原有之系統性文獻回顧。

問題與討論 Basic Introduction to Evidence-Based Nursing

1. 請想一想系統性文獻回顧與原始研究之差異？
2. 系統性文獻回顧與傳統文獻查證有哪些異同點？
3. 請問統合分析在系統性文獻回顧中是必須的步驟？
4. 請問寫一篇系統性文獻回顧，是否需要寫文獻查證這個階段？
5. 請說明系統性文獻回顧的基本步驟。

解答

1. 見本章前言。
2. 見本章前言。
3. 見本章 4-2 節。
4. 見本章 4-3 節。
5. 見本章 4-3 節。

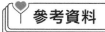 **參考資料** 參考資料請掃描 QR Code

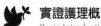
 MEMO

Basic
Introduction to
Evidence-Based
Nursing

+ 穆佩芬｜編著

質性系統性
文獻回顧

5-1　質性研究與健康照護的關係

5-2　質性系統性文獻回顧的定義

5-3　質性系統性文獻回顧的臨床問題

5-4　質性系統性文獻回顧步驟

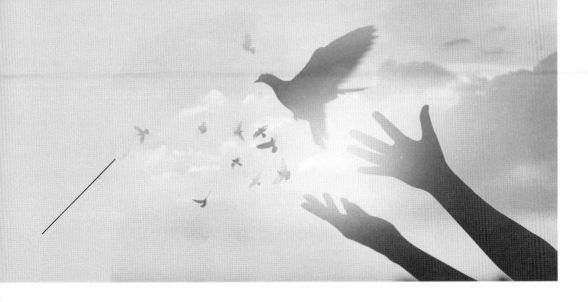

前言

護理是關懷人們的健康經驗。質性研究著眼於由個案觀點探究其罹病／健康相關經驗或概念的內涵與機轉。質性系統性文獻回顧研究法乃基於胡塞爾(Husserl)描述現象學(Giorgi, 2009)的觀點，將研究發現進行聚集及萃取(aggregation)。本章節將闡述質性研究與健康照顧的關係、質性研究的種類、質性系統性文獻回顧與其 PICo，及質性系統性文獻回顧的步驟。

5-1 質性研究與健康照護的關係

人生存在天地之間，自己與自己及與他者之間。在生命生活與存在的感受中，我們不時的觸及到形上學的課題。護理師在關懷個案或提供療癒措施時，如何體察及了解自身及他者的生活經驗，是重要護理知識，須採用質性研究方法進行探究。

質性研究法是一種將觀察者置於這世界中的情境式活動，包括一系統性讓這世界得以被看見之詮釋性與具象性的實踐。這些實踐轉變了這個世界，將世界轉化為一連串表徵。質性研究採取一種詮釋性、自然主義的觀點來看待這個世界。質性研究探究的是處於自然狀態之事物，試著根據人們所賦予之意義或解釋該現象(Denzin & Lincoln, 2005)。質性研究強調（穆，2014）：(1)需要回到事物本身，返回個案本身所經驗到的每日的生活經驗與體驗；(2)了解個案經驗的整體性包含可見與不可見的，表達出來的及暗啞的經驗；(3)涵蓋其所處環境與場域；(4)其經驗中的時間方向性速度韻律或節奏，與自己與他人的關係及前後統合的空間性。

JBI 是唯一有系統且不斷研發及闡述質性系統性文獻回顧方法學與臨床應用的實證組織(JBI, 2014)。質性研究結果應用於臨床對健康的幫助包括：(1)了解個案或社區如何看待健康、健康處置，或對健康服務的決策；(2)了解個案健康經驗的內涵或需求；

(3)了解個案或社區與健康相關的文化；(4)評值健康照顧服務的內涵。

質性系統性文獻回顧的定義

　　實證護理是一包含護理科學與藝術實踐的核心能力。以人為本的思維在照護過程中，乃基於理論思維產生具應用性及落實應用嚴謹的實證結果，並運用實踐智慧於提供互為主體照護的過程中，展現出實證實踐的態度與能力（穆，2012）。

　　質性系統性文獻回顧乃強調單一的質性研究結果無法直接運用到個案身上，基於知識建構論的思維，需要將世界中最佳的相同主題的質性研究結果(findings)統合起來，應用胡賽爾(Husserl)的描述現象學(descriptive phenomenology)原則，進行每篇文章研究發現的資料彙整分析(meta-aggregation)。臨床照護領域常用的質性研究方法及研究問題如表 5-1。

◎ 表 5-1　**質性研究方法與研究問題**

質性研究方法	研究問題
現象學(phenomenology)	此生活經驗的本質或本質結構？
詮釋現象學 (hermeneutic phenomenology)	在何狀況下人們產生某種行為？人們是如何解析某現象的意義？
紮根理論(grounded theory)	在此情境某問題之過程經驗中所蘊藏的理論架構為何？
民族誌(ethnography)	此特定群體的文化為何？建構歷程為何？社會結構如何影響其經驗或歷程？
質性調查法 (qualitative inquiry)	某研究現象的內涵或特質為何？
焦點團體(focus group)	某研究現象的特性或內涵為何？

資料來源：穆佩芬(2014)・質性系統文獻回顧研究法・*源遠護理*，8(3)，5-11。

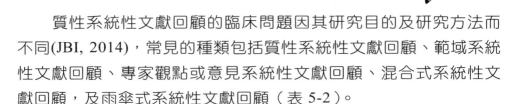

5-3 質性系統性文獻回顧的臨床問題

　　質性系統性文獻回顧的臨床問題因其研究目的及研究方法而不同(JBI, 2014)，常見的種類包括質性系統性文獻回顧、範域系統性文獻回顧、專家觀點或意見系統性文獻回顧、混合式系統性文獻回顧，及雨傘式系統性文獻回顧（表 5-2）。

🔍 表 5-2　質性系統性文獻回顧的臨床問題及定義

臨床問題	定義	例子
1. 質性研究及質性系統性文獻回顧(PICo)		
P：群體或參與者 (Population or participants)	我們感興趣的現象有關的人或群體是誰？	燒傷成人（大於 18 歲）於住在燒傷中心的燒傷恢復經驗 P：成人（大於 18 歲） I：燒傷恢復經驗 Co：住在燒傷中心 S：現象學研究、民族誌研究、焦點團體、詮釋現象學、紮根理論、質性調查等質性研究
I：研究的現象 (Phenomenon of Interest)	我們感興趣的現象是什麼？	
Co: 現象發生的脈絡 (Context)	現象發生的脈絡為何？	
2. 範域系統性文獻回顧(PCC)		
P：群體或參與者 (Population or participants)	我們感興趣的現象有關的人或群體是誰？	哪些社會支持理論或架構應用於家中有中風個案促進其主要照顧者的生活品質的實證應用研究？ P：中風個案的主要照顧者 C：社會支持理論或架構的改善生活品質實證應用 Co：家中或社區 S：由研究問題決定要查詢的文章類型
C：研究的概念 (Concept)	探究的概念是什麼？	
Co：現象發生的脈絡 (Context)	現象發生的脈絡為何？	

⚟ 表 5-2　質性系統性文獻回顧的臨床問題及定義（續）

臨床問題	定義	例子
3. 專家觀點或意見系統性文獻回顧(PICo)		
P：群體或參與者 (Population or participants)	我們感興趣的現象有關的人或群體是誰？	瑞典、丹麥、德國之高齡照護政策用來促進長者的健康老化？ P：長者 I：高齡照護政策 Co：瑞典、丹麥、德國 S：由研究問題決定要查詢的文章類型
I：研究的現象 (Phenomenon of Interest)	我們感興趣的現象是什麼？	
Co：現象發生的脈絡 (Context)	現象發生的脈絡為何？	
4. 混合式系統性文獻回顧		
可以是 PICO and/or PICo and/or PIRD and/or CoCoPop and/or PEO		調查護理之家學生學習環境的知識內涵 P：各種年紀及級別的護理科系所學生 I：護理之家或長照機構 S：由研究問題決定要查詢的文章類型，包括質性研究與量性研究
5. 雨傘式系統性文獻回顧		
可以是 PICO and/or PICo and/or PIRD and/or CoCoPop and/or PEO（但僅限系統性文獻回顧的文章）		對失智長者攻擊性行為的非藥物性介入措施成效 P：失智長者 I：攻擊性行為非藥物性的介入措施 C：常規處置 O：攻擊行為 S：為系統性文獻回顧的文章

5-4 質性系統性文獻回顧步驟

　　如同量性系統性文獻回顧的步驟，圖 5-1 呈現質性系統性文獻回顧的九個步驟：(1)問一個臨床問題(ask)；(2)確定納入條件與排除條件；(3)文獻檢索(acquire)；(4)文獻篩選；(5)文獻評讀(appraisal)；(6)資料萃取；(7)資料統合；(8)研究結果；(9)臨床應用(apply)與衡量結果建議(audit) (JBI, 2014)。

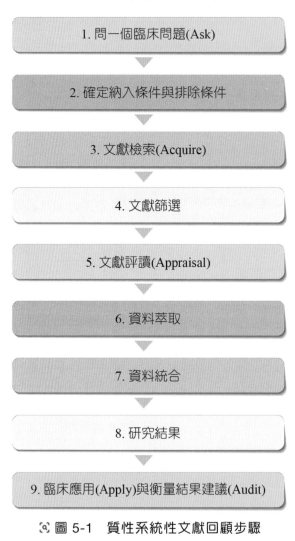

1. 問一個臨床問題(Ask)

2. 確定納入條件與排除條件

3. 文獻檢索(Acquire)

4. 文獻篩選

5. 文獻評讀(Appraisal)

6. 資料萃取

7. 資料統合

8. 研究結果

9. 臨床應用(Apply)與衡量結果建議(Audit)

◎ 圖 5-1　質性系統性文獻回顧步驟

一、問一個臨床問題(Ask)

當想了解個案與健康相關的生活經驗時，先問一個質性的臨床問題，並判別背景問題(background question)及前景問題(foreground question)。有時也需選擇研究的理論架構來指引研究方向。質性系統性文獻回顧是對已經發表的文章進行研究結果的彙整，因此必須確認此臨床問題在資料庫中已經有相關的文獻發表，而非創新性的研究。

二、定義研究文獻之納入條件與排除條件

根據研究問題及 PICo/PCC，確定出納入條件與排除條件。就如同對其清楚地描述其定義。

⚘ 臨床情境   Basic Introduction to Evidence-Based Nursing

臨床問題

了解罹患癌症兒童的手足的整體生活經驗？(Yang et al., 2016)

納入條件

P: The participants are individuals who were aged from 6 years to 20 years and are siblings of a brother or sister with childhood cancer. There were no restriction on the type, severity, and prognosis of the cancer.

I: The target phenomena of this review were considered to be the experiences of siblings of children with cancer.

Co: Home or hospital.

M: The studies used qualitative data, and the designs included qualitative research, phenomenology, hermeneutic phenomenology, grounded theory, ethnography, action research, and focus group research.

排除條件

Studies that investigated the supportive group experiences of siblings of a brother or sister with childhood cancer, and the bereavement experience of siblings of a brother or sister with childhood cancer were excluded.

三、文獻檢索(Acquire)

質性系統性文獻回顧依照納入條件與排除條件設計出 PICo 的關鍵字，依照不同的資料庫查詢方式進行文獻的查詢，因此為目的選樣，資料庫的選擇為多元的研究者與領域。常用的資料庫有：CHNAHL、Joanna Briggs Institute (Ovid)、PubMed、PsychLIST、碩博士論文、思博網。

關鍵字須清楚且淋漓盡致的包括所有的 PICo 之關鍵字。以 Mu et al. (2019)於新生兒加護病房中父母親對其早產兒使用袋鼠護理的質性系統性文獻回顧文章為例，其關鍵字如表 5-3。

P：父母親。

I：與其早產兒使用袋鼠護理的經驗。

Co：新生兒加護病房。

表 5-3　Mu et al. (2019)研究之關鍵字

P	I	Co
mother, father, parent, maternal, paternal, premature, preterm infant, infant, extremely premature, neonat*, newborn	experience, perception, attach*, need, bonding, kangaroo, kangaroo mother care, skin-to-skin	neonatal intensive care unit, NICU, neonatal unit, neonatal care

資料來源： Mu, P. F., Lee, M., Chen, Y., Yang, H., & Yang, S. (2019). Experiences of parents providing kangaroo care to a premature infant: A qualitative, systematic review. *Nursing & Health Sciences*, 1-13.

在關鍵字查詢過程，我們也會放入研究方法的關鍵字群一起進行查詢，例如：質性研究、現象學、紮根理論或焦點團體等，可以縮小查詢的重點，及更精準的查詢到我們需要的文獻。

四、文獻篩選(Study Selection)

依照 PRISMA 步驟進行文獻的篩選，並呈現 PRISMA 圖表。Yang et al. (2016)文章中 PRISMA 的流程圖如圖 5-2。

五、文獻評讀(Appraisal)

質性系統性文獻回顧過程的文獻評讀，乃是針對經篩選所選擇出來的文獻其研究嚴謹度進行評析。不同於量性系統性文獻回顧著眼於研究偏差的風險(risk of bias)或內在效度的威脅(threats to internal validity) (JBI, 2014)，質性研究評讀著重：

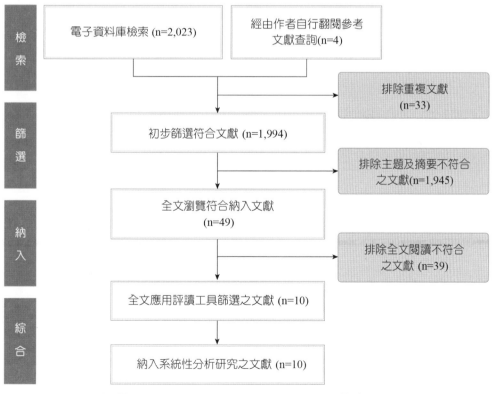

🔍 圖 5-2 Yang et al. (2016) PRISMA 的流程圖

1. **可靠性**(dependability)：研究設計與方法的適合性及達到持續一致的品質且有邏輯性及可以查詢的紀錄(Munn et al., 2014)。

2. **可信性**(credibility)：研究結果是否正確、是否為多面向，且有同儕辯證個案查詢等資料(Munn et al., 2014)。

3. **可轉換性**(transferability)：研究結果是否可以推論到其他相似的脈絡中(Sandelowski et al., 1997)。

（一）針對質性研究的評核項目

文獻評析是一個重要過程，可以充分了解你要探究之研究問題的整體文獻品質、著重方向與內容，也可以充分了解所選擇出來文獻的研究設計與研究結果的關係。

質性研究文獻回顧的評析須由 2~3 位研究者依照評析項目獨立進行每篇文章的評讀，之後研究者間會進行評讀結果的比較，不一致的評析項目將經由討論來達成共識。利用質性研究評讀檢核表（表 5-4）或敘事、文本、意見文獻評讀檢核表（表 5-5)(JBI, 2014)等工具進行評核，其他研究方法的評讀工具可參考 JBI critical appraisal tools (https://jbi.global/critical-appraisal-tools)。

◎ 表 5-4　JBI 質性研究評讀檢核表(QARI)（已獲 JBI 授權翻譯）

檢核項目
1. 研究的哲理觀點與研究法是否一致？
2. 研究問題或研究目的及研究方法學之間是否一致？
3. 研究方法學與收集資料間是否一致？
4. 研究方法學與資料呈現分析間是否一致？
5. 研究方法學與結果詮釋間是否一致？
6. 有無研究者文化或論述立場聲明？
7. 研究者對研究及其他層面可能的影響是否有陳述？
8. 研究對象的意見是否有適當表達？
9. 研究是否有通過倫理審查委員會審查？
10. 研究結論是否來自研究資料的分析或詮釋？

◎ 表 5-5　JBI 敘事、文本、意見文獻評讀檢核表(NOTARI)（已獲 JBI 授權翻譯）

檢核項目
1. 意見來源是否明確陳述？
2. 意見來源是否代表該場域的專家？
3. 病人興趣是否為意見的核心？
4. 意見在邏輯／經驗部分是否明確進行討論？
5. 研究發現與現存的文獻／實證異同處是否有加以討論申述？
6. 意見是否為同儕所支持？

（二）質性研究實證等級

JBI 參考 GRADE 定義出質性研究的五個實證等級(JBI, 2014)（表 5-6）。

◎ 表 5-6　**質性研究的實證等級**

等級	研究方法
1	質性系統性文獻回顧或混合式系統性文獻回顧
2	質性系統性文獻統整或混合式系統性文獻統整
3	單一的質性研究
4	專家意見的系統性文獻回顧
5	專家意見的文章

六、資料萃取(Data Extraction)

確認每篇研究報告的研究發現與說明，及每一個研究發現的實證等級。研究發現(findings)為質性研究文章中的主題或次主題的內涵，用來進行資料萃取的內容；說明(illustration)則為主題或次主題的文本例子，用來協助研究者能了解或感受研究發現的真正意涵（圖 5-3）。

1. 同感病童及家屬生命垂危的痛苦與恐懼

　　照顧病童一段時間，護理人員與病童有了感情，看到病童瀕死前身心又極度不舒服而產生躁亂，護理人員不捨身體功能逐漸衰退所經歷的痛苦，也同感病童害怕死亡的恐懼；此外，亦同感父母彷徨失措且心疼孩子受苦的心境。

研究發現(Finding)

　　個案B：她是跟我同一個時間到XX病房，從她一開始可以跟我們笑嘻嘻地講話，到完全臥床，當然就很捨不得這個小朋友……！從她有意識到完全不怎麼跟我們講話，其實可以知道她內心，其實我覺得內心她一定會覺得自己為什麼會……，雖然她有意識可是不會主訴她要的是什麼，就一個完全不說話的一個孩子這樣，到了con's loss又拖了一個月。可能她比較激動heart rate上升，每天幾乎都給她灌sedation的藥，全身肌肉僵直、發燒、就一些infection的sign什麼的，一般人都會覺得她很辛苦，更何況長久以來就一個brain tumor的小朋友來說，就是對她還蠻捨不得的，而且她又是單親家庭。

說明(Illustration)

◎ 圖 5-3　質性研究中的研究發現與說明

💓 研究發現的評析

　　每一個研究發現均要進行評析。此評析結果將應用於GRADE-CERQual (Lewin et al., 2018)的質性系統文獻回顧研究結果的信性程度(confidence)。每一篇收錄的文章的研究發現均需要進行評析，評析的結果可分為三種：

1. **明確的**(unequivocal)：對所提的實證沒有疑慮。

2. **可信的**(credible)：儘管資料或研究架構中有些解釋似是而非，但仍可由邏輯推理證實其與資料相符合，其解析是可以被挑戰的。

3. **不支持**(not supported)：大部分的研究資料不支持研究發現。

七、資料統合(Meta Aggregation)

　　資料統合分為兩個步驟：

1. 將研究發現綜合為類目(category)。

2. 將類目綜合為主題(theme)。

經比較研究發現的相同與相異處並聚合每一類目的研究發現內涵(Munn et al., 2014)。

八、研究結果

經過資料統合後呈現主題及類目。研究結果須說明共有幾篇文章納入資料統合，以及這些被納入文章的特性，如發表的國家、文章的研究方法、樣本數、主題及次主題數等。表 5-7 為最後資料彙整後呈現的研究結果。

🔍 **表 5-7　Yang et al. (2016)文章中簡要的分析結果，以一個主題為例**

研究發現(finding)	類目(category)	主題(theme)
Family life (U), changes in family life during the time when the child with cancer is hospitalized (C), a broken life would (U) ……	Living with a chaotic family　life	The disintegration of life
Hospital (U), ill child (U),	Learning about the suffering of the brother or sister with cancer through being with him/her	
School (U), peers (U)	Changes in peer interaction and the development of academic learning difficulties	

九、臨床應用(Apply)與衡量結果建議(Audit)

針對研究結果，研究者須討論此統整最佳的質性研究結果所呈現的主題及次主題如何應用到臨床上？對個案或臨床照顧上可能會有哪些幫助或改變。

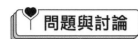 問題與討論

1. 質性研究的研究結果對健康照顧有何幫助？

2. 請說明現象學研究法的研究問題的書寫方式。

3. 質性系統性文獻回顧的 PICo 的定義並舉例說明。

4. 質性系統性文獻回顧的步驟為何？

解答

1. 見本章 5-1 節。

2. 見本章 5-2 節。

3. 見本章 5-3 節。

4. 見本章 5-4 節。

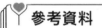 參考資料 🔍 參考資料請掃描 QR Code

✚ 林小玲・穆佩芬｜編著

文獻評讀（一）

6-1　研究文獻證據等級

6-2　評讀原則

6-3　常見的評讀工具

6-4　如何進行文獻評讀

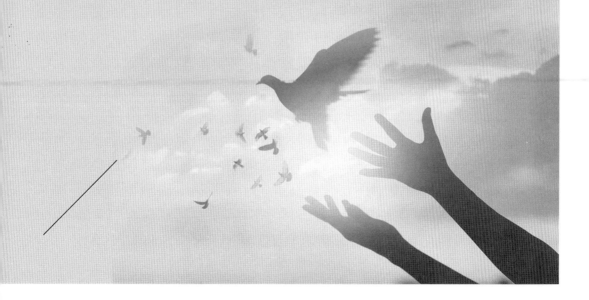

　　實證醫學五步驟，即提出可回答的臨床問題、搜尋最佳實證文獻證據、嚴格評讀文獻將證據分級、整合實證結果應用於病人需求、再評值所執行措施的效果。其中嚴格評讀文獻(critical appraisal)是初學實證照護者一項較困難且需費心理解的重要步驟。嚴格評讀文獻係指找到的每一筆文獻資料都要經過嚴謹地評估剖析，這關係到他們的內容是否符合先前擬定的標準，及其對形成建議的影響。評讀與閱讀不同，評讀需依據結構化評讀工具，仔細逐項檢視文獻的效度與效益。本章將先簡介量性研究文獻的評讀，再介紹質性研究文獻的評讀。

6-1　研究文獻證據等級

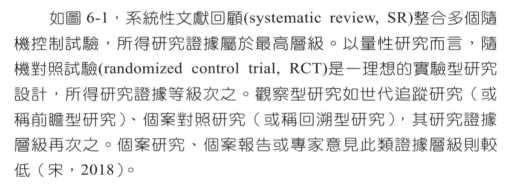

　　如圖 6-1，系統性文獻回顧(systematic review, SR)整合多個隨機控制試驗，所得研究證據屬於最高層級。以量性研究而言，隨機對照試驗(randomized control trial, RCT)是一理想的實驗型研究設計，所得研究證據等級次之。觀察型研究如世代追蹤研究（或稱前瞻型研究）、個案對照研究（或稱回溯型研究），其研究證據層級再次之。個案研究、個案報告或專家意見此類證據層級則較低（宋，2018）。

　　臨床研究設計依是否有介入措施或自然暴露，分為實驗型研究或觀察型研究。實驗型研究依是否有隨機分派，再分成隨機對照試驗或非隨機對照試驗。觀察型研究若有對照組可以比對，則可再依執行時間序列不同，又分為世代研究、病例對照研究與橫斷型研究。世代研究係在研究起點時，一組有暴露因子，一組無，待追蹤一段時間，再比較兩組之結果有無差異；病例對照研究則在研究起點時，一組已有某結果發生，一組無，以回溯方式收集資料，再比較兩組之暴露因子有無不同；橫斷型研究則是某一相同時間點，比較兩組暴露因子與結果之相關性。當觀察型研究無對照組可比對，則稱描述型研究(Grimes & Schulz, 2002)。

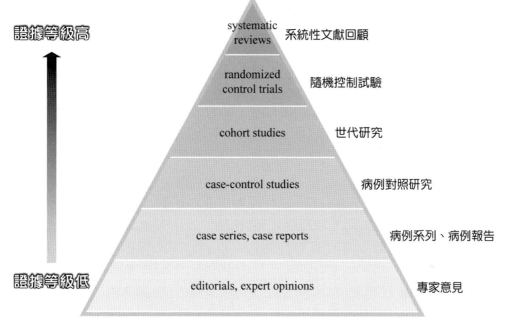

圖 6-1　量性研究文獻證據等級

　　量性研究之實證照護問題類型，包括治療型、診斷型、預後型、傷害或病因型等，牛津實證醫學中心列證據等級表(Oxford center for EBM)如表 6-1。以最常見之治療型問題為例，整合多項隨機控制試驗的系統性文獻回顧，證據等級為 1；單一隨機對照試驗，證據等級為 2；世代研究，證據等級為 3；病例對照研究，證據等級則為 4。數字小表證據等級高，數字大表證據等級低(OCEBM Levels of Evidence Working Group, 2011)。

表 6-1　牛津實證醫學中心證據等級表

臨床問題	證據等級 1[1]	證據等級 2[1]	證據等級 3[1]	證據等級 4[1]	證據等級 5[1]
此臨床問題多常見？	區域及當代隨機樣本的（人口）普查	切合當地環境普查的系統性回顧[2]	區域性非隨機樣本調查[2]	系列病例報告[2]	n/a

🔍 表 6-1　牛津實證醫學中心證據等級表（續）

臨床問題	證據等級 1[1]	證據等級 2[1]	證據等級 3[1]	證據等級 4[1]	證據等級 5[1]
診斷或監測工具正確嗎？（診斷）	使用一致的參考（黃金）標準及盲化的斷代研究系統性回顧	使用一致的參考（黃金）標準及盲化的斷代研究	非連續性研究或沒有使用一致參考（黃金）標準的研究[2]	病例對照試驗、低品質或無獨立參考標準的研究[2]	基於基本原理的推斷
如果不治療會有什麼後果？（預後）	初期(inception)世代研究的系統性回顧	初期(inception)世代研究	世代研究或隨機對照研究的控制組[2]	系列病例報告、病例對照試驗或低品質的預後型世代研究[2]	n/a
這個介入治療有幫助嗎？（治療益處）	隨機對照試驗(RCT)或隨機序列治療試驗(n-of-1)[3]的系統性回顧	隨機對照試驗或有顯著療效的觀察型研究	非隨機控制的世代／追蹤研究[2]	系列病例報告、病例對照試驗或歷史對照試驗[2]	基於基本原理的推斷
介入治療的常見害處？（治療傷害）	隨機對照試驗(RCT)、巢式病例對照試驗、隨機序列治療試驗(n-of-1)[3]或有顯著療效的觀察型研究系統性回顧	隨機對照試驗或有顯著傷害[4]的異常觀察型研究	非隨機控制的世代／追蹤研究（上市後監測）提供足夠的樣本數去排除常見之危害（關於長期危害需有足夠追蹤時間）[2]	系列病例報告、病例對照試驗或歷史對照試驗[2]	基於基本原理的推斷

◎ 表 6-1 牛津實證醫學中心證據等級表（續）

臨床問題	證據等級 1[1]	證據等級 2[1]	證據等級 3[1]	證據等級 4[1]	證據等級 5[1]
介入治療的罕見害處？（治療傷害）	隨機對照試驗(RCT)或隨機序列治療試驗(n-of-1)[3]的系統性回顧	隨機對照試驗或有顯著傷害[4]的異常觀察型研究			
值得早期診斷嗎？（篩檢）	隨機對照試驗(RCT)的系統性回顧	隨機對照試驗	非隨機控制的世代／追蹤研究[2]	系列病例報告、病例對照試驗或歷史對照試驗[2]	基於基本原理的推斷

註：

1. 如果研究品質差、不精確（95%信賴區間大）、PICO 和我們的臨床情境不盡相符，或是證據間沒有一致性、絕對效果(absolute effect size)小，證據等級需酌情降級，反之，如果絕對效果顯著，證據等級可考慮升級。
2. 系統性文獻回顧優於單一研究文獻。
3. 不同的治療方式(A or B)以隨機方式依序施行於同一病人身上，一組為 A-B 序列治療組，另一組為 B-A 序列治療組。
4. 有顯著危害是指超過 20%的受試者有此傷害反應。

資料來源：徐德福(2011)・*實證醫學私塾*。https://bit.ly/2KIkIlX

6-2 評讀原則

　　評讀研究文獻時，吾人常需秉持三項原則，即效度、結果效益或重要性與是否有助臨床病人照護。

1. **效度**(validity)：主要與研究過程、方法嚴謹與否有關，例如隨機對照試驗時其取樣法、隨機抽樣的方式、樣本大小、評估工具的使用、資料收集的方法、介入措施或研究處置給予方式、干擾變項的控制等。

2. **結果效益或重要性**(impact/importance)：研究結果成效有多少？是否有效影響臨床實務？治療效果估計值的精準度常以 95%

信賴區間(confidence interval, CI)來呈現，或以 p 值顯示成效的顯著差異性。臨床意義常以勝算比(odds ratio, OR)或危險比(risks ratio, RR)來呈現。

3. **是否有助臨床病人照護**(practice)：指臨床適用性，依照研究特性、嚴謹度及其成效，醫護人員可評斷研究結果是否可幫助臨床某特定病人群的照護決策。同時還需考量這個治療是否適用於我們的環境、病人配合度如何、醫療提供者如照護人員或單位的配合度、資源與能力、病人可能從治療中得到什麼好處或壞處、有無負面影響或成本考量等。

6-3 常見的評讀工具

當前國際間如考科藍、牛津大學、英國 CASP、澳洲 JBI 等知名組織，發展制訂實證醫學各種問題類型或研究方法之評讀工具種類繁多，表 6-2 舉列常見治療型、觀察型、診斷型或預後型之評讀工具，供實證愛好者參考使用。近年，研究方法學專家更積極發展隨機對照實驗偏差風險評析第二版(risk of bias, ROB 2.0)與非隨機分派研究評析(risk of bias in non-randomized studies of interventions, ROBINS-I)，分別供實驗型研究(Higgins, Savović, Page, Elbers, & Sterne, 2019)或非實驗型研究(Sterne, Hernán, McAleenan, Reeves, & Higgins, 2019)進階使用，然該評析方法較繁雜，本書暫不介紹。

本章將於下節詳細介紹臨床上最常見之評讀工具，即牛津大學(University of Oxford)發展之系統性文獻回顧與統合分析之文獻評析表(systematic review appraisal sheet)與考科藍合作組織(Cochrane Collaboration) 2011 年更新之隨機對照實驗偏差風險評析表(tool for assessing risk of bias)，供初學者使用。

　　對其他證據等級、評讀工具有興趣的讀者，可以到台灣護理學會實證健康照護知識館網站觀看 (https://bit.ly/3kBGCKA)。

◎ 表 6-2　常見評讀工具

實證問題	出版機構	研究類型	評讀工具
治療型	Cochrane	RCT	隨機對照實驗偏差風險評析表 Cochrane Collaboration's tool for assessing risk of bias in RCT
	CEBM	SR	系統性文獻回顧評析表 Systematic review appraisal sheet
	CEBM	RCT	治療型研究評析表 Therapy study appraisal sheet
	CASP	SR	CASP 檢核表－系統性文獻回顧 CASP checklist: systematic review
	CASP	RCT	CASP 檢核表－隨機對照實驗 CASP checklist: randomized controlled trial
	JBI	SR	JBI 評析表－系統性文獻回顧 JBI critical appraisal checklist for systematic reviews
	JBI	RCT	JBI 評析表－隨機對照實驗 JBI critical appraisal checklist for randomized controlled trials
	JBI	non-RCT	JBI 評析表－類實驗型研究（非隨機對照實驗） JBI critical appraisal checklist for quasi-experimental studies (non-randomized experimental studies)
觀察型	CASP	Cohort	CASP 檢核表－世代追蹤研究 CASP checklist: cohort study
	JBI	Cohort	JBI 評析表－世代追蹤研究 JBI critical appraisal checklist for cohort studies
診斷型	Cochrane	All	診斷型研究品質評析表 QUADAS 2 (the quality assessment of diagnostic accuracy studies)
	CASP	All	CASP 檢核表－診斷型研究 CASP checklist: diagnostic test study

⊙ 表 6-2　常見評讀工具（續）

實證問題	出版機構	研究類型	評讀工具
診斷型 （續）	CEBM	All	診斷型試驗評析表 Diagnostic accuracy studies appraisal sheet
	JBI	All	JBI 評析表－診斷型試驗 JBI critical appraisal checklist for diagnostic test accuracy studies
預後型	Cochrane	All	預後型研究偏差風險評析表 PROBAST (prediction model risk of bias assessment tool)
	CEBM	All	預後型研究評析表 Critical appraisal of prognostic studies

註：Cochrane: Cochrane Collaboration (Higgins et al., 2011)
　　CEBM: The Centre for Evidence-Based Medicine, University of Oxford (OCEBM, 2014)
　　CASP: Critical Appraisal Skills Programme (CASP, 2018)
　　JBI: The Joanna Briggs Institute (Aromataris & Munn, 2017)
　　QUADAS 2: The Quality Assessment of Diagnostic Accuracy Studies（林，2018）
　　PROBAST: Prediction model Risk of Bias Assessment Tool (Moons et al., 2019)

6-4　如何進行文獻評讀

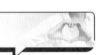

一、量性研究評讀方式

　　本節將介紹臨床上最常見之評讀工具，並以實例說明如何評讀「系統性文獻回顧與統合分析(systematic review and meta-analysis)」及「隨機對照試驗」之量性研究文獻。

（一）評讀系統性文獻回顧與統合分析之文獻

　　系統性文獻回顧不同於一般研究中的文獻回顧，其主要針對某一特定臨床問題或措施的成效，做系統性的研究文獻搜索、評讀及統合，並討論各研究文獻的偏差，進而得到較客觀的文獻評讀結果。

如何嚴格評析系統性文獻回顧與統合分析之研究過程

　　本文引用牛津大學發展之系統性文獻回顧與統合分析之文獻評析表(systematic review appraisal sheet)。評析問題含「此文獻中研究問題之 PICO 主題明確嗎？」、「此文獻搜尋歷程與策略完整無遺漏，含括重要且相關之所有研究嗎？」、「此文獻的納入與排除標準合宜嗎？」、「此文獻中有足夠證據呈現其收錄文章的研究品質嗎？」與「文獻有統合各研究結果，論述相似或相異嗎？」等五大項，詳細評析內容如表 6-3 (Oxford Centre for Evidence-Based Medicine, 2019)。

表 6-3　系統性文獻回顧與統合分析之文獻評析表

評析問題	評析內容	
此文獻中研究問題之 PICO 主題明確嗎？	什麼最好？	何處可確認？
	· 有清楚明確的研究主題 · 介入措施與成果指標合宜表述	· 題目、摘要或前言最後一段應有清楚描述 · 上述段落若無法確定 PICO 聚焦主題，應更換其他文章！
	評析結果：□是　　□否　　□不確定 評析依據：	
此文獻搜尋歷程與策略完整無遺漏，含括重要且相關之所有研究嗎？	什麼最好？	何處可確認？
	· 除各種資料庫選擇，如 Medline 、 Cochrane 、 EMBASE 等，也需含重要文獻之參考資料，或連繫學者專家，特別是某些未發表的論文 · 不宜只搜尋英文一種語言的文獻 · 搜尋策略應包含 MeSH terms 等同義字	· 研究方法部分應描述搜尋策略與各詳細關鍵字 · 結果部分應呈現所有納入文獻的數量、篇名、摘要精萃、排除文獻數量篇名與排除理由 · 應呈現文獻篩選流程圖
	評析結果：□是　　□否　　□不確定 評析依據：	

🔍 表 6-3 系統性文獻回顧與統合分析之文獻評析表（續）

評析問題	評析內容	
此文獻的納入與排除標準合宜嗎？	什麼最好？	何處可確認？
	• 清楚描述該系統性文獻回顧所計畫納入與排除之條件 • 納入與排除條件需界定收案對象、介入措施與成效指標 • 研究設計種類也需界定	• 研究方法部分應描述納入條件與排除條件 • 研究設計內應清楚描述此項
	評析結果：□是　□否　□不確定 評析依據：	
此文獻中有足夠證據呈現其收錄文章的研究品質嗎？	什麼最好？	何處可確認？
	• 應描述使用何項評讀工具？如何嚴格評析文章研究品質？ • 描述如何隨機分派、遮盲、追蹤完整性	• 研究方法部分應描述用何項評讀方法以評析文章研究品質 • 結果部分應呈現各研究品質評析之訊息
	評析結果：□是　□否　□不確定 評析依據：	
文獻有整合各研究結果，論述相似或相異嗎？	什麼最好？	何處可確認？
	• 理想上，各不同研究的結果類似或同質性高 • 若異質性存在，作者需估計此差異是否顯著 (chi-square test)；且討論異質性存在之可能原因	• 結果部分需描述整合結果是否具異質性，並討論可能存在的理由 • 森林圖(forest plot)可呈現異質性與卡方檢定結果，並應有討論
	評析結果：□是　□否　□不確定 評析依據：	

註： 評析結果：Yes 清楚描述且確實執行；No 未做到而嚴重危及研究品質；Unclear 文獻內未描述。

資料來源： Oxford Centre for Evidence-Based Medicine (2019). *Systematic reviews critical appraisal sheet*. https://bit.ly/2SyPiCO

如何描述系統性文獻回顧與統合分析之研究結果

完成嚴格地評析文獻之研究過程，還要繼續描述研究結果如下：

1. 在系統性文獻回顧中，若所納入研究之屬性相似，統合分析 (meta-analysis)是一種可綜整研究結果的統計方法。

2. 統合分析依據各研究樣本大小調整權重；呈現統計量如計算危險比(relative risk)，勝算比(odds ratio)或兩組平均差等(mean difference)。

3. 整合結果以森林圖(forest plot)呈現（圖 6-2）。

圖 6-2 森林圖描述 5 項研究結果的統合分析，呈現某項治療對死亡率的效果。正方形方塊加一水平線代表每一單項研究，呈現勝算比比值與其 95%信賴區間；正方形方塊大小表現統合分析中此研究權重的大小。中間直立實線表示此治療效果無效，若為二元類別變項如死亡率，此中線數值為 1；若為連續變項如血糖值，此中線數值為 0。

當 95%信賴區間跨中線，表示某結果指標之效果未達顯著（即 $p > 0.05$）。底部菱形方塊代表已整合 5 項研究結果的勝算比比值與其 95%信賴區間，意即圖中某項治療的死亡率可降低 34% ($OR = 0.66$, 95% $CI = 0.56 \sim 0.78$)。換句話說，底部菱形方塊未與

Comparison: Treatment versus Placebo
Outcome: Mortality

Study or Subgroup	Treatment Events	Treatment Total	Placebo Events	Placebo Total	Weight	Odds Ratio M-H, Fixed, 95% CI
Brown 1998	24	472	35	499	9.6%	0.71 [0.42, 1.21]
Geoffrey 1997	120	2850	182	2838	51.8%	0.64 [0.51, 0.81]
Mason 1996	56	2051	84	2030	24.4%	0.65 [0.46, 0.92]
Peters 2000	5	81	4	78	1.1%	1.22 [0.31, 4.71]
Scott 1998	31	788	46	792	13.1%	0.66 [0.42, 1.06]
Total (95% CI)		6242		6237	100.0%	0.66 [0.56, 0.78]
Total events	236		351			

Heterogeneity: Chi² = 0.92, df = 4 (P = 0.92); I² = 0%
Test for overall effect: Z = 4.82 (P < 0.00001)

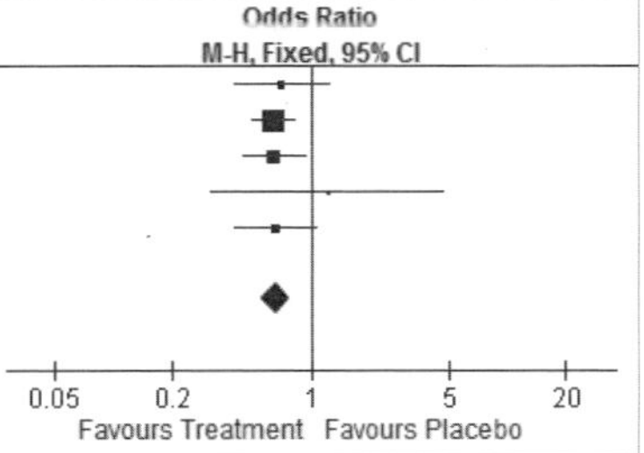

Odds Ratio M-H, Fixed, 95% CI
0.05 0.2 1 5 20
Favours Treatment Favours Placebo

圖 6-2 森林圖

中間無效線重疊，意即 95%信賴區間未含括 1，因此，此勝算比 0.66 達顯著差異。同時，此整體效果亦達顯著差異，即 $p < 0.0001$。

💓 如何詮釋異質性(Heterogeneity)

異質性可以視覺法(eyeball test)或統計測試，如 Cochran Q test 與 I^2。以視覺法看圖 6-2 森林圖，5 項研究正方形方塊與其整合的菱形方塊多在水平線之同側，其信賴區間之範圍相似，可推估其為同質性。

Cochran 卡方測試(Cochran Q)是常見異質性統計方法之一，若 Cochran Q 檢定達顯著差異($p < 0.1$)，表示具異質性。若 Cochran Q 未達顯著，但 Q/df>1，表可能具異質性。若 Cochran Q 未達顯著，且 Q/df<1，表不可能具異質性。由圖 6-2 得知，Q/df<1（即 0.92/4＝0.23），且 p 值 0.92，表未達顯著，即無異質性。特別提醒：Cochran Q 之顯著水準設為 0.1，係因檢測異質性的檢力(power)較低之故。

I^2 也是偵測統合分析中異質性之統計方法之一，其數值範圍由 0~100%。0%表示同質性高，即無異質性；反之，數值越大，表示異質性越高；若 $I^2＝100\%$，則表異質性高。由圖 6-2 得知，$I^2＝0\%$，可知同質性高(Tufanaru et al., 2017)。

☻ 案例一

☑ 本文轉載引用「苦瓜製劑／萃取物能否降低第二型糖尿病成人之血糖」，示範系統性文獻回顧與統合分析文章的評析方法與其結果之闡述方法。

項目	內容
篇名	Peter, E. L., Kasali, F. M., Deyno, S., Mtewa, A., Nagendrappa, P. B., Tolo, C.U., Ogwang, P. E. & Sesaazi, D. (2019). Momordica charantia L. lowers elevated glycaemia in type 2 diabetes mellitus patients: Systematic review and meta-analysis. *Journal of Ethnopharmacology, 231*, 311-324. doi:10.1016/j.jep.2018.10.033
研究方法(design)	系統性文獻回顧與統合分析
研究對象 (participant)	共收錄 13 篇，分別為 12 篇 RCT 與 1 篇 non-RCT，受試者共 884 人，實驗組 533 人、對照組 351 人。分別來自菲律賓 1 篇、泰國 2 篇、印度 4 篇、德國 1 篇、巴基斯坦 1 篇、坦桑尼亞 1 篇、美國 1 篇、印尼 1 篇、墨西哥 1 篇
介入措施 (intervention)	口服由苦瓜果實、種子或果肉製成的單方或複方的草藥型式，包括不同劑量及型式的製劑（糖衣錠、種子、苦瓜粉、膠囊），受試者含單一服用苦瓜製劑或併用口服降血糖藥物
比較措施 (comparison)	口服降血糖藥物或安慰劑
成果指標(outcome)	空腹血糖值(FPG)、餐後血糖(PPG)、糖化血色素(HbA_{1c})

項目		內容
評析項目	評析結果	評析根據
問題與 PICO 主題明確 What question (PICO) did the systematic review address?	■ Yes ☐ Unclear ☐ No	由文章標題、摘要得知，研究主題為探討苦瓜對成人第二型糖尿病之空腹血糖(FPG)、餐後血糖(PPG)、糖化血色素(HbA_{1c})等指數的比較，與 PICO 符合。 P：成年第二型糖尿病病人或糖尿病前期病人；I：苦瓜製劑（單種或多種不同劑量及型式的苦瓜整個果實、種子或果肉製劑）；C：標準口服降血糖藥物或安慰劑；O：空腹血糖(FPG)、餐後血糖(PPG)、糖化血色素(HbA_{1c})等指數
搜尋策略完整、無遺漏 Is it unlikely that important, relevant studies were missed?	■ Yes ☐ Unclear ☐ No	文中有說明策略及關鍵字，並利用布林邏輯，於資料庫 PubMed、SCOPUS、CINAHL、Cochrane，搜尋自 1960 年 1 月 1 日至 2018 年 4 月 30 日，沒有語言限制，設定相關關鍵字，透過布林邏輯方式，並以人工方式搜尋合宜文獻；另由 University digital library systems、Google、Google Scholar、OpenGrey、ProQuest dissertations & Theses、British Library Ethos 系統查找未發表的研究，能與原作者聯繫，搜尋策略完整無遺漏
納入與排除標準合宜 Were the criteria used to select articles for inclusion appropriate?	■ Yes ☐ Unclear ☐ No	納入條件：(1) RCT 和非 RCT 研究；(2) 18 歲以上第二型糖尿病前期或第二型糖尿病之成人；(3)糖尿病診斷依美國糖尿病協會(ADM)或 WHO 標準；(4)研究結果追蹤時間至少 4 週。 排除條件：(1)橫斷式研究；(2)病例系列或病例報告；(3)有其他內分泌等疾病會影響血糖者。納入與排除條件均合宜

項目	內容	
有足夠證據呈現收錄研究品質 Were the included studies sufficiently valid for the type of question asked?	■ Yes □ Unclear □ No	由兩位作者獨立評析文獻，一式兩份地進行標題和摘要篩選，評析過程中有爭議部分，由第三作者評析。文章的評析於 RCT 文獻採標準考科藍偏誤風險評估工具 (Cochrane risk of bias tool)，non-RCT 文獻評析採 risk of bias in non-randomized studies of interventions (ROBINS-I)工具。分為七大區塊評讀，列表詳細陳述每一篇收錄文章品質，排除文章則逐篇說明理由。收錄研究品質結果，36%隨機順序分組為低風險，73%分派過程保密為高風險，36%研究與受試者盲化為高風險，91%評估者盲化為高風險，73%受試者追蹤流失為低風險，整體而言，高偏差風險占三成
整合研究結果，論述相似或相異 Were the results similar from study to study?	■ Yes □ Unclear □ No	雖收錄 13 篇文章，僅以其中 10 篇文章以 RevMan 5.3 版進行整合分析；卡方檢定與 I 平方(Chi-square test and I^2 tests)呈現研究結果的同質性或異質性，使用 GRADE Pro 評值收錄文章的證據品質，統計結果後其整合研究結果同質性高，森林圖中使用 fixed effect model 合宜。(1) FPG: $I^2 = 14\%$；(2) PPG: $I^2 = 0\%$；(3) HbA$_{1C}$: $I^2 = 0\%$
主要研究成果	1.主要成效 (1)整合 5 篇比較服用苦瓜製劑與安慰劑的空腹血糖 (FPG)，結果呈現苦瓜製劑對降低空腹血糖有顯著差異 (MD= -0.72; 95％CI= -1.33, -0.12; I^2=14%) (2)整合 3 篇比較服用苦瓜與安慰劑的餐後 2 小時血糖，結果呈現苦瓜製劑對降低餐後 2 小時血糖有顯著差異 (MD= -1.43; 95％CI= -2.18, -0.67; I^2=0%) (3)整合 6 篇比較服用苦瓜製劑與安慰劑的糖化血色素，結果呈現苦瓜製劑對降低糖化血色素亦有顯著差異(MD= -0.31; 95％CI= -0.53, -0.10; I^2=0%)（圖 6-3）	

項目	內容
	(4)再依單複方苦瓜製劑作次族群分析，整合 5 篇服用單方苦瓜製劑與安慰劑的糖化血色素，統計結果也能降低糖化血色素(MD= -0.26; 95％CI= -0.49, -0.03; I^2=0%)。而 1 篇比較複方苦瓜製劑與安慰劑的糖化血色素，結果也具顯著(MD= -0.66; 95％CI= -1.26, -0.06)（圖 6-3）
	(5)整合 4 篇比較服用苦瓜製劑與口服降血糖藥物的空腹血糖，結果呈現口服降血糖藥物仍比苦瓜製劑有效(MD= +0.77; 95％CI= 0.55, 0.99; I^2=0%)
	(6)再依單複方苦瓜製劑作次族群分析，整合 3 篇服用單方苦瓜製劑與口服降血糖藥物的空腹血糖，結果同為口服降血糖藥物比苦瓜製劑有效(MD= +0.76; 95％CI= 0.55, 0.98)。而 1 篇比較服用複方苦瓜製劑與口服降血糖藥物的空腹血糖，則無顯著差異(MD= +1.39; 95％CI= -1.05, 3.83)
	2.不良反應
	實驗組與對照組發生不良反應，予 ALT、AST 和肌酸酐值的比較，統計結果無顯著差異。常見的不良反應與胃腸道有關，五項研究顯示服用苦瓜製劑有胃酸過多、胃灼熱、噁心、嘔吐、腹瀉、腹部不適、食慾增強、便祕、腹脹等不良反應，一項研究顯示服用苦瓜製劑的腹瀉頻率明顯高於安慰劑；另有三項研究顯示服用苦瓜製劑有頭痛、頭暈等中樞神經相關不良反應，其他較不常見的不良反應為皮疹、喉嚨痛、低血壓；然多數研究對不良反應無充分描述或評估，故結論無法得知是否苦瓜製劑為造成不良反應之主因
證據等級	Level I

註： 1. 文章研究品質評析引用 Systematic Review Appraisal Sheet (University of Oxford, 2019)。

2. 評析結果判讀標準：Yes 表清楚描述且確實執行；No 表未做到而嚴重危及研究品質；Unclear 表文獻內未描述。

3. 證據等級依牛津實證醫學中心證據等級表(OCEBM Levels of Evidence Working Group, 2011)。

資料來源： 陳映竹、林小玲、黃秀英、沈瑞晶（2021，4 月 1 日）‧苦瓜製劑／萃取物能否降低第二型糖尿病成人之血糖‧*台灣護理學會實證健康照護知識館*，1-19。doi: doi.org/10.30131/TWNA_EBHC_Library.DB_2020070004A/Text

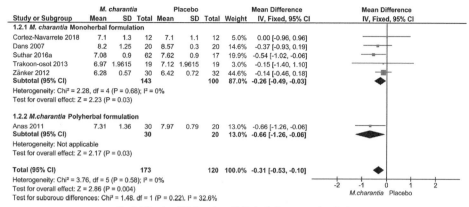

Fig. 7. Effect size of *M. charantia* on HbA1c level when compared to placebo.

⊙ 圖 6-3　Peter 等(2019)之研究成果

（二）評讀隨機對照實驗型研究之文獻

　　隨機對照試驗是一理想的實驗型研究設計，可比較實驗介入措施與對照組如安慰劑、另一種治療或傳統療法的療效；實驗組、對照組與兩組以隨機分配，稱為隨機對照試驗的三元素。當設計嚴謹並且執行恰當時，隨機對照試驗的研究結果可作為介入措施最佳的證據，是確定治療效果間因果關係最嚴謹的方法；正確執行能減少偏差、干擾因子，若處理不好則會產生偏差、錯誤訊息或誇大治療成效。

♥ 如何嚴格評析隨機對照實驗型文章之研究過程

　　木文引用考科藍合作組織更新發展之隨機對照實驗偏差風險評析表(tool for assessing risk of bias)。評析問題含「是否以隨機順序分派組別」、「是否分派過程保密，無法事先預知」、「受試者及照護人員不知誰是實驗組」、「評估結果者不知誰是實驗組」、「受試者追蹤率是否夠高，流失病人的資料是否納入分析」、「選擇性報告結果」與「其他如利益衝突、廠商贊助等」等七大項，詳細評析內容如表 6-4 (Higgins & Altman, 2008; Higgins et al., 2011)。

表 6-4　隨機對照實驗型文章之偏差風險評析表

評析項目	評析結果	評析根據
選樣偏差 是否以隨機順序分派組別 (random sequence generation)	☐ Low risk ☐ Unclear risk ☐ High risk	研究起始階段～ 作者需詳細描述如何使用隨機方式產生順序以分派組別，讓讀者能夠評斷該方式進入各組別之機會相當
選樣偏差 是否分派過程保密，無法事先預知 (allocation concealment)	☐ Low risk ☐ Unclear risk ☐ High risk	研究起始階段～ 作者需詳細描述如何將分派過程保密，讓讀者能夠評斷該方式於進入組別前或進入組別時，是否可能預先知道介入措施之分配
執行偏差 受試者及照護人員不知誰是實驗組 (blinding of participants and personnel)	☐ Low risk ☐ Unclear risk ☐ High risk	研究執行階段～ 作者需詳細描述使用何種盲化方法，使受試者與研究者無法分辨不同研究處置，讓讀者可以評斷該盲化方法是否有效
測量偏差 評估結果者不知誰是實驗組 (blinding of outcome assessment)	☐ Low risk ☐ Unclear risk ☐ High risk	研究收集成果資料階段～ 作者需詳細描述使用何種盲化方法，使結果資料收集者無法分辨不同研究處置，讓讀者可以評斷該盲化方法是否有效
流失偏差 受試者追蹤率是否夠高，流失病人的資料是否納入分析 (incomplete outcome data)	☐ Low risk ☐ Unclear risk ☐ High risk	研究收集成果資料階段～ 作者需描述各項結果收集之完整程度，流失或排除資料也有作分析；無論對照或實驗組，作者需分析與說明其流失或排除之數量與原因，重納入者也需描述
報告偏差 選擇性報告結果 (selective reporting)	☐ Low risk ☐ Unclear risk ☐ High risk	研究成果撰寫階段～ 作者需說明如何檢查或發現選擇性結果報告

⚲ 表 6-4　隨機對照實驗型文章之偏差風險評析表（續）

評析項目	評析結果	評析根據
其他偏差 其他如利益衝突、廠商贊助等 (other bias)	☐ Low risk ☐ Unclear risk ☐ High risk	研究成果撰寫階段～ 依不同研究特性與考量，作者需描述可能發生之偏差風險，如揭露聲明無利益衝突等

註：評析結果：Low risk 清楚描述且確實執行；High risk 未做到而嚴重危及研究品質；Unclear risk 文獻內未描述。

資料來源：　Higgins, J. P., Altman, D. G., Gøtzsche, P. C., Jüni, P., Moher, D., Oxman, A. D., ... Sterne, J. A. (2011). The Cochrane Collaboration's tool for assessing risk of bias in randomised trials. *British Medical Journal, 343*, d5928.

💙 案例二

☑　本文轉載引用「苦瓜製劑／萃取物能否降低第二型糖尿病成人之血糖」，示範隨機對照實驗偏差風險評析表的評析方法與其結果之描述方法。

項目	內容
篇名	Kumari, S., Dash, I., & Behera K. (2018). Therapeutic effect of momordica charantia on blood glucose, lipid profile and oxidative stress in type 2 diabetes mellitus patients: A randomised controlled trial. *Journal of Clinical and Diagnostic Research, 12*(9), 21-25. doi: 10.7860/JCDR/2018/36354.12036
研究方法(design)	隨機對照實驗型研究
研究對象 (participant)	研究期間為 2017 年 4 月至 2018 年 2 月，總收案 75 人，年齡在 40 至 60 歲，為印度布巴內斯爾瓦(Bhubaneswar)的醫學醫院內的新陳代謝科門診或病房內的第二型糖尿病病人收案。受試者隨機分為 3 組，每組 25 人，無流失受試者。 1. 納入條件：空腹血糖(FBS)小於 200 mg/ dL、飯後兩小時血糖值(PPBS)小於 300mg/ dl、HbA$_{1c}$ 小於 8％ 2. 排除條件：第 2 型糖尿病伴有微血管或大血管併發症、第 1 型糖尿病、有肝衰竭及心肌梗塞病史、服用降血脂或抗氧化劑或中草藥病人

項目	內容
介入措施 (intervention)	研究時間共十二週，實驗對照日常共同措施： 1. 介入前：共四週，3 組共 75 位受試者每天個別服用穩定劑量的口服降血糖藥物(Metformin and Glibenclamide)，口服四週後抽血，再以電腦隨機分為 3 組 2. 介入後：共八週，3 組病人全遵循 WHO 的總熱量指南每天 1,600~2,200 卡路里的熱量，及根據美國糖尿病協會(ADA)準則進行每週 5 天，每天步行 30~45 分鐘的輕快運動。病人服用苦瓜萃取物的劑量不同，依苦瓜劑量不同分為 2 組： (1) 實驗 A 組介入措施：補充穩定劑量的口服抗糖尿病藥物和每天 1 克市售苦瓜錠劑 (2) 實驗 B 組介入措施：依據前四週的血糖值變化予符合個人劑量的口服抗糖尿病藥物(Metformin and Glibenclamide)和每天 1.5 克市售苦瓜錠劑
比較措施 (comparison)	研究前後共十二週，進行日常共同措施如實驗 A、B 組。對照組 C 予口服穩定劑量的降血糖藥物和安慰劑（Riboflavin 膠囊）
成果指標(outcome)	空腹血糖值(FPG)、餐後 2 小時血糖值(PPBS)、糖化血色素(HbA_{1c})、胰島素阻抗(insulin resistance)、空腹血清胰島素、總膽固醇(TC)、高密度脂蛋白(HDLc)、低密度脂蛋白(LDLc)、三酸甘油酯(TAG)、血清丙二醛(MDA)

評析項目	評析結果	評析根據
是否以隨機順序分派組別 Random sequence generation	■ Low risk ☐ Unclear risk ☐ High risk	由 Excel 表格函數來隨機分派於實驗組及對照組
是否分派過程保密，無法事先預知 Allocation concealment	■ Low risk ☐ Unclear risk ☐ High risk	屬單盲隨機性研究，由 Excel 表格函數來隨機分派於實驗組及對照組，研究組別分派過程中，受試者不知道會被分派到哪一組
受試者及照護人員不知誰是實驗組 Blinding of participants and personnel	☐ Low risk ☐ Unclear risk ■ High risk	受試者雖以 Excel 表格函數來隨機分派於實驗組及對照組，但因照護人員需予不同劑量苦瓜錠劑，故照護人員知道誰是實驗組及對照組

項目	內容	
評估結果者不知誰是實驗組 Blinding of outcome assessment	■ Low risk □ Unclear risk □ High risk	研究者雖知道誰是實驗組及對照組，然因測量成果各項血糖值屬客觀性指標，實驗室人員不知誰是實驗組或對照組
受試者追蹤率是否夠高，流失病人的資料是否納入分析 Incomplete outcome data	■ Low risk □ Unclear risk □ High risk	受試者持續追蹤八週，研究過程中無受試者流失，依受試者返診攜帶的藥片數評估病人遵從性，結果良好
其他如利益衝突、廠商贊助等 Other bias	□ Low risk ■ Unclear risk □ High risk	文章中無說明是否有廠商贊助或任何利益迴避事宜
主要研究成果	採用 paired t-test 差異檢定，以 p 值< .05 達統計顯著差異。 1. 介入前：共四週，各組間 BMI、血壓、血糖曲線和血脂曲線等各項基礎指標指數均無顯著差異，僅對照組中空腹血糖值及餐後 2 小時血糖值下降，但不具統計意義；另 HbA_{1c}、脂質分布及胰島素值均無顯著變化，表示三組受試者對穩定劑量的口服降血糖藥物反應無異，這也排除口服降血糖藥物對脂質分佈和氧化狀態的影響 2. 介入後：共八週，對照組 FPG、PPBS 降低，但不顯著。實驗 A 組即每天服用 1 克苦瓜錠劑，其 FPG (p= .035)、PPBS (p= .027)、TC (p= .018)、LDLc (p= .017)、HDLc (p= .049)均明顯下降(p < .05)，但 HbA_{1c} (p= .111)和血清胰島素(p= .173)則無明顯改變。實驗 B 組即每天服用 1.5 克苦瓜錠劑，其 FPG (p= .021)、PPBS (p= .009)、HbA_{1c} (p= .049)、TC (p= .041)、LDLc (p= .039)、HDLc (p= .043)與血清胰島素(p= .018)等均明顯降低(p < .05)	
證據等級	Level II	

註：1. 文章研究品質評析引用 Risk of Bias from Cochrane Handbook for Systematic Review of Interventions. Version 5.1.0 (2011)。

2. 評析結果判讀標準：Low risk 表清楚描述且確實執行；High risk 表未做到而嚴重危及研究品質；Unclear risk 表文獻內未描述。

3. 證據等級依牛津實證醫學中心證據等級表(OCEBM Levels of Evidence Working Group, 2011)。

資料來源： 陳映竹、林小玲、黃秀英、沈瑞晶(2021，4 月 1 日)・苦瓜製劑／萃取物能否降低第二型糖尿病成人之血糖・台灣護理學會實證健康照護知識館，1-19。doi: doi.org/10.30131/TWNA_EBHC_Library.DB_2020070004A/Text

二、質性研究評讀方式

　　質性系統性文獻回顧乃經由問一個問題(ask: PICo)，並經過文獻查詢(acquire)，經由納入條件與排除條件的篩選，確定出納入分析的文章，再經過文獻評讀(appraisal)確定出納入分析的文章。之後，再進行統合分析，乃將確定納入分析的文章中的研究結果的發現(findings)進行資料整合(meta aggregation) (Pearson, 2004)。其目的乃是對所納入統合分析之質性研究的發現，進行新的及統整的詮釋，此統合分析的結果超越個人的研究調查結果，稱為質性系統文獻回顧(JBI, 2014)。統整後的研究結果朝向發展臨床指引及臨床應用。系統文獻回顧的過程中，在選取最佳證據時，都包含對研究證據的評價過程(Paterson et al., 2001)。JBI (2014)指出，系統文獻的評價目的為確認研究文獻的方法學的品質，及其研究設計與分析中是否處理的偏差的可能性。在系統文獻回顧時，選擇合於納入標準的實證文獻均需要經過兩名評讀者的嚴格謹慎的評析。JBI 的質性研究的評析工具共有 10 題評析項目，每一種質性研究方法都有其哲學知識基礎、研究問題或目的、資料收集方式與資料分析方式（穆，2018），評析項目逐一進行說明：

1. **研究的哲理觀點與研究方法是否一致**：質性研究的研究典範或研究的本體論，展現此研究研究問題的設定與研究結果的期望。研究文獻中是否清楚地說明此研究採用的研究方法所依據的哲學或理論基礎為何？是否清楚說明所採用的研究方法？研究哲理或理論與所採用的研究方法是否一致性？例如：現象學研究法採用胡塞爾(Husserl)的描述現象學的哲學思維；紮根理論研究法是採用象徵互動論的思維。

2. **研究問題或研究目的及研究方法學之間是否一致**：質性研究方法有許多種，因其所要回答的研究問題而選擇適當的研究方法。此評析項目乃著眼於所採用的研究方法是否可以回答所探究的研究問題？例如：現象學研究法的研究目的是探討某研究

現象或經驗的本質為何；紮根理論研究法的研究目的是探討某現象或經驗的模式為何。

3. **研究方法學與收集資料間是否一致**：資料收集方式是否符合所採用的研究方法？每一種質性研究因為其哲學思維及研究目的，還有研究現象的動態性或多元性，會採用不同的資料收集方式。常見的有訪談及觀察，例如：現象學研究法為了了解現象或經驗的本質結構，會採用開放式訪談或半結構式深入訪談法進行面對面的訪談；民族誌為了探究該文化經驗的意涵或生成條件，會採用民族誌的田野觀察或民族誌訪談，並進行資料的田野筆記記錄。

4. **研究方法學與資料展現及分析間是否一致**：資料的呈現方式及資料分析過程是否與所採用的研究方法正確且適當？例如：描述現象學的研究方法中資料分析的方式有 Colaizzi (1978)及 Giorgi (2008)兩種方式最常使用。

   (1) Colaizzi (1978)分析七步驟：A.反覆聽讀錄音檔，獲得整體內涵的意義；B.萃取有意義的句子，作為分析的原始資料；C.萃取有意義的句子；D.描述共通意向組合，形成主題；E.所得現象之整合描述而成次主題；F.詳細描述此現象之基本本質結構形成主題；G.最後所得結果，再請受訪者檢視是否可以反映出受訪者的經驗。

   (2) Giorgi (2008)現象學分析三步驟：A.閱讀文本獲得對整體經驗的了解；B.決定資料的分析單元：經由分析資料，重新統整意義，並重複閱讀及分析資料直到研究者可以完全表達意涵；C.應用想像變形(imaginative variation)來統整資料以獲得生活經驗的本質結構。

5. **研究方法學與研究結果的詮釋是否一致**：研究結果的詮釋方式與所採用的研究方法正確且適當。例如：焦點團體是基於象徵互動論探討研究現象的特質特性。邀請符合納入條件的成員組

成團體，應用半結構訪談指引進行團體訪談。其資料分析方式採用內容分析法。研究結果呈現主題及次主題（穆，2014）。

6. **有無研究者文化或論述立場說明**：因為質性研究的研究者在研究過程中扮演重要角色，是否有說明研究者之信念價值、理論背景對研究可能有的潛在影響？

7. **研究者對研究的影響或反之亦然**：研究者是否有可能影響研究，以及研究過程本身是否有可能影響研究者及其解釋。因為質性研究的研究者在研究過程中扮演重要角色，研究者與參與者（個案）間的關係是質性研究的資料收集與分析的關鍵。因此實證文獻中需要說明研究者與參與者的關係互動方式及資料收集與分析過程中是否有關注或應用存而不論等方式進行處理研究者的價值觀等。

8. **研究對象的意見是否有適當表達**：研究報告中需呈現參與者的受訪文本或資料，以確保參與者的主體性。每一個次主題或主題都需要列舉個案的文本描述。此外，參與者所回答的內容豐富也是重要的。

9. **研究是否有通過倫理委員會的審查**：需呈現該研究是否通過倫理委員會審查及其編號。

10. **研究結論是否來自研究資料的詮釋或分析**：質性研究結果因為所採用的研究方法呈現方式有其特色，多以主題或次主題方式呈現。研究結論是否包含主題或次主題的內涵，且反映出研究目的與護理知識的貢獻。

質性研究文章例子請見第 13 章之研究案例。

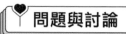
問題與討論 Basic Introduction to Evidence-Based Nursing

1. 何謂研究文獻證據等級？

2. 依牛津大學發展之系統性文獻回顧與統合分析之文獻評析表，主要評析問題有哪些？請舉例評析。

3. 如何描述森林圖？

4. 依考科藍合作組織更新發展之隨機對照實驗偏差風險評析表 (tool for assessing risk of bias)，主要評析問題有哪些？請舉例評析。

5. 依 JBI 質性研究的評析工具，主要評析問題有哪些？請舉例評析。

解答

1. 見本章 6-1 節。

2. 見本章 6-4 節。

3. 見本章 6-4 節。

4. 見本章 6-4 節。

5. 見本章 6-4 節。

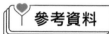
參考資料 參考資料請掃描 QR Code

MEMO

Basic
Introduction to
Evidence-Based
Nursing

➕ 盧淑芬｜編著

文獻評讀（二）：
以 CASP 評析 RCT 文章

7-1　關於 CASP

7-2　CASP 隨機對照試驗檢核表

7-3　以 CASP 評讀隨機對照試驗研究

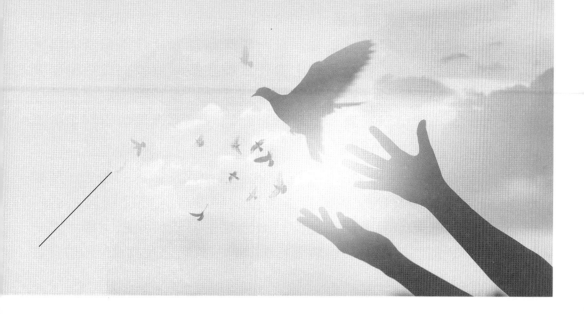

實證過程中第三步驟評析(critical appraisal)，目的為仔細和系統地評估科學研究成果（證據），以判斷其在特定背景下的可信度、價值和相關性的過程；主要著眼於研究的進行方式，並檢查內部有效性、普遍性和相關性等因素(Young & Solomon, 2009)。通常包含四個階段：快速評析(rapid critical appraisal)、評估(evaluation)、整合(synthesis)及建議(recommendation)等(Fineout-Overholt, 2019)。

眾所皆知，目前關於評估醫療照護有效性(effectiveness)之黃金準則為隨機對照試驗(randomized controlled trial, RCT)，RCT 是研究因果關係與介入措施之間相關性的參考標準，藉由隨機化消除其他研究設計可能出現的偏差，提供真實可靠的評估有效性，通常需要考慮隱蔽分配、盲化、意向治療分析及足夠的樣本數等(Hariton & Locascio, 2018)。

目前針對隨機對照試驗評析常見的工具，包含 Oxford CEBM (RCT Critical Appraisal Sheet)、JBI (Checklist for RCTs)、CASP (RCT Checklist)；Cochrane (Risk of Bias Tool, RoB 2.0)，本文就 CASP (Critical Appraisal Skills Programme)進一步說明。

7-1 關於 CASP

CASP 的推動起源於 1980 年代，目的是思考如何將實證研究轉化為臨床實務行動，主要是針對臨床醫師執行介入措施與證據相互矛盾之回應，同時也點出管理者與政策制訂者對於採用研究證據作為決策，缺乏進一步的認識及共識之重要性，於是後續舉辦了一連串教育研討會，以符合相關需求，透過這些研討會的進行很快地發展出 CASP。

1993 年從英國牛津開始，簡述證據運用於臨床的概念，演變為強調系統性文獻回顧於實證照護之重要性、高品質評析的特質、研究結果的解讀以及如何有效地定位系統性文獻回顧。第一屆 CASP 國際訓練週於倫敦舉行，來自 11 個國家共 20 多位代表

與會，隨著時間的推移，CASP 擁有近 30 年培訓醫療人員之重要專業知識，透過提供的評讀工具，評價已發表文章之可信度、相關性及結果。CASP 為英國 Better Value Healthcare 機構研發出一系列的查核清單，協助讀者作為評讀工具，包含隨機對照試驗(randomised controlled trials checklist)、系統性回顧(systematic review checklist)、質性研究(qualitative studies checklist)、世代研究(cohort study checklist)、診斷型研究(diagnostic study checklist)、病例對照(case control study checklist)、藥物經濟學評估(economic evaluation checklist) 及臨床預測準則(clinical prediction rule checklist)等查核清單(CASP, 2021)，接下來的章節針對隨機對照試驗查核清單 2020 年最新版本進行說明(Critical Appraisal Skills Programme, 2020)。

7-2　CASP 隨機對照試驗檢核表

❤ CASP 隨機對照試驗標準檢核表

(CASP Randomised Controlled Trial Standard Checklist)

　　幫助讀者理解隨機對照試驗的 11 個問題，需考量四個面向：（A 部分）基本研究設計是否為隨機對照試驗？（B 部分）該研究方法是否合理？（C 部分）研究結果為何？（D 部分）研究結果對於當地病人有幫助嗎？

　　如何使用這個評估工具：前三個問題（A 部分）是篩選問題，關於基本研究設計的有效性，通常可以快速回答，如果根據 A 部分的回答認為研究設計是符合的，則繼續 B 部分，以評估該研究於方法學上是否合理及是否值得繼續進行，最後回答 C 和 D 部分的其他問題(Critical Appraisal Skills Programme, 2020)來完成所有評估。

根據問題回答是(Yes)、否(No)或不明確(Can't tell)，並說明回答的原因，由於 CASP 檢查表旨用於教育／教學工作坊環境的工具，並不建議使用於評分系統，各題分別為：

(A) 基本研究設計是否為隨機對照試驗？

Is the basic study design valid for a randomized controlled trial?

1. 研究問題是否清楚且聚焦？

Did the study address a clearly focused research question?

考量重點：

(1) 研究設計是否評估介入措施的成果？

(2) 研究問題是否聚焦於包含研究對象、介入措施、選擇比較、結果測量等。

2. 研究對象是否被隨機分派？

Was the assignment of participants to interventions randomized?

考量重點：

(1) 如何進行隨機分派？方法是否合適？

(2) 隨機化是否可以消除系統性偏差？

(3) 研究人員及研究對象是否隱匿分派？

3. 是否所有參與者皆納入結論？

Were all participants who entered the study accounted for at its conclusion?

考量重點：

(1) 是否考量隨機分派後的追蹤及排除？

(2) 研究對象是否在研究中於隨機分配到的組別進行分析（意向治療分析(intention-to-treat analysis)）？

(3) 研究是否提前停止？原因是什麼？

(B) 研究方法是否合理？ Was the study methodologically sound?

4. 研究對象是否對於介入措施「盲化」？

Were the participants "blind" to intervention they were given?

考量重點：

(1) 研究對象是否對於介入措施盲化？

(2) 研究人員對於研究對象的介入措施盲化？

(3) 評估／分析結果者盲化？

5. 研究對象於開始進入試驗時的基本特性是否相似？

Were the study groups similar at the start of the randomized controlled trial?

考量重點：

(1) 每個研究組別個案的基本屬性如年齡、性別、社會經濟等是否明確規定？

(2) 兩組之間是否存在任何可能影響結果的差異？

6. 除了實驗組介入措施不同外，各組是否被均等或公平對待？

Apart from the experimental intervention, did each study group receive the same level of care (that is, were they treated equally)?

考量重點：

(1) 是否有定義明確的研究計畫？

(2) 如果給予任何額外的措施（如檢驗或治療），兩組是否相似？

(3) 各組追蹤期間是否相同？

(C) 研究結果為何？ What are the results?

7. 是否完整呈現介入措施的效果？

Were the effects of intervention reported comprehensively?

考量重點：

(1) 是否進行統計檢定力計算(power calculation)？

(2) 測量了哪些結果，主要結果是否有清楚界定？

(3) 結果如何呈現？對於二分類 binary 結果變項，是否說明相對及絕對影響？

(4) 是否報告了各組每個結果的追蹤期間？

(5) 是否有任何缺失或不完整的數據？

(6) 是否存在中途流失並可能影響結果的研究組別？

(7) 是否確定潛在偏差來源？

(8) 使用哪些統計檢驗？

(9) 是否報告 p 值？

8. **介入措施的效果估計有多精確？**

Was the precision of the estimate of the intervention or treatment effect reported?

考量重點：信賴區間(confidence intervals, CIs)為何？

9. **實驗組介入措施的優點大於危害和成本？**

Do the benefits of the experimental intervention outweigh the harms and costs?

考量重點：

(1) 介入措施或治療效果的規模是多少？

(2) 是否報告各組的傷害或非預期效應？

(3) 進行成本效益分析？（成本效益分析允許不同介入措施於相同的病症或問題進行比較）

(D) 研究結果對於當地病人有幫助嗎？

Will the results help locally?

10. **研究結果是否可以應用在當地情境當中（或當地族群）？**

Can the results be applied to your local population/in your context?

考量重點：

(1) 研究對象是否與所照護的人相似？

(2) 照護的族群與研究對象是否存在差異而影響報告結果？

(3) 研究結果對於所關心的對象重要嗎？

(4) 是否有任何想知道的結果尚未被研究或報導？

(5) 研究是否存在任何限制會影響你的決定？

11. **實驗介入措施是否對於所照護對象比現有介入措施更具價值？**

Would the experimental intervention provide greater value to the people in your care than any of the existing interventions?

考量重點：

(1) 考慮時間、財務及技巧或訓練需求等，需要哪些資源來導入措施。

(2) 能否將資源集中於一個或更多現有介入措施，以便能夠重新投入新的措施？

綜合評論：記錄批判性評估的關鍵點。對於文章的結論是？會用它來改變做法還是建議改變機構使用的介入措施？你能明智地實施這種介入措施且不延誤嗎？

7-3 以 CASP 評讀隨機對照試驗研究

☑ 新冠肺炎(COVID-19)缺氧性呼吸衰竭病人之清醒俯臥姿位：PROFLO 多中心隨機臨床試驗(Rosén et al., 2021)（表 7-1）

表 7-1 CASP 隨機對照試驗檢核表

評析項目	評析結果
(A)基本研究設計是否為隨機對照試驗？	
1. 研究問題是否清楚且聚焦？	從摘要及標題提供的內容可以獲得相關訊息，PICO(patient, intervention, comparison, outcome)：P 研究對象為新冠肺炎(coronavirus disease 2019, COVID-19)確診呼吸衰竭並使用高流量鼻導管氧療(high-flow nasal oxygen, HFNO)或非侵入性通氣治療 (noninvasive ventilation, NIV) 且氧合指數比值 $PaO_2/FiO_2 \leq 150$ mmHg 之成人個案，I 介入措施為每天 16 小時進行清醒俯臥姿位(awake prone positioning, APP)，與 C 標準照護進行比較，O 主要成果指標為 30 天內置管率，次要指標為清醒俯臥姿位之持續時間、30 天死亡率、未使用呼吸器天數、住院及加護病房停留天數、非侵襲性通氣治療之使用、器官支持（使用連續性腎臟替代療法(continuous renal replacement therapy, CRRT)及體外維生系統(extracorporeal membrane oxygenation, ECMO)）和不良反應事件等。研究符合隨機對照試驗包含操控、控制及隨機化等要素 ☑ Yes ☐ No ☐ Can't tell
2. 研究對象是否被隨機分派？	內文第二頁研究方法之隨機化段落提及隱匿分派，以 1：1 比例進行，分派方式是透過網路系統(a centralized web-based system)進行，因介入措施特性，研究人員可能了解分派結果 ☑ Yes ☐ No ☐ Can't tell
3. 是否所有參與者皆納入結論？	作者於研究方法統計分析段落中說明治療意向分析法(Intention-to-treat analysis, ITT)；第三頁結果段落之隨機及個案分析流程表（consolidated standards of reporting trials (CONSORT) flow diagram），呈現分派(allocation)、追蹤(follow-up)及最後分析(analysis)人數，此研究並無病人流失(loss follow-up) ☑ Yes ☐ No ☐ Can't tell

⊙ 表 7-1　CASP 隨機對照試驗檢核表（續）

評析項目	評析結果
(B)研究方法是否合理？	
4. 研究對象是否對於介入措施「盲化」？	第二頁隨機化過程提及本研究介入措施為俯臥姿位(prone position)，因介入措施性質，因此醫師、照護提供者、資料收集者和結果評估者知道分配情況；此外作者也於第八頁討論部分提及無法盲化之研究限制：可能會增加研究偏差之風險 □ Yes　☑ No　□ Can't tell
5. 研究對象於開始進入試驗時的基本特性是否相似？	第三頁研究結果之病人特性呈現於表一，年齡相近；可能影響結果的差異如呼吸支持的程度、氧合及血流動力學狀態，作者陳述兩組相似 ☑ Yes　□ No　□ Can't tell
6. 除了實驗組介入措施不同外，各組是否被均等或公平對待？	於文章的第三頁研究方法提及，兩組照護內容乃根據機構之臨床護理標準，允許使用鎮靜劑靜脈給藥，但非常規給予，氣管內管置入與否(intubation)由臨床醫師決定，但仍應遵循當地照護指引；另外，置管後無特定姿位，若病人 COVID-19 中度至重度急性呼吸窘迫症 (acute respiratory distress syndrome, ARDS)，且是用呼吸器治療病人，俯臥姿位為臨床處置之一部分 ☑ Yes　□ No　□ Can't tell
(C)研究結果為何？	
7. 是否完整呈現介入措施的效果？	主要成果指標(primary endpoint)為收案後 30 天內置管比率，使用 Kaplan-Meier survival analysis 存活分析及以 Cox's proportional-hazards model 比例風險模型比較組別，P 值小於 0.05 考慮具有統計學上差異；結果對照組 13 位(33%)；實驗組 12 位；次要結果於置管病人未使用呼吸器天數、無置管病人使用非侵入性氧療天數、住院及加護病房停留天數及器官支持等，兩組均無顯著差異；於內文第五頁也提及死亡個案對照組 3 位及實驗組 6 位，分析結果兩組無顯著差異 □ Yes　☑ No　□ Can't tell

表 7-1　CASP 隨機對照試驗檢核表（續）

評析項目	評析結果
8. 介入措施的效果估計有多精確？	此研究原預估樣本數為 240 人，疫情因素，個案數少，最後共收案 75 人，主要研究結果對照組 13 位(33%)；實驗組 12 位(33%)（風險比(hazard ratio, HR)：1.01，95%信賴區間(confidence interval, CI)：0.46~2.21，P＝0.99）；信賴區間可能因個案數影響 ☐ Yes　☐ No　☑ Can't tell
9. 實驗組介入措施的優點大於危害和成本？	文章第五頁研究結果段落不良事件提及，對照組發生 9 件壓力性損傷(pressure ulcer)，部位於下背部及臀部，相對於實驗組發生 2 件於高流量氧療 HFNO（差異性(difference)：18%，95% CI：2~33%，P＝0.032）；關於成本文獻並未進一步說明 ☐ Yes　☐ No　☑ Can't tell
(D)研究結果對於當地病人有幫助嗎？	
10. 研究結果是否可以應用在當地情境當中（或當地族群）？	這篇文章病人基本屬性為西方人、男性居多、平均年齡 66 歲左右；共病症包含高血壓、糖尿病、肥胖症及肺部疾病，針對新冠肺炎確診個案呼吸衰竭，執行清醒俯臥姿位介入措施，此研究結果能提供臨床人員照護此類個案參考 ☑ Yes　☐ No　☐ Can't tell
11. 實驗介入措施是否對於所照護對象比現有介入措施更具價值？	此研究介入措施為對確診新冠肺炎(COVID-19)呼吸衰竭個案執行清醒俯臥姿位，在機構中若要執行這樣的措施，首先必須將執行方式標準化，包含團隊及家庭相關成員說明與解釋相關風險、病人的選擇、屬性、配合度、身體狀況、適應症、禁忌症及潛在風險的預防；照護方式如執行時間、技巧、需要的人力物力、相關設備及人員教育訓練等考量 ☐ Yes　☐ No　☑ Can't tell

綜合評論：此研究為針對 COVID-19 呼吸衰竭病人執行清醒俯臥姿位之隨機對照試驗，研究清楚說明對象、介入措施與標準照護比較及成果指標，以 1：1 方式進行電腦隨機分派，因介入措施的特性，無法達盲化，這部分可能增加潛在偏差風險；另外俯臥時間會因病人狀況無法達一致，成效評量必須考量措施的效

果；相關潛在不良事件壓力性損傷，建議可以增加管路事件的說明，文章的結論為兩組並無顯著差異，可以提供目前機構執行之參考依據。

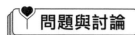 **問題與討論**   Basic Introduction to Evidence-Based Nursing

1. 應用 CASP 進行文獻評析時，首先如何評析隨機對照試驗是否清楚且聚焦？

2. 評析 RCT 文獻之研究方法是否合理？其中研究對象是否對於研究措施盲化？

3. 評析 RCT 文章結果為何？其中是否全面完整的呈現介入措施的效果？

4. 研究結果對於當地病人有幫助嗎？結果是否可以應用在你的情境當中（或當地族群）？

解答

1. 見本章 7-3 節表 7-1 評析項目第 1 點。

2. 見本章 7-3 節表 7-1 評析項目第 4 點。

3. 見本章 7-3 節表 7-1 評析項目第 7 點。

4. 見本章 7-3 節表 7-1 評析項目第 10 點。

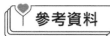 **參考資料**   参考資料請掃描 QR Code

MEMO

Basic
Introduction to
Evidence-Based
Nursing

楊淑華｜編著

文獻評讀（三）：
JBI CSR 評析工具

8-1　JBI CSR 評析工具簡介

8-2　以 JBI 評讀系統性文獻回顧文章

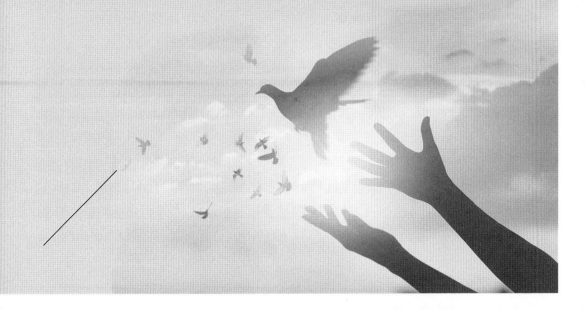

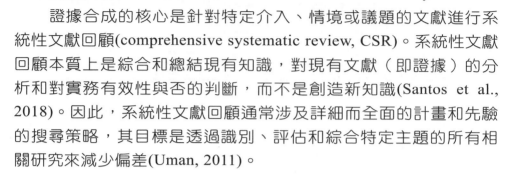

8-1　JBI CSR 評析工具簡介

　　證據合成的核心是針對特定介入、情境或議題的文獻進行系統性文獻回顧(comprehensive systematic review, CSR)。系統性文獻回顧本質上是綜合和總結現有知識，對現有文獻（即證據）的分析和對實務有效性與否的判斷，而不是創造新知識(Santos et al., 2018)。因此，系統性文獻回顧通常涉及詳細而全面的計畫和先驗的搜尋策略，其目標是透過識別、評估和綜合特定主題的所有相關研究來減少偏差(Uman, 2011)。

　　所有系統性文獻回顧都包含對研究證據的批判(critique)或評讀(appraisal)過程。文獻評讀最主要有三個步驟，即 VIP：效用／信度(validity/reliability, V)、重要性(importance/impact, I)、臨床適用性(practice/applicability, P)。審查效度就是問「我們能相信這篇文章嗎？」審查重要性就是問「我們相信它，但這結論重要嗎？」審查臨床適用性就是問「如果我們相信它，這個結論可以應用在我們所有的病患嗎？」這三個問題是文獻評讀的最核心部分(Lai, 2009)。

　　JBI 對什麼是證據以及用於綜合這些不同類型證據的方法有特殊的看法。根據這種廣泛的證據觀點，JBI 發展了理論、方法和嚴格的流程，用於不同形式的證據進行批判性評估和綜合，以幫助醫療保健領域的臨床決策(decision-making) (JBI, 2017)。

　　在評價系統性文獻回顧時，應討論什麼代表適當的檢索策略或適當的綜合方法等問題。審查者應該清楚文章中描述到資訊程度的可接受度，以分配正面評價(positive appraisal)與負面評價(negative appraisal)或「不清楚(unclear)」的回應。理想情況下，這種討論應該是審查員獨立進行評估之前進行。在總體評價中，可以納入系統評價，以及對現有研究的統合分析。JBI CSR 評析工具共有 11 個問題，指引系統性文獻回顧或統合分析的評估。每個問題都應回答為「是(Yes)」、「否(No)」或「不清楚(Unclear)」。

「不適用(Not applicable, NA)」也作為一個選項提供，在極少數情況下可能是合適的（表 8-1）(JBI, 2017)。

⊙ 表 8-1　JBI CSR 評析工具（已獲得 JBI 授權翻譯使用）

評讀者＿＿＿＿＿＿＿＿＿＿＿＿＿＿日期＿＿＿＿＿＿＿＿＿＿＿＿＿＿＿＿
作者＿＿＿＿＿＿＿＿＿＿發表年份＿＿＿＿＿＿＿＿＿＿評讀文章編號＿＿＿＿＿

評析項目	Yes	No	Unclear	NA
1. 審查問題是否清楚明確？	☐	☐	☐	☐
2. 納入條件是否符合審查問題？	☐	☐	☐	☐
3. 搜尋策略是否合適？	☐	☐	☐	☐
4. 搜尋資料庫與相關資源是否合宜？	☐	☐	☐	☐
5. 評析準則是否合宜？	☐	☐	☐	☐
6. 由二人或以上審查者各自獨立評析納入的文章嗎？	☐	☐	☐	☐
7. 萃取資料時能使用方法減少錯誤嗎？	☐	☐	☐	☐
8. 合併文獻資料方法是否合宜？	☐	☐	☐	☐
9. 是否評估出版偏差的可能性？	☐	☐	☐	☐
10. 研究成果可推薦政策擬定與／或臨床實務嗎？	☐	☐	☐	☐
11. 可具體引導未來新研究的方向嗎？	☐	☐	☐	☐

整體評分：☐納入　☐排除　☐尋求更多資訊
總評（包括排除原因）

8-2　以 JBI 評讀系統性文獻回顧文章

☑ 肉毒桿菌毒素 A 治療神經性逼尿肌過度活動症的臨床結果：統合分析 (Wu et al., 2019)（表 8-2）

　　1. 研究方法(design)：統合分析(meta-analysis)。

　　2. 研 究 對 象 (participant)： 神 經 性 逼 尿 肌 過 度 活 動 症 (neurogenic detrusor overactivity, NDO)病人。

　　3. 介入措施(intervention)：肉毒桿菌毒素 A (Botulinum toxin A, BTX-A)。

4. 比較措施(comparison)：安慰劑(placebo)。

5. 成果指標(outcome)：尿失禁(urinary incontinence, UI)。

⊙ 表 8-2　JBI CSR 評讀

評析項目	評析根據及結果
1. 審查問題是否清楚明確？	清楚描述此篇審查問題，進行統合分析之目的，以評估肉毒桿菌毒素 A (BTX-A)在治療神經性逼尿肌過度活動症 (neurogenic detrusor overactivity)的有效性和安全性。雖然文章並未清楚寫出 PICO 的字眼，但是從文章的描述（介紹、目的以及納入條件）中仍舊圍繞著 PICO 描述，可以看到 P 是指 NDO 的成年人，I 是指 BTX-A，C 是指安慰劑或其他劑量之 BTX-A，O 是指 UI 頻率 ☑ Yes　□ Unclear　□ No　□ NA
2. 納入條件是否符合審查問題？	納入條件為：(1)因 NDO 導致 UI 的病人；(2)大於 18 歲之成人；(3)實驗組為 BTX-A，對照組為安慰劑或其他劑量之 BTX-A；(4)為隨機對照試驗(RCT)的英文文獻 排除條件為：(1)其他原因造成的 UI 患者；(2)沒有遺漏值 (missing value)的標準差(standard deviations)；(3)非英文文獻 綜合上述，此篇之納入條件符合審查問題 ☑ Yes　□ Unclear　□ No　□ NA
3. 搜尋策略是否合適？	本篇搜尋至 2017 年 5 月 13 日，透過相關電子資料庫，包括 PubMed、Embase 和 Cochrane Library，取得評估 BTX-A 治療 NDO 療效和安全性的相關研究。所採用的關鍵字包括："Botulinum toxin"、"Onabotulinumtoxina"、"Overactive bladder"、"Overactive urinary bladder"、"Overactive detrusor function"、"Neurogenic detrusor overactivity"、"Urinary incontinence"和"Randomized controlled trials"，綜合上述，是合適的搜尋策略 ☑ Yes　□ Unclear　□ No　□ NA
4. 搜尋資料庫與相關資源是否合宜？	本篇僅搜尋三個電子資料庫，包括 PubMed、Embase 和 Cochrane Library。並未描述到是否有其他相關資料來源，如灰色文獻或未發表研究，因此未能知道是否有完整將現有所有文獻都納入 □ Yes　□ Unclear　☑ No　□ NA
5. 評析準則是否合宜？	作者採用 Cochrane Collaboration Reviewers' Handbook for Systemic Reviews of Interventions 作為評析的準則 ☑ Yes　□ Unclear　□ No　□ NA

表 8-2　JBI CSR 評讀（續）

評析項目	評析根據及結果
6. 由二人或以上審查者各自獨立評析納入的文章嗎？	本篇採用兩位審查員(reviewers)進行納入文章品質的評估，但未清楚描述是否為獨立評析 ☐ Yes　☐ Unclear　☑ No　☐ NA
7. 萃取資料時能使用方法減少錯誤嗎？	萃取資料包括：(1)納入研究的特徵；(2)納入文章的研究設計是基於 Cochrane handbook；(3)預定的結果(predetermined outcome)包括每天和每週的 UI 頻率(frequency of UI per day and per week)、最大膀胱容量(maximum cystometric capacity, MCC)、最大逼尿肌壓力(maximum detrusor pressure, MDP)和尿路感染(urinary tract infection, UTIs)。萃取資料如有爭議，由通訊作者解決 ☑ Yes　☐ Unclear　☐ No　☐ NA
8. 合併文獻資料方法是否合宜？	此篇文章有進行統合分析(meta-analysis)，統計分析包括相對風險(RR)和 95%信賴區間(confidence interval, CI)以及連續結果的平均差和 95%信賴區間(confidence interval, CI)。另外，使用 I^2 統計量(I^2 statistic)進行異質性(heterogeneity)，p＜0.1 表示顯著意義。並且也描述到在進行統合分析時，如果不存在顯著異質性，則使用固定效應模式(fixed-effects model)，否則採用隨機效應模式(random-effect model)。因此，合併資料的方法是合適的 ☑ Yes　☐ Unclear　☐ No　☐ NA
9. 是否評估出版偏差的可能性？	作者使用漏斗圖(funnel plot)以及 Egger's test 進行出版偏差(publication bias)的檢測。漏斗圖呈現對稱性，表示未發現有出版偏差。Egger's test 表示第 6 週每週 UI 事件沒有顯著差異 ☑ Yes　☐ Unclear　☐ No　☐ NA
10. 研究成果可推薦政策擬定與／或臨床實務嗎？	本篇研究統合分析結果表明，肉毒桿菌毒素 A (BTX-A)，在治療神經性逼尿肌過度活動症(neurogenic detrusor overactivity)是有效且安全的，所以建議可以使用 BTX-A 200 U 或 300 U 當作合適的劑量 ☑ Yes　☐ Unclear　☐ No　☐ NA

表 8-2　JBI CSR 評讀（續）

評析項目	評析根據及結果
11. 可具體引導未來新研究的方向嗎？	本文描述到因為從此篇系統審查結果無法推斷 BTX-A 的長期安全性、安全性以及持久性，因此需要更多具有更大樣本且高品質的研究來評估不同劑量的 BTX-A 在治療 NDO 的有效性及安全性 本篇有描述到知識存在的差距，提供了具體的未來研究方向 ☑ Yes　☐ Unclear　☐ No　☐ NA

問題與討論

1. 文獻評讀最重要的步驟是：(A)效用／信度　(B)重要性　(C)臨床適用性　(D)以上皆是。

2. JBI CSR 評析工具共有幾個問題：(A) 9 題　(B) 11 題　(C) 10 題　(D) 13 題。

3. 下列哪一項並非 JBI CSR 的評析問題：(A)審查問題是否清楚明確？　(B)納入條件是否符合審查問題？　(C)試驗是否以隨機分派方式進行？　(D)合併文獻資料方法是否合宜？

解答

1. D，見本章 8-1 節。

2. B，見本章 8-1 節。

3. C，見本章 8-2 節。

參考資料

 參考資料請掃描 QR Code

✚ 蘇瑞源 ｜ 編著

文獻評讀（四）：
JBI RCT 評析工具

9-1　JBI RCT 評析工具簡介

9-2　評析工具項目說明

9-3　以 JBI 評讀隨機對照試驗研究

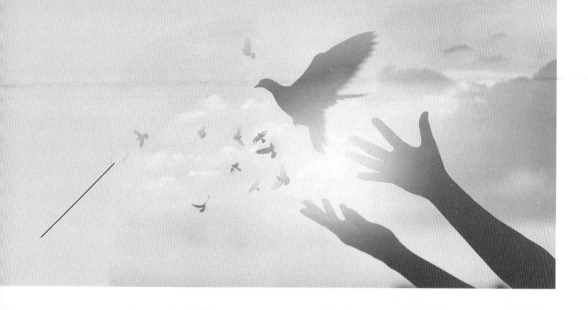

　　評析的主要目的是評估一項研究的方法學品質，並確定研究設計、執行及統計分析中解決偏差風險的程度。如果一項研究沒有排除偏差的可能性，那麼它的研究可能是有問題的或無效的。因此，系統性評析過程的一部分是評估研究排除偏差可能性的程度，在所有系統性評析中都是必需的(JBI, 2014; Porritt et al., 2014)。評析的重要性在於發現品質差的研究避免導致偏見或誤導性的結果，提供系統性文獻回顧或統合分析時，透過評析工具找出潛在性的偏差來源，確定系統性回顧或統合分析的有效性，有助於為醫療保健政策、臨床實踐和未來研究提供可靠的訊息。

9-1　JBI RCT 評析工具簡介

　　JBI 評析工具(JBI appraisal tools)由 JBI 和合作的學者共同研發，在經過廣泛的同行評價後得到 JBI 科學委員會的批准。JBI 評析工具除了設計用於系統性文獻回顧的評析外，也可作為建立嚴謹評讀主題(critically appraised topics, CAT)及期刊俱樂部(journal clubs)的教育工具。身為一位評析者必須對於收錄的研究文獻進行證據等級的判斷，評析研究者是否已盡一切努力確保研究的有效性？以研究方法學建置具標準化的評析工具(appraisal tool)或檢查表(check list)來進行批判性的評估，目前已經有許多評析工具可以提供參考使用(Porritt et al., 2014)。

　　JBI SUMARI 實證資料處理軟體中的 JBI 隨機對照試驗評析工具(JBI appraisal checklist for randomized controlled trials)（表 9-1），是基於隨機對照試驗(randomized controlled trials, RCT)研究設計所建置的檢查表，批判性地評估 RCT 研究。基本上，檢核表(checklist)的問題集中在 RCT 研究中使用的「方法」上，包括研究的偏差類型，如選擇偏差(selection bias)、執行偏差(performance bias)、損耗性偏差(attrition bias)、偵測偏差(detection bias)及報告

偏差(reporting bias)都是隨機對照試驗評析檢核表項目的重點(Tufanaru et al., 2020)。

隨機對照試驗評析檢核表的標準，可根據文章品質是否符合被評分為是(yes)、否(no)或不清楚(unclear)或不適用(NA)到該特定研究。被選中納入審查的所有論文，必須經過審查團隊中至少兩名成員的評估，以減少錯誤。審閱者須清楚什麼構成可接受的訊息程度，以分配正面評價與負面評價或「不清楚」，在獨立進行評估之前應被充分討論，任何「否」或「不清楚」的答案都應表明該研究可能存在的偏差是什麼。一旦兩個評審員完成了他們的評析，就應該對這兩個評估進行評審。兩位審稿人應對某些項目缺乏一致意見的情況進行討論，以及是否應納入該項研究。如果產生討論無法解決的分歧，可根據需要尋求第三位審查員的協助(JBI, 2014)。

為了能夠遵循清晰、定義明確的評估過程，審查員／評析者必須對 RCT 的研究設計有很好的理解，否則很難精準、自信地回答評估工具提出的問題。在進行 JBI 審查時，應使用適當的 JBI 評估工具。在隨後的部分中，將更詳細地介紹隨機對照試驗檢核表的項目。

表 9-1　JBI 隨機對照試驗檢核表（已獲得 JBI 授權翻譯使用）

評讀者＿＿＿＿＿＿＿＿＿＿＿＿＿＿＿＿＿日期＿＿＿＿＿＿＿＿＿＿＿＿＿＿＿＿＿＿＿

作者＿＿＿＿＿＿＿＿＿＿發表年份＿＿＿＿＿＿＿＿＿＿＿評讀文章編號＿＿＿＿＿

評析項目	Yes	No	Unclear	NA
1. 將參與者以隨機分派的方式分派至實驗組及對照組？	☐	☐	☐	☐
2. 是否隱瞞參與者分派到各組的過程？	☐	☐	☐	☐
3. 治療組在基準點上是否都相似？	☐	☐	☐	☐
4. 參與者對治療的分配（介入措施）不知情？	☐	☐	☐	☐
5. 提供治療者（介入措施）是否對治療（介入措施）的分配不知情？	☐	☐	☐	☐
6. 研究結果統計分析者對於治療分配是否不知情？	☐	☐	☐	☐
7. 除了提供的治療或介入措施以外，實驗組及對照組的治療是否都相同？	☐	☐	☐	☐
8. 追蹤是否完整，如果不完整，是否充分描述和分析各組在追蹤方面的差異？	☐	☐	☐	☐
9. 參與者是否按隨機分組進行分析？	☐	☐	☐	☐
10. 參與研究的治療組是否使用相同的結果測量方式？	☐	☐	☐	☐
11. 研究結果的測量方式是否可靠？	☐	☐	☐	☐
12. 是否使用適當的統計分析方式？	☐	☐	☐	☐
13. 試驗研究設計是否適合該主題，在實施和分析中是否考慮了與標準 RCT 設計的任何偏差？	☐	☐	☐	☐

整體評分：☐納入　　☐排除　　☐尋求更多資訊

總評（包括排除原因）

＿＿＿

＿＿＿

＿＿＿

9-2 評析工具項目說明

　　JBI 隨機對照試驗評析工具(JBI appraisal checklist for randomized controlled trials)共有 13 個問題。「是(Yes)」表示論文中有明確的敘述直接回答問題；「否(No)」表示問題的直接回答是否定的；「不清楚(Unclear)」指沒有明確的描述或有歧見的訊息。以下分別說明 13 個問題的內容及操作定義。

1. **將參與者以隨機分派的方式分派到實驗組及對照組**？

   (Was true randomization used for assignment of participants to treatment groups?)

　　參與者的組間差異性將對於研究中因果關係的內在效度構成威脅。如果參與者沒有通過隨機分派被分到實驗組和對照組，則分派過程有可能受到參與者已知特徵的影響，而扭曲組間的可比較性。將參與者真正隨機分派到實驗組及對照組，意味該程序完全根據隨機的方式將參與者分配到各組（圖 9-1），而不受參與者已知特徵的影響。此問題目的在確認收錄的研究是否提供將參與者分派到各組的隨機化程序詳細訊息。是否使用了真正的隨機程序？例如是否使用了隨機數列表？是否使用了電腦產生的隨機數列表？

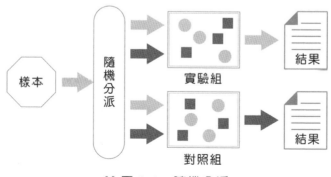

◎ 圖 9-1　隨機分派

2. **是否隱瞞參與者分派到各組的過程**？

(Was allocation to groups concealed?)

　　參與者如果事先知道將被分派到實驗組或對照組，會造成進行與介入措施目的相關分配時的風險，直接扭曲隨機化指示的分派過程，研究結果也可能會被扭曲。分派隱藏是指防止受分配的病人在分配之前知道下一步將接受哪種治療或控制的程序。此問題目的在確認收錄的研究關於分派隱藏過程的詳細訊息，是否使用了適當的分派隱藏程序，例如是否使用了中心隨機化？是否使用了按順序編號、不透明和密封的信封？是否使用了編碼藥物包？

3. **治療組在基準點上是否都相似**？

(Were treatment groups similar at the baseline?)

　　如果比較組中參與者之間存在差異，則有選擇偏差的風險，「效果」可能無法歸因於介入措施或治療，因為「效果」可以用不同組之間的差異來解釋參與者，即選擇偏差。此問題目的在確認收錄的研究中關於參與者的特徵，即使在沒有介入措施或治療的情況下，來自比較組的參與者在可以解釋影響的特徵方面是否相似，例如年齡、疾病的嚴重程度、疾病的階段、共存條件等？檢查比較組中具有特定相關特徵參與者的比例，及相關測量的平均值（疼痛評分、焦慮評分等）。

4. **參與者對於治療（介入措施）的分配不知情**？

(Were participants blind to treatment assignment?)

　　如果參與者知道他們被分配到實驗組或對照組，與他們不知道的情況相比，表現可能會不同，例如對感興趣的介入措施或控制措施做出不同的反應，導致研究結果被扭曲。對參與者進行盲化是為了盡量減少這種風險。參與者盲化是指避免參與者知道自己被分配到哪個組的程序。如果對參與者進行盲化，參與者不知

道自己是在接受感興趣的介入措施那一組，還是在接受控制介入措施的其他組中。此問題目的在確認收錄的研究報告有關治療分配參與者盲化的詳細訊息，是否使用了適當的盲化程序，例如是否使用了相同的膠囊或注射器？是否使用了相同的設備？請注意使用的不同術語，盲化有時也稱為遮蔽。

5. **提供治療（介入措施）者是否對治療（介入措施）的分配不知情**？

   (Were those delivering treatment blind to treatment assignment?)

   　　如果提供治療的人知道參與者被分配到實驗組或對照組，那麼與他們不知道參與者治療（介入措施）分配的情況相比，就有可能對實驗組和對照組產生不同的表現，或者可能會以不同的方式對待他們，影響比較治療（介入措施）的實施，並且研究結果可能失真。對提供治療（介入措施）的人進行盲化，是為了盡量減少研究結果失真的風險，阻止提供治療的人知道他們正在治療的群體，不知道他們正在照護接受治療的實驗組，還是在照護任何接受其他治療的對照組。此問題目的在確認研究報告的有關照護者對於治療分配的盲化的詳細訊息。研究中有沒有關於提供治療的訊息？提供治療的照護者是否不知道參與者被分配到比較組？

6. **研究結果統計分析者對於治療分配是否不知情**？

   (Were outcomes assessors blind to treatment assignment?)

   　　如果研究結果評估者知道參與者被分配到實驗組或對照組，他們的行為表現可能會與他們在不知情的狀況下不同，因此，存在結果分析和研究結果可能被扭曲的風險。對研究結果評估者進行盲化是為了盡量減少這種風險。此問題目的在確認報告關於治療分配的研究結果評估者盲化的詳細訊息，文章中是否有關於研究結果評估者的任何信息？評估治療對結果影響的人是否不知道參與者被分配到比較組？

7. **除了提供的治療或介入措施以外，實驗組及對照組的治療是否都相同？**

(Were treatment groups treated identically other than the intervention of interest?)

為了將「效果」歸因於介入措施或治療，假設不存在選擇偏差，除了操縱的介入措施或治療，各組之間在接受的治療或護理措施應沒有其他差異。換言之，如果除了介入措施或治療之外，還有其他措施或治療與介入措施或治療同時發生，那麼「效果」可能不能完全歸因於介入措施或治療，因為「效果」可以用與介入措施或治療同時發生的其他措施或治療來解釋。此問題是要確認文章所報告的介入措施或治療，是否有其他措施或治療與介入措施或治療同時發生？「效果」可以用與介入措施或治療同時發生的其他措施或治療來解釋，這是否合理？除了介入措施或治療外，兩組之間在接受的治療或護理方面沒有其他差異嗎？

8. **追蹤是否完整，如果不完整，是否充分描述和分析各組在追蹤方面的差異？**

(Was follow up complete and if not, were differences between groups in terms of their follow up adequately described and analyzed?)

追蹤是指從隨機分配（隨機分配或隨機化）到實驗組，及對照組到試驗結束時間的區段。此問題主要詢問是否在研究方法中清楚定義整個試驗的時間（即從隨機分配的時刻到試驗的結束時間），對於所有隨機分配的參與者是否有完整的測量、觀察等。如果追蹤不完整，即對所有隨機分配參與者的了解不完整，在研究方法中稱為分配後流失。由於 RCT 並不完美，幾乎總是存在分配後流失，本問題的重點是對分配後流失的適當探索（失訪描述、失訪原因描述），估計流失影響的追蹤效果等。如果 RCT 中比較組之間的流失率存在差異，這些差異對探索因果效應的隨機實驗

研究內在效度將構成威脅，因為這些差異可能為觀察到的結果提供合理的替代解釋，即使在沒有介入措施或治療的情況下也會產生「效果」。在評估 RCT 時，需檢查比較組之間在流失方面是否存在差異，如果追蹤不完整，則檢視研究報告中有關處理流失率的詳細訊息，以解決不完整的追蹤問題，例如對流失的描述（數量、比例、流失原因）和影響分析（流失追蹤結果的影響分析）。需要注意的是，關於流失，僅僅知道「參與者的數量」和「數據不完整的參與者比例」是不夠的；流失的原因對於誤差風險分析至關重要，即使數據不完整的參與者在比較組中的數量和比例相似或相同，如果流失原因的模式不同（例如治療／介入措施引起的副作用、失去聯繫等），在分析中沒有適當地探索和考慮，可能會帶來偏見的風險。

9. **參與者是否按隨機分組進行分析**？

(Were participants analyzed in the groups to which they were randomized?)

　這個問題是關於治療意向(intention-to-treat, ITT)分析法，有不同的統計分析策略可用於分析隨機對照試驗的數據，例如治療意向分析、符合方案分析和按治療分析。在 ITT 分析中，參與者在他們被隨機分配的組中進行分析，無論他們是否在整個試驗期間實際參與的原始組別，是否按計畫接受了實驗介入措施或對照介入措施。ITT 分析包含原先列入研究之所有對象的結果，不論其最後是否背離原始分組治療模式，雖然這些背離的個案可能會影響各組結果，但此種方式保留了隨機取樣的精神，且其結果較可能代表在原始設計情況下，病人接受某種治療之真正的效度。此問題要確認研究是否報告 ITT 及其詳細訊息。參與者是否在他們最初隨機分配的組中進行了分析，無論他們是否真的參加了這些組，也不管他們是否真的接受了計畫的介入措施？

10. 參與研究的治療組是否使用相同的結果測量方式？

(Were outcomes measured in the same way for treatment groups?)

　　如果研究結果在比較組中的測量方式不同，那麼探索因果關係的研究內在效度就會受到威脅，因為結果測量的差異可能與治療效果相混淆。此問題要確認檢查結果是否以相同的方式測量？使用相同的儀器或秤？相同的測量時間？相同的測量程序和說明？

11. 研究結果的測量方式是否可靠？

(Were outcomes measured in a reliable way?)

　　結果測量的不可靠性是一種威脅，可能會削弱在探索因果關係的研究中評估介入措施／治療和「效果」之間統計推論的有效性。結果測量的不可靠性是對統計推斷錯誤的不同合理解釋之一。此問題要確認研究相關測量可靠性的詳細訊息（例如評估者的數量、評估者的培訓、每位評估者本身的內在一致性及評估者間的內在一致性），而不是關於研究中使用的測量工具／量表的有效性。

12. 是否使用適當的統計分析方式？

(Was appropriate statistical analysis used?)

　　不恰當的統計分析可能會導致對介入措施／治療的存在和影響程度的統計推斷錯誤。低統計功效和違反統計檢驗假設是削弱關於介入措施／治療和結果之間統計關係推論有效性的兩個重要威脅。此問題要確認研究是否遵守統計檢驗的假設？是否進行適當的統計分析？是否考慮到依變項和自變項的數量和類型、研究組的數量、組之間關係的性質（獨立或相關組）以及統計分析的目標（變量之間的關聯）？是否使用了適當的統計程序或方法，如預測生存分析等。

13. **試驗研究設計是否適合該主題，在實施和分析中是否考慮了與標準 RCT 設計的任何偏差？**

(Was the trial design appropriate for the topic, and any deviations from the standard RCT design accounted for in the conduct and analysis?)

　　某些 RCT 設計，例如交叉 RCT，應僅在適當時進行。如果在設計和分析中沒有考慮替代設計，也可能帶來額外的偏差風險。交叉試驗(crossover trials)適合在慢性、穩定、介入措施產生短期效果（即症狀緩解）的人群中進行，且應確保治療之間有適當的洗滌期(wash-out period)。

　　集群 RCT 隨機分組(cluster RCTs randomize groups)是先將個體形成「集群」，再進行隨機分派。當我們在集群試驗中評估個體水平的結果時，因為集群中的個體是有相關的，結果可能存在分析單位的問題。研究作者在進行分析時應考慮到這一點，理想情況下，作者應先報告集群內相關係數。

　　階梯式隨機對照試驗(stepped-wedge RCTs)可能適用於預期介入措施利大於弊，或在推出新治療／介入措施時出於資源、實際或財務方面的考慮。這些試驗中的數據分析應適當進行，並考慮到時間的影響。

9-3　以 JBI 評讀隨機對照試驗研究

☑ 結合尼古丁加壓計量吸入器與尼古丁貼片於戒菸：隨機對照試驗 (Caldwell & Crane, 2016)

　　本段將以一篇實驗性研究文章為範例，說明如何以 JBI 隨機對照試驗評析工具(JBI appraisal checklist for randomized controlled trials)進行評讀。

　　紐西蘭學者 Caldwell & Crane 等人想了解含有尼古丁的簡單加壓計量吸入器與尼古丁貼片的戒菸效果，在紐西蘭威靈頓(Wellington)奧塔哥大學(University of Otago)進行雙盲隨機安慰劑試驗。522 名受試者隨機分派至實驗組跟對照組，實驗組介入措施為尼古丁加壓計量吸入器加尼古丁貼片，對照組介入措施為安慰劑加壓計量吸入器加尼古丁貼片。受試者在感到有吸菸衝動時使用噴霧劑 6 個月，且 5 個月內每天使用貼劑，以減少吸菸，並在第四週結束時戒菸，追蹤 7 個月。透過意向治療分析，主要結果延長了 6 個月，連續 7 天不吸菸。

　　研究結果發現對於主要結果，實驗組有 78/246 (31.71%)與對照組 46/256 (17.97%)的參與者戒菸（優勢比 2.12，95%信賴區間 1.40~3.23）。總結，在想要戒菸的成年尼古丁依賴吸菸者中，從計量吸入器吸入尼古丁並結合尼古丁貼片可顯著改善 6 個月的戒菸率(Caldwell & Crane, 2016)（表 9-2）。

表 9-2　JBI RCT 評讀

評析項目	評析結果
1. 將參與者以隨機分派的方式分派至實驗組及對照組？	在文章 1,945 頁，研究隨機方式及掩蔽的說明中，有提及隨機化是使用順序隨機化列表進行分派，其中活化劑：安慰劑吸入器的比例為 1：1 ☑ Yes　□ Unclear　□ No　□ NA
2. 是否隱瞞參與者分派到各組的過程？	在文章 1,945 頁，研究隨機方式及掩蔽的說明中，提及該數據庫為工作人員提供了一個產品代碼，該代碼代表為給每個受試者使用的吸入器。兩個治療組的產品代碼和吸入器具有相同的外觀，活性吸入器和安慰劑吸入器都用薄荷醇調味 ☑ Yes　□ Unclear　□ No　□ NA
3. 治療組在基準點上是否都相似？	1,948 頁的受試者基本資料表中呈現，所有特徵及比例都是相近的 ☑ Yes　□ Unclear　□ No　□ NA

🔍 **表 9-2　JBI RCT 評讀（續）**

評析項目	評析結果
4. 參與者對治療的分配（介入措施）不知情？	在文章 1,945 頁執行步驟，提及實驗組跟對照組吸入器具有相同的外觀，都用薄荷醇調味。因此參與者對治療分配不知情 ☑ Yes　☐ Unclear　☐ No　☐ NA
5. 提供治療者（介入措施）是否對治療（介入措施）的分配不知情？	在文章 1,945 頁執行步驟，提及由於吸入器的味道／外觀相同，護理人員對治療分配不知情，照護自己的參與者時也不知道誰是實驗組？誰是對照組？ ☑ Yes　☐ Unclear　☐ No　☐ NA
6. 研究結果統計分析者對於治療分配是否不知情？	由於主要結果是戒菸的自我報告，參與者是結果評估者，並且如上所述被適當地盲化，參與者不知道自己使用的吸入器是否含有尼古丁？ ☑ Yes　☐ Unclear　☐ No　☐ NA
7. 除了提供的治療或介入措施以外，實驗組及對照組的治療是否都相同？	在文章 1,945 頁執行步驟，提及兩組受試者都接受了 5 個月的活性尼古丁貼劑（諾華製造的 Habitrol），並接受指示操作步驟 1 (21 mg/24 hr) 18 週、步驟 2 (14 mg/24 hr) 2 週、和步驟 3 (7 mg/24 hr)持續 2 週 ☑ Yes　☐ Unclear　☐ No　☐ NA
8. 追蹤是否完整，如果不完整，是否充分描述和分析各組在追蹤方面的差異？	各組之間的退出人數相對均等，研究作者充分介紹和討論了失訪的原因。參見 1,947 頁圖一清楚地交代每一階段追蹤流失的人數及原因 ☑ Yes　☐ Unclear　☐ No　☐ NA
9. 參與者是否按隨機分組進行分析？	1,946 頁的統計分析中，提及戒菸的結果通過沒有連續性校正的卡方檢驗和優勢比來衡量。還通過未調整的邏輯回歸測量了積極治療對戒菸的影響，所有分析均按治療意向進行，所有流失的戒斷結果均視為非戒斷的流失數據，這是在這種臨床情況下執行 ITT 的適當方法，檢查作者提供的數據是正確的 ☑ Yes　☐ Unclear　☐ No　☐ NA

◎ 表 9-2　JBI RCT 評讀（續）

評析項目	評析結果
10. 參與研究的治療組是否使用相同的結果測量方式？	1,946 頁的結果描述中，提及除了受試者的自我報告外，同時監測受試者的一氧化碳呼氣及生化檢驗值 ☑ Yes　□ Unclear　□ No　□ NA
11. 研究結果的測量方式是否可靠？	1,946 頁的結果描述中，提及一氧化碳呼氣是確認戒菸的一種經過驗證的適當方法 ☑ Yes　□ Unclear　□ No　□ NA
12. 是否使用適當的統計分析方式？	1,946 頁的統計分析描述中，提及這項研究選樣達 80% 的 power，統計戒菸的結果通過沒有連續性校正的卡方檢驗和優勢比來衡量。還通過未調整的邏輯回歸測量了積極治療對戒菸的影響具有合適的檢驗力等，所使用的統計分析適用於所提供的數據 ☑ Yes　□ Unclear　□ No　□ NA
13. 試驗研究設計是否適合該主題，在實施和分析中是否考慮了與標準 RCT 設計的任何偏差？	RCT 是回答作者提出的研究問題的合適設計 ☑ Yes　□ Unclear　□ No　□ NA

整體評分：□納入　□排除　□尋求更多資訊
總評（包括排除原因）

_____

_____

_____

結論

　　JBI 隨機對照試驗評析工具(JBI appraisal checklist for randomized controled trials)對於評讀過程及評讀項目說明清楚簡要，評析實驗性研究文章的初學者若有意入門，隨著評讀的過程確實掌握研究的品質，將有助於系統性文獻回顧的證據品質判定。此外，也可適用於實證讀書報告及實證案例分析的評析工具（詳見第 14 章）。

問題與討論   Basic Introduction to Evidence-Based Nursing

1. 進行隨機對照試驗評析時，需要幾位審查委員執行？執行過程若出現評析結果不一致時，該如何判定？

2. JBI 隨機對照試驗評析工具(JBI appraisal checklist for randomized controlled trials)共有幾個評讀項目？每個項目評讀問題的回答「是(Yes)」、「否(No)」、「不清楚(Unclear)」或「不適用(NA)」其代表意義為何？

3. 請說明 JBI 隨機對照試驗評析問題「2.是否隱瞞參與者分派到各組的過程？」的判斷依據為何？

解答

1. 見本章 9-1 節。

2. 見本章 9-2 節。

3. 見本章 9-2 節。

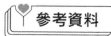 **參考資料**   參考資料請掃描 QR Code

MEMO

Basic
Introduction to
Evidence-Based
Nursing

✚ 蘇瑞源・穆佩芬｜編著

應用實證文獻
結果於臨床

10-1 實證知識轉譯

10-2 實證應用情境考量：以病人為中心

10-3 實證照護指引的發展

10-4 實證轉譯臨床應用：以 JBI PACES 為例

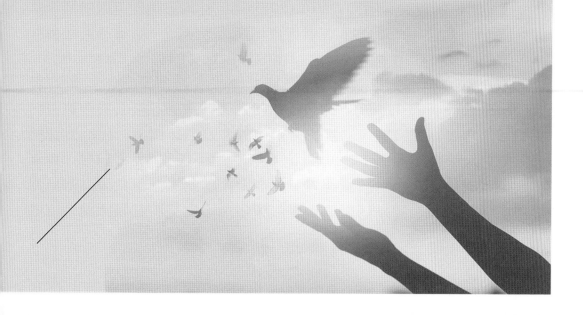

科學知識的產生主要是為了解決問題，目前國際上醫療照護及保健系統著重於「最佳實踐(best practice)」的概念，積極地培養臨床醫護人員實證知識轉譯及應用的能力，以期在臨床實踐中應用知識並引導他人正確使用知識，進而在臨床實踐中持續地改善組織文化、提升照護品質（穆，2017）。護理是一個實用性的科學，就實證照護的觀點如何改變實證照護系統的障礙及資源應用較少被討論，實證知識轉譯及應用的目的在於妥善地運用醫療資源做最有效地規劃提供有效的照護措施。

近年來實證應用科學(implementation science)在這股潮流下因應而生，目的在於促進實證文獻結果能夠適當地應用於臨床照護工作，增加有效性(Moir, 2018)，落實實證轉譯科學的照護模式，並朝向實證應用不斷地提升照護品質（穆，2016）。本章節將介紹如何從以病人為中心的情境考量、臨床指引的形成及將實證應用於病人逐一說明。

10-1 實證知識轉譯

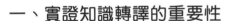

一、實證知識轉譯的重要性

JBI 的實證應用模式(JBI, 2013)為目前實證護理照護的科學基礎之一（圖 1-1），強調在進行實證照護改變時，必須符合社會群眾的需求及期待，獲得健康照護政策制定者的認可(Fixsen et al., 2009)。JBI 的實證應用模式其中一個環節便是實證知識轉譯(evidence translation)。有效的實證知識轉譯必須整合最佳實證證據、專業判斷及病人的喜好／價值觀念及臨床情境／脈絡，建構實證健康照護模式（圖 10-1）運用於實證護理，獲得自我、專業團隊成員及病人對於護理專業的肯定。因此，應用實證文獻結果於臨床必須包含幾個重要元素：評估應用實證於健康照護系統的

影響、照顧過程與成效、改變實務、將實證文獻結果注入照護模式或組織進而造成改變(JBI, 2013)。

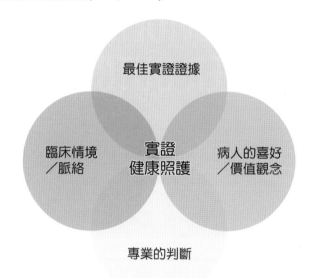

🔍 圖 10-1　實證健康照護的四大構面

資料來源：joannabriggs.org / Evidence-based Healthcare Model

　　如何讓實證文獻注入照護模式必須由下而上的紮根，台灣實證卓越中心與台灣實證護理學會積極推動實證知識的發現、轉譯與應用，建置實證知識交流平臺及實證學術研討會，與國際實證中心接軌，開設 JBI 國際證照的培訓實證種子及教師的課程、輔導基層護理人員實證讀書報告、案例分析、發展臨床指引及系統性文獻回顧等主題式競賽（圖 10-2、圖 10-3），希望將實證知識成功轉銜應用在臨床照護。

台灣實證卓越中心 TJBCC

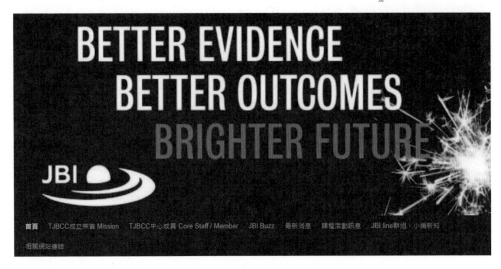

最新消息

發佈日期：2021-03-07，作者：tjbcc

陽明大學台灣實證卓越中心今年15歲了，感謝大家的一起對實證照護
的努力. JBI送來祝賀並將協助發表一篇文章，說明我們的努力與成
就. https://jbi.global/news/article?id=2392

近期文章
- JBI line群組，小編新知
- 最新消息
- JBI實證資料應用
- 實證社群活動
- 研究計畫

近期留言

彙整

🔍 **圖 10-2　台灣實證卓越中心網頁**

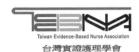

最新消息/活動	學會簡介 ▾	電子會刊	會員專區 ▾	報名查詢/繳費	文件下載	活動花絮

因應嚴重

最新消息 / 學術活動 / 實證競賽

	最新消息/活動內容	發佈日期
最新消息	【功能新增】會員常年會費線上刷卡功能	2020/2/17
學術活動	【因應嚴重特殊傳染性肺炎，本課程將延期開課】2020年系統性文獻回顧及統合分析寫作工作坊	2020/1/22
最新消息	第三屆第三次會員大會手冊	2019/12/7
學術活動	JBI CSR 系統性文獻回顧訓練課程【※課程報名截止日：2019年12月30日】	2019/11/15
學術活動	第七屆提升照護品質實證競賽－活動觀摩見習報名	2019/11/7
最新消息	第七屆提升照護品質實證競賽（海報組）　最終初審結果公告	2019/11/1
學術活動	系統性文獻回顧及綜合分析寫作工作坊	2019/10/18

🔍 **圖 10-3　台灣實證護理學會網頁**

二、轉譯研究障礙

　　臨床照護需要正確以及重要的臨床證據，作為判斷與決策的基礎，而轉譯研究正是一個推動研究證據應用至臨床的過程（穆，2016）。實證文獻結果應用到臨床時有許多影響其成功或阻礙的因素，常見的有護理人員缺乏評讀文獻的技能、缺乏推動或執行實證照護的信心、人力短缺、缺乏實作的可近性、組織文化、教育訓練、個人認知與態度行為間的衝突、圖書資料庫是否充足及醫院長官是否支持等，都會影響護理人員參與實證照護的程度。因此，在不同的實證知識發展過程會出現不同的障礙與需要解決的需求問題。JBI 將轉譯研究的障礙，分成三個階段(Pearson et al., 2012)（圖 1-1）：

1. **轉譯障礙 1**（Gap 1）：發生在由知識的需求到新的發現(from knowledge need to discovery)。

2. **轉譯障礙 2**（Gap 2）：發生在由創新的發現到臨床的應用(from discovery to clinical application)。

3. **轉譯障礙 3**（Gap 3）：發生在由臨床應用到落實行動(from clinical application to action)。

10-2 實證應用情境考量：以病人為中心

一、醫療決策與病人的喜好價值

　　護理人員在從事臨床照護工作時經常需要作出一些改善照顧品質的決策，過去傳統思維大多仰賴經驗傳承或是少數的文獻支持，缺乏系統性的資訊整合，實證文獻的應用改變傳統臨床決策時解決問題的過程，此過程必須是發生在護理關懷的脈絡中，除了保有原來的臨床專業經驗與評估，同時加入最佳及最新的實證以及病人的喜好與價值(International Council of Nursing, 2012)。

醫療決策本身是否達到實務上的需求取決於決策本身能否符合以下四個範圍：有效地達到預期效果、符合當時的情境、對病人和他／她的家人以及社區有意義、在照護的範圍內是合理的且同時資源是可得的(Pearson et al., 2007/2012)。例如：臨床護理人員照顧癌症疼痛的病人除了藥物治療外有沒有其他緩解疼痛的方式可運用？這是基於病人需求所提出的問題，解決問題的方式需透過實證文獻搜尋的方式確認非藥物治療對於病人的預期效果，如音樂療法、放鬆治療、芳香療法或穴位按摩，進一步配合當時的臨床情境（如住院中或居家照護），最後基於病人／家屬個人的價值喜好作出決策。

二、以人為本的思維應用實證文獻結果

護理的本質是以人為本的關懷與療癒，具關懷生命的思維、針對人們健康、疾病與痛楚的經驗，提供護病的關懷互動或環境，協助建構健康及正向的疾病經驗之護理照顧過程，以促進人們健康樣態或療癒其生命苦痛（穆，2016）。實證文獻之應用，著重知識的整合(synthesis)與知識的應用，必須在研究者與個案的互動中，以個案倫理及最大益處為考量，來改善健康、提供更有效的照顧，及強化健康照顧系統(Yost et al., 2015)。

實證知識由新知的發現到臨床的應用上，會考量一般介入措施的成效研究是否是以病人為中心的思維，尋找、確定及釐清臨床應用面的影響或催化因子，掌握臨床脈絡與情境，了解群體的特性如何影響介入措施。因此在臨床情境上，可應用質性研究結果將研究問題做一整體性了解，並確定其意義。透過社會、文化、哲學、心理學、管理等思維，審視對介入措施成效的影響，例如：如何將介入措施運用在不同情境？不同情境脈絡是否有不同的趨向？介入成效對系統及組織的交互影響為何？此外，如何將證據通則化或做更廣泛的應用，亦屬重要。將臨床應用的層面落實於臨床政策，需要先確定議題的優先性、實證等級，並處理改變的行動過程（穆，2016）。

　　例如實證文獻指出減壓敷料可以有效預防壓力性損傷的發生，在臨床上提出以減壓性敷料作為預防壓力性損傷的介入措施於臨床情境（如急性病房、長期照護機構、居家照護等）、透過客觀的評估工具了解病人特性（如長期臥床、長時間使用氧氣面罩、長時間使用頸圈等）、了解護理人員的照護經驗（如習慣使用人工皮、紗布等保護皮膚）、了解病人／家屬的價值喜好（如經濟成本的考量、對新型敷料的接受度等）、介入措施的機轉（如皮膚評估、營養評估、減壓敷料的選擇等）及預期效果（如介入措施必須搭配每 2 小時的皮膚評估、翻身等），整體性了解臨床情境後（圖 10-4），運用領導改變的能力注入照護模式中，落實實證文獻應用。

臨床情境
如急性病房、長期照護
機構、居家照護等

預期效果
如介入措施必須搭配每
2小時的皮膚評估、翻
身等

病人特性
如長期臥床、長時間使
用氧氣面罩、長時間使
用頸圈等

預防壓力性損傷
－減壓敷料

介入措施的機轉
如皮膚評估、營養評
估、減壓敷料的選擇

照護經驗
如習慣使用人工皮、紗
布等保護皮膚

病人家屬的價值喜好
如經濟成本的考量、對
新型敷料的接受度

🔍 圖 10-4　以病人為考量的實證應用案例

　　應用實證文獻結果於臨床護理的限制中，病人及家屬的接受度是一個重要的考慮因素，因為病人及家屬的價值信念直接影響到介入措施的成效(Baumann, 2010)。例如：經實證文獻查證發現，減壓敷料可以有效的預防壓力性損傷的發生，但減壓敷料較一般敷料昂貴，現階段健保無法給付，必須由病人自費，對於經濟能力較差的病人或家屬將會成為經濟負擔而拒絕使用。

　　近年來醫院的照護模式已由醫療人員專業判斷轉變為以病人為中心的全人照護模式，進而發展為整合型的照護模式，例如多專科及跨領域的心臟血管中心、血液透析中心、乳房醫學中心等，目的希望將實證文獻結果融入臨床情境中，由醫療專業人員利用民眾可以理解的口吻，結合多媒體圖文說明，將與疾病相關的治療、照護、處置等訊息及各種臨床決策之間的優缺點、利益風險，整合為醫病共享決策的工具，落實以病人為中心的照護理念（馬，2018；Engle et al., 2019）。

10-3　實證照護指引的發展

　　實證知識的轉譯常藉由臨床指引等方式將知識推展到醫護人員、個案及醫療院所。臨床照護指引(clinical practice guideline, CPG)或臨床指引(clinical guideline)是提升醫護人員診療與照護品質的一種重要方式，根據臨床照護指引病人將得到有效精準的照護促進健康（馬，2018）。1990 年美國醫學研究院(Institute of Medicine, IOM)將臨床照護指引定義為：「一種系統性發展的陳述，用來幫助臨床工作者或病人，在面臨特定的臨床狀況時，能做出合適的健康照護決策。」本章節將介紹臨床指引形成的過程。

一、什麼是臨床指引？

臨床指引是基於最佳實證依據及專家意見薈萃整合臨床實務領域所有相關的病人照護資訊，以提供健康專業人員執行臨床照護決策及實務工作標準化參考(Pearson et al., 2007/2012)。臨床實務上有許多臨床建議（如共識聲明、專家建議或標準化作業規範），但這些臨床建議與美國醫學研究院提出的臨床指引定義並不相同，臨床指引強調「系統性文獻回顧」和「益害雙面評估」（馬，2018）。好的臨床指引可以改變健康照護的程序改善照護品質，在臨床問題在被確認的狀況下，收集並薈萃相關證據包含系統性文獻回顧、隨機控制試驗、效益分析、有代表性的流行病學研究及質性研究(Pearson et al., 2007/2012)。

近年來，越來越多的研究指出即使有可信的實證研究結果，由研究端到實務應用端仍存在著相當大的落差。國際間已經有一些組織著手致力於臨床指引的發展（表 10-1）（實證醫學知識網，無日期；Pearson et al., 2007/2012）。Balas and Boren (2020)研究推估一個研究結果的產出到實際被臨床照護應用，最長約需 17 年時間去鋪陳。JBI evidence summary 是一種以更及時的方式提供臨床指引的方法，其經過系統方式由 JBI 專家統整有關醫療保健介入措施及證據等級，提供最佳證據總結給各專科的臨床人員(Munn et al., 2015)。

⊕ 表 10-1　國際主要臨床指引發展中心

臨床指引	角色功能
英國 NICE (http://www.nice.org.uk)	英格蘭與威爾斯主要指引發展組織，主要提供治療與照護指導的獨立組織，其指引適用於健康照護專家、病人及其照護者，以利其進行治療或健康照護之相關決策
英國 SIGN (http://www.sign.ac.uk)	蘇格蘭主要指引發展組織，包含最新證據與有效臨床實務建議之國家照護指引

⊙ 表 10-1　國際主要臨床指引發展中心（續）

臨床指引	角色功能
澳洲 JBI (http://connect.jbiconnectplus.org/)	澳洲實證中心透過實證回顧及轉譯建置臨床指引 JBI evidence summary，並可透過 JBI PACES 軟體評值臨床指引應用於健康照護之成效及品質改善
加拿大 CMA Infobase (https://joulecma.ca/cpg/homepage)	加拿大醫師公會(Canada Medical Association)建置的指引資訊交流平臺，廣收加拿大各專業團體所發展之臨床指引
加拿大 Guidelines and Protocols Advisory Committee (GPAC) (https://www2.gov.bc.ca/)	加拿大英屬哥倫比亞省(Canada British Columbia)建置的指引資訊交流平臺，收錄該省指引發展之規範及以發展完成之臨床指引
英國 eGuidelines (http://www.eguidelines.co.uk)	收集英國相關的指引及臨床資訊的入口網站
加拿大 G-I-N (http://www.g-i-n.net)	國際臨床指引聯盟，為國際間從事指引發展相關組織之連結，提供國際間指引發展最新動態，支持國際組織促進臨床照護指引的應用

資料來源：實證醫學知識網（無日期）‧*認識實證臨床指引*。https://bit.ly/2Yy3EHi

二、臨床指引發展的準則

　　國際間護理實務中，以實證為基礎的共識與指引持續發展中，其中包括已建立針對護理專業措施進行實證臨床指引的發展組織，如澳洲 JBI 及英國實證護理中心(Evidence-Based Nursing)已成為實證護理指引發展的標竿，努力提供高品質的臨床照護指引以提升護理照護的效益、價值與知識，並以最佳可得的證據鞏固護理實務基礎(Pearson et al., 2007/2012)。美國 IOM 對好的臨床指引之規範包括內容清楚、有效、可信、具臨床適用性及彈性、提供足夠的文獻證據強度、可預期的效益與結果、多專科跨領域參與指引發展、定期檢討更新等。因此，臨床指引發展必須遵守八大準則（表 10-2）。

⊙ 表 10-2　臨床指引發展準則

準則	說明
建立透明的發展指引機制	指定指引和指引發展的經費來源都必須詳細說明，並向大眾公開
妥善的利益衝突管理	指引發展小組成員在成立前必須提出與指引發展計畫的利益衝突說明，表明目前正在進行的計畫或活動（包括與臨床指引發展範疇相關的任何活動）是否會造成利益上的衝突，盡可能排除有利益衝突的成員參與指引發展
指引發展成員的組成	必須是多專科成員，維持各領域專家的平衡，包括各種方法學專家和臨床醫護人員以及預計會受到臨床指引影響的病人或家屬
臨床指引發展小組與系統性文獻回顧團隊間的交流	指引的發展成員應使用系統性文獻回顧的標準格式及評價
建置臨床指引建議內容的證據等級及建議強度	對建議依據的解釋，包括清楚說明建議的潛在性利弊、摘錄相關可用證據、證據缺口、證據品質（適用性）、證據數量（完整性）和各種證據的一致性，說明價值信念、個人觀點、理論和臨床經驗在建議中所扮演的角色
提出臨床建議	建議內容應以標準化格式呈現，詳細說明建議的措施是什麼，以及在什麼情況下應執行。強烈的建議內容應當明示，以便可以評估對建議內容的遵守情況
外部審查	外部審查委員應由各種權益相關人組成，包括科學家和臨床專家、相關組織代表（如健康照護機構、專業學會）、政策制定者、病人和民眾代表
定期更新	應明確記錄臨床指引制定日期、系統性文獻回顧審查日期及預訂下次審閱修訂日期

　　當指引發展完成，在公告宣導前必須經過外部審查機制，確認臨床照護指引的品質，審查指引工具最常被使用的是 Appraisal of Guidelines for Research & Evaluation II (AGREE II)，主要針對照護指引的適用範圍與目的、權益相關人的參與情形、指引發展的

嚴謹度、明確性與表現方式、應用性及編制的公正客觀與獨立性
等六大構面 23 個項目進行 1 分（強烈不同意）～7 分（強烈同
意）的評析，評估指引發展的方法、最終建議的內容及採納建議
的因素，確認指引中的潛在性影響因子、臨床建議中內外在效度
及可行性（圖 10-5）(Brouwers et al., 2017)。

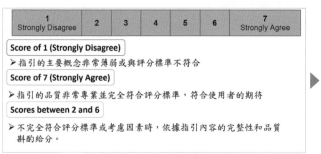

6個構面23個項目評分1~7分(強烈不同意~強烈同意)

由每個項目的總得分計算符合評分標準的比重，百分比越高代表品質越好

評析構面	適用範圍與目的 (Domain 1)	權益相關人的參與情形 (Domain 2)	指引發展嚴謹度 (Domain 3)	明確性與表現方式 (Domain 4)	臨床應用性 (Domain 5)	編制的獨立性及客觀性 (Domain 6)	整體評估
臨床指引	70%	71%	86%	90%	83%	69%	83%

圖 10-5　AGREE II 評析臨床指引過程

三、臨床照護指引發展的策略

　　依循 WHO 臨床指引發展步驟提供臨床照護指引發展的標準
流程（圖 1-5），基於指引發展的八大準則從確認指引發展範圍及
目的、成立指引發展團隊（包含外部專家）、管理利益衝突、形成
與主題相關的 PICO 問題、系統性文獻回顧篩選符合納入條件的
文章進行文獻綜整、形成建議、推廣及實施、評值影響、更新計
畫等九個步驟。

澳洲 JBI 為了讓實證知識有效地應用臨床實務，發展 JBI evidence summary，概述現階段國際間照護的介入措施或活動的證據等級及建議等級，透過系統性文獻回顧的方式搜尋 JBI Database of Systematic Reviews、Cochrane Library (including CENTRAL and the Database of Systematic Reviews)、The Database of Abstracts of Reviews of Effects (DARE)、MEDLINE、CINAHL 等資料庫，評價相關主題的文獻證據等級並綜整文獻，形成臨床實證建議，過程重視指引發展的標準化、結構性及嚴謹度。JBI evidence summary 每個主題都是經由多個系統性文獻回顧形成，以 JBI 實證證據等級評價每項介入措施或活動，並依 JBI 建議等級評價形成臨床建議內容（圖 1-6）。

10-4　實證轉譯臨床應用：以 JBI PACES 為例

一、深化基層人員實證能力

應用實證文獻結果於病人的照顧，必須由基層紮根由下而上的方式推展，從基層人員針對個別性或專科性的問題，以實證讀書報告或案例分析的方式學習實證應用的精神及技能（參見第 14 章），若要進一步解決整體性的照護問題或需求，可由短期性的品質改善專案著手，臨床照護指引的發展需投注相當的時間與人力，相較臨床照護指引，現行的品管圈活動或護理行政專案著重在改善手法及工具的應用，強調滾動式的改善策略，兩者皆有其優缺點。

JBI 臨床指引(JBI evidence summary)著重臨床實證的應用，JBI 於 2012 年開設臨床實務專家課程 (JBI clinical fellowship program, CFP)，培訓最佳實證證據臨床應用的臨床實證應用人才，落實實證知識轉譯的整合與應用，改善臨床照護品質及相關政策的制定（蘇、穆，2018）。

　　台灣實證卓越中心與 JBI 合作於 2017 年開辦第一屆的 JBI Clinical Fellowship 課程，該課程募集國內護理專家、品質改善專家共 22 位產生 11 個實證應用的品質改善主題。2018 年臺灣培訓第一批 JBI Clinical Fellowship 種子教師訓練課程，將 JBI PACE 課程本土化深根實證應用推展，2019 年開設第二屆 JBI Clinical Fellowship 課程，共有來自全臺灣 9 位成員完成受訓，產生 7 個改善主題。2019~2020 年舉辦第三屆 JBI Clinical Fellowship 課程，培訓 8 位學員，共有 8 個主題於臨床進行實證品質改善。

二、應用 JBI PACES 於品質改善

　　JBI 自 2005 年開始致力於全球性健康照護議題及政策制定，透過實證轉譯取得臨床照護的有力證據，提供良好的照護品質及健康促進，依據 JBI evidence summary 的最佳證據建置 JBI PACES (practical application of clinical evidence system)臨床指引應用系統，整理 532 個主題審核作為臨床照護品質的實證依據，發現實證應用在臨床執行的障礙，並利用行政領導的方式發展改善策略，提升照護品質（穆，2017；Jordan et al., 2016）。

　　如何應用臨床指引提供幫助？JBI CLARITY cycle(Porritt et al., 2023)是實證轉譯模式之一（圖 1-7），共有七個執行步驟，包括：確認問題、領導與支持、評估及分析情境問題、查詢證據及確認潛在障礙、證據應用、規劃時間評估改變與成效、持續推動與評值。在此基礎下 JBI 發展 PACE 臨床指引結合電腦資訊的應用系統（圖 10-6），將 PACE 設計成三個步驟：

1. 第一步驟：確認問題、領導與支持、評估及分析情境問題。
2. 第二步驟：查詢證據及確認潛在障礙、證據應用。
3. 第三步驟：規劃時間評估改變與成效、持續推動與評值。

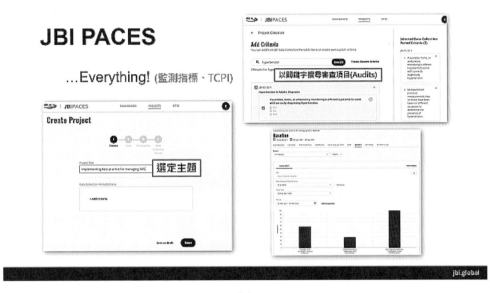

(a)

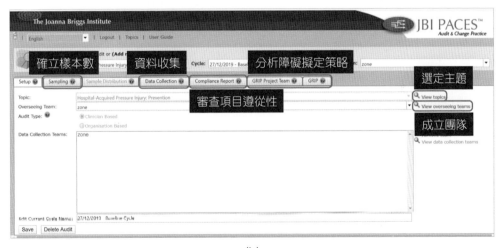

(b)

🔎 圖 10-6　JBI PACES 臨床指引應用系統

　　JBI CLARITY cycle（或 PACE）實證轉譯模式將實證應用於臨床照護，同時將改善對策予以標準化，作為照護政策制定的最佳實證依據。此外，將實證應用歷程及改善成果發表於國內外研討會議及期刊，分享實證應用成果，激勵基層護理人員參與實證應用，提升專業形象。以下臨床實用案例不但有效改善照護品質且投稿於國際期刊，展現臺灣實證護理的效能。

💗 案例一

☑ 預防管路相關之尿路感染：最佳實證證據(Liang et al., 2019)

1. 臨床情境：北部某醫學中心神經外科病房導尿管相關性尿路感染率(catheter-associated urinary tract infection, CAUTI)偏高。

2. 第一階段前測審查項目：依據 JBI 發展的尿道感染的預防及處置實證指引，建置審查項目：(1)尿路密閉系統維持；(2)導管和引流袋之更換；(3)導管在術後 24 小時內移除；(4)相關的護理記錄；(5)手部衛生；(6)全身性抗生素之預防性使用；(7)操作人員皆須接受訓練（表 10-3）。

3. 第二階段依執行障礙擬定對策(getting research into practice, GRIP)：提升臨床醫護人員對預防 CAUTI 的相關知識，與臨床執行程序之正確之遵從性。所訂定相關的策略，例如有效的教育知識、簡單明確的工具應用、臨床實際監測與改善，促使醫護人員能經由跨領域合作，實踐實證知識之臨床應用（表 10-4）。

4. 第三階段成效評估：各項指引遵從性達 84.4~100%；導尿管相關性尿路感染率由改善前 2.54‰下降至 1.54‰（圖 10-7）。

🔍 表 10-3　預防尿路感染的審查項目

審查項目	樣本	測量對最佳對策的遵從性(%)
1. 使用密閉引流系統	32 位護理師	稽核護理人員是否正確執行及維持引流密閉系統性，目標：100%遵從性 觀察護理人員臨床照護行為，目標：100%遵從性
2. 臨床狀況需要時，才更換尿管與引流袋	32 位護理師	觀察每位護理人員，導尿管與引流尿袋更換時機之確實與正確性，目標：100%遵從性
3. 若無臨床必須性，應於 24 小時內移除導尿管	32 位護理師	觀察神經外科無導尿管留置適應症患者，皆能於 24 小時內移除導尿管，目標：100%遵從性
4. 記錄需使用導尿之臨床適用狀況	32 位護理師	稽核護理資訊系統導尿管留置相關護理病程記錄之完整性，目標：100%遵從性 護理人員能正確描述導尿管留置相關照護於護理病程記錄，目標：90%遵從性
5. 碰觸任何導尿用物或尿管前應洗手	32 位護理師	稽核護理人員洗手正確性，目標：100%遵從性
6. 住院病患抗生素之使用，僅限於有臨床症狀時	32 位護理師	能判斷病患臨床症狀適用抗生素，目標：100%遵從性 查核護理病程記錄能說明抗生素使用過程，目標：100%遵從性
7. 執行導尿技術的人員都須接受訓練	32 位護理師	確認護理人員都接受導尿技術及導尿管相關感染的教育訓練，目標：100%遵從性
8. 每日應以水清潔會陰部，包含沖洗或淋浴	32 位護理師	評估護理人員常規執行會陰部清潔的能力，目標：100%遵從性

⊙ 表 10-4　依執行障礙擬定策略(GRIP)

障礙	策略	資源	結果
1. 護理人員未能正確保持引流系統密閉性	規劃預防導尿管相關感染的教育訓練課程： 1. 預防導尿管相關感染的擬真教學原則 2. 設計自學教材 3. 投影片教學 4. 海報宣傳 由各病房品管組組長每月監測執行成效	1. 預防導尿管相關感染的照護指引 2.「神經性膀胱訓練與導尿技術」操作手冊 3. 稽核表 4. 品管組組長	每位神經外科護理人員，均能完成在職訓練課程並通過評值；於臨床操作中能完整正確執行
2. 護理人員缺乏正確判斷更換導尿管與引流尿袋最佳時機	1. 規劃預防導尿管相關感染的教育訓練課程 2. 與感染控制小組每 3 個月召開 2 次會議	1. 預防導尿管相關感染的照護指引 2.「神經性膀胱訓練與導尿技術」操作手冊 3. 感染控制小組	護理人員對導尿管相關感染的預防標準／介入措施更加熟悉
3. 醫師無法遵循不需留置導尿管病患，於 24 小時內移除導尿管	1. 邀請神經修復專家對神經外科醫師於關於外科術後病人 24 小時內移除導尿管之實證最佳證據進行專題演講 2 次 2. 每天檢查患者狀況	1. 無特殊狀況下於病患術後 24 小時內移除尿管的實證研究成果 2. 神經修復科專家	有效提升神經外科醫師及護理人員對於術後 24 小時內移除導尿管的覺察，減少術後 24 小時無必要導尿管之留置
4. 護理人員未能完整記錄使用導尿之臨床適用狀況	1. 規劃預防導尿管相關感染的教育訓練課程 2. 導尿管相關照護護理病程記錄格式標準化	制訂之護理記錄格式；包含導尿管置入原因、日期、號碼、材質等於護理資訊系統	每位神經外科護理人員，皆能完整記錄病患導尿狀況

◎ 表 10-4　依執行障礙擬定策略(GRIP)（續）

障礙	策略	資源	結果
5. 未能確實於接觸導尿用物前後確實洗手	1. 規劃預防導尿管相關感染的教育訓練課程 2. 洗手臺前張貼感染管制室所印製之洗手五時機六步驟標籤	1. 預防導尿管相關感染的照護指引 2. 洗手五時機六步驟標籤	提高了護理人員對手部衛生的重要性的認知及落實手部衛生
6. 不適當地使用抗生素	1. 規劃預防導尿管相關感染的教育訓練課程 2. 安排抗生素使用相關實證研究專題演講於 2 次的神經外科部務會議	1. 預防導尿管相關感染的照護指引 2. 神經修復科專家 3. 感染管制政策對於抗生素使用之規範說明	神經外科尿路引流病患，僅限於有臨床症狀時使用抗生素，無不當使用之情形

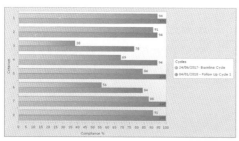

Criteria Legend

1. A closed drainage system is utilised. (32 of 32 samples taken)
2. Catheter and drainage bags are changed only when clinically indicated. (32 of 32 samples taken)
3. Catheters are removed within 24 hours postoperatively where there is no appropriate indication for continued use. (32 of 32 samples taken)
4. Documentation records a clinically appropriate indication for urinary catheterisation (32 of 32 samples taken)
5. Hand hygiene is performed prior to manipulation of the catheter device or site. (32 of 32 samples taken)
6. In patients where systemic antimicrobials are being administered, there is a clinical indication justifying their use. (32 of 32 samples taken)
7. Persons who maintain catheters have received training in this area. (32 of 32 samples taken)
8. Routine daily hygiene, including cleansing of the meatal surface during bathing or showering has occurred. (32 of 32 samples taken)

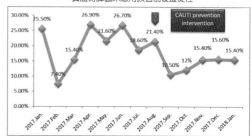

導尿管相關感染發生率趨勢圖
圖十二 實證應用成效評值-以預防管路相關之尿路感染為例

◎ 圖 10-7　實證應用成效評值－以預防管路相關之尿路感染為例

💙 案例二

☑ 再創中風個案主要照顧者的契機照顧與指導（穆等，2019）

1. 指引發展歷程：應用 JBI 的實證照護模式中的實證轉換及實證應用模式為基礎。經由查詢 JBI evidence summary 的臨床指引及查詢其他實證相關指引，及整合理論架構進行。該指引所列出的實證建議內容均經過本組專家共識會議進行本土化確認。共採用 14 個臨床指引建置護理課程模組及教案。

2. 指引簡介：以中風個案的主要照顧者的需求為核心，針對照顧重點(point-of-care)所發展之提供強化家庭韌力為導向，以協助主要照顧者改善需求及改善生活品質所發展的方案指引（包含 NP 核心能力、JBI 臨床指引、實證指引、本土化），依據方案指引設計 20 小時的課程模組及教案（如課室及實務、照護評估、照護技能），其中包含 10 小時的實際操作（如案例教學、Mega code、OSCE 等）課程（圖 10-8）。

3. 成效評值：北區南區長照機構負責人共 65 人參加，課程綜合評量問卷 Likert scale 5 分（1 分非常不同意～5 分非常同意）共計 21 題，平均分布於 4.78~4.98；成人自我導向學習成效共計 20 題，總得分由前測 86.25 分上升至 93.89 分，及 OSCE 考試平均得分 87.56 分等，整體方案指引執行成效良好。

照顧方案指引	課程模組	實際實作
・NP核心能力 ・JBI臨床指引 ・實證指引 ・本土化	・課室及實務 ・照護評估 ・照顧技能	・案例教學 ・Mega code ・OSCE

案 例	反 思
王先生，60歲，中風病人，左側偏癱經過復健後大有進步，日常生活照顧只需要輕度協助。今天早上突然口齒不清，左手無法執行指令。	想想看我們可以使用哪些工具...... 1. 病人到底發生了什麼狀況呢？ 2. 意識狀況好嗎？ 3. 難道又中風了嗎？

🔄 圖 10-8　實證轉譯發展方案指引於臨床應用

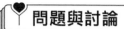 問題與討論　　　Basic Introduction to Evidence-Based Nursing

1. 醫療決策本身是否達到實務上的需求取決於決策本身必須符合哪些範圍？

2. 常見應用實證文獻結果的障礙有哪些？

3. 1990 年美國醫學研究院(IOM)的臨床照護指引定義是什麼？

4. 請簡述 JBI evidence summary 的定義？

5. 請簡述 JBI CLARITY cycle 的步驟？

解答

   1. 見本章 10-1 節。

   2. 見本章 10-1 節。

   3. 見本章 10-2 節。

   4. 見本章 10-2 節。

   5. 見本章 10-3 節。

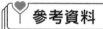 參考資料　　　 參考資料請掃描 QR Code

MEMO

Basic
Introduction to
Evidence-Based
Nursing

✚ 梁靜娟・楊淑華｜編著

評估實證護理
措施之成效

11-1　自我檢討與糾正

11-2　評估成效的方法

11-3　循環式品質管理

11-4　實證應用與成效

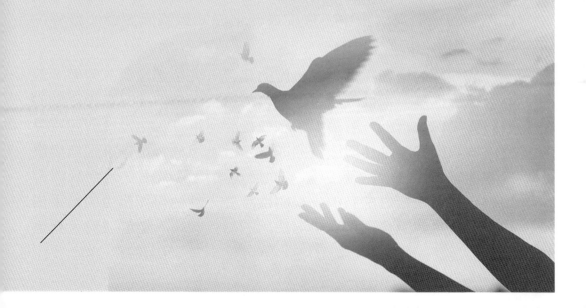

　　由護理角度為觀點，將臨床研究成果轉化為實際照護措施，最終制訂為護理實務照顧準則，是實證知識轉譯過程最重要的核心精神。經由具深度、廣度的全面資料搜尋策略，使用嚴謹的評讀工具篩選出研究品質佳的研究成果，並將所蒐得之研究成果，作嚴謹的結果統合分析，最後應用於臨床護理照護實務。此過程已脫離教條式知識資訊的盲目接受，護理人員對科學性知識的批判與應用能力，將根源於累積所學與世界頂尖臨床知識的相互衝激。

　　本章節將介紹實證護理措施成效評估的指標與工具、臨床上常使用的成效指標種類，如何使用成效評估方法。

11-1 自我檢討與糾正

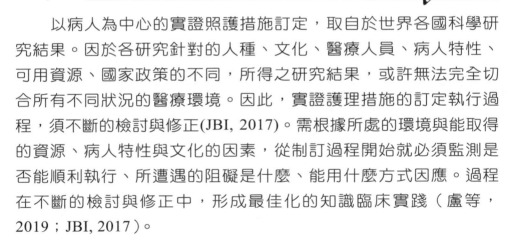

　　以病人為中心的實證照護措施訂定，取自於世界各國科學研究結果。因於各研究針對的人種、文化、醫療人員、病人特性、可用資源、國家政策的不同，所得之研究結果，或許無法完全切合所有不同狀況的醫療環境。因此，實證護理措施的訂定執行過程，須不斷的檢討與修正(JBI, 2017)。需根據所處的環境與能取得的資源、病人特性與文化的因素，從制訂過程開始就必須監測是否能順利執行、所遭遇的阻礙是什麼、能用什麼方式因應。過程在不斷的檢討與修正中，形成最佳化的知識臨床實踐（盧等，2019；JBI, 2017）。

　　成效評估是指護理照護措施的執行，對整體經濟、效率、效益、適當性及公平性上做合理判斷的過程。必須建立在系統性的資料蒐集與分析上，著重於措施執行的可近性、可及性與可接受性，以照護的整合性與服務的成本效益為目標，是為護理措施臨床實際執行成果的客觀評價，並且是護病關係建立的全貌與展現。在措施執行之前必須先規劃性評估，評估可能產生的結果或成效、確定可用資源、分析可採用的替代策略、協助決策人員選

擇、設計或調整各種執行流程與方式、確保組織以最合適的資源投入，獲得最大成效提供持續不斷服務品質改善（鄭，2015）。

首先找到想要處置的病人或對象出現的問題(patient/participant, P)，由問題轉換為服務需求，確認此情境中未被滿足的需求類別與潛在需求，作為措施設計及預算考量的基礎，經由文獻資料蒐集、需求調查來確定所要介入執行的護理措施(intervention, I)；可與現行的一般照護方式，或既有的現行模式做為比較(comparison, C)；最後選擇一個最適合的臨床指標(indicator)來評量照護過程及結果(outcome, O)（穆等，2019）。既有服務經驗以實證為基礎的護理措施，必須隨時更新相關科學知識；以目前科學新知的發展速度，每一項實證護理措施每 3 年應做一次知識之更新（台灣護理學會，2019），並確實掌握每一項新知識的發現與結果發表，定時補充、更新與修正，方能讓實證護理措施，永遠保持在最佳的最新科學知識應用。

11-2 評估成效的方法

護理照護的對象為「人」，從馬斯洛(Maslow)的需求理論來看人類的需求層次，在基本生理需求獲得滿足後，心理與靈性層面的需求照護層次的兼具，才能凸顯出對一個「人」完整的照護全貌，此即為以病人為中心(patient-centered)的照護概念（林等，2012）。病人安全(patient safety)、病人優先(putting patients first)的概念，在提升醫療照護品質與成果的過程中，皆被視為優質醫療照護的目標（台灣病人安全資訊網，2020）。臨床指標(indicator)是評量照護過程及結果，可具體測量出的重要因素。以病人為中心的成效指標監控，可提供臨床護理人員作為照護措施成效改善的依據（陳，2014）。指標建立需針對照護的結構、過程及結果，全面做有效、客觀的結果評估。實證護理措施的執行，在於強調

健康照護的知識與使用設備，以促進人類健康為最高目標的核心價值，使世界上每日都能產生出新的資訊。面對推陳出新速度飛快的知識產生，全世界的人皆能共享此新知來促進健康，並再評值新證據與成效。Mettert 等人(2020)應用 Lewis 等人(2015)所定義之成效指標定義為基礎，以系統性文獻回顧方式調查實證應用之成效指標，包括：接受(acceptability)、調整(adaption)、適宜性(appropriateness)、花費(cost)、可行性(feasibility)、真實性(fidelity)、可能性(penetration)，及持續性(sustainability)。此外，也有採用行為健康指標橫跨此八個成效指標定義，例如，使用量表進行實證應用的成效測試。

應用科學(implementation science)旨在經由確定障礙和促進因子，來縮小研究與實踐之間的缺口（差距），方可有效地實施和設計改善策略以達預期的成效。

本文將以實證照護模式之缺口來進行成效評值之討論，對於實證照護模式的缺口，Jordan 等學者(2019)提出的照護策略包括：

❤ 發現目前知識與新的知識間的斷層及缺口

知識的斷層及缺口來自病人、社區、臨床專業人員、組織、政府，甚至全世界的共識。臨床研究學者與科學家，致力於發現知識層面的斷層及缺口，針對此不足來促使新知識的產生，並宣導推展新知識的應用。因此，成效指標可於測量每一個階層人們對實證知識的了解、接受、應用、應用的完整與正確程度，此項知識也包含醫病共同決策過程(shared decision making, SDM)，讓臨床醫療團隊與病人及家屬，對疾病治療照護結果能有一致的認知，協助各項治療決策的選定。以 PICO 方式呈現研究問題如下：

1. 群體(patient/population, P)：清楚描述欲探討的研究對象之相關人口學資料，如：性別、年齡（成人或兒童）、疾病特性或問題特性（管路種類的留置、疾病分期）等。

2. 介入措施(intervention, I)：介入之護理措施。

3. 比較(comparison, C)：有介入或無介入（常規處置）、不同的處置方式（頻率、種類、劑量）等。

4. 成果(outcome, O)：發生率（增加或減少）、生存率（延長或縮短）。

💙 案例一

　　比較生理食鹽水與 Heparin 封管於降低靜脈導管阻塞之成效（白等，2018）。靜脈導管是住院病人常見的侵入性管路，對護理人員而言，維護靜脈導管是高負荷的護理照護工作，導管相關合併症發生率為 22.5%，其中導管阻塞發生率約為 6~8%。因此臨床上落實靜脈管路使用的評估與照護，可以減輕護理人員工作負擔，也減少病人導管引發的合併症產生，提升病人管路安全。

💙 案例二

　　腦部神經膠質母細胞瘤局部復發病人是否再次接受手術之醫病共同決策（譚等，2019）。惡性腦瘤復發(glioblastomas recurrent)有嚴重致命性（5%存活5 年），是否再次接受手術治療是病人及家人相當困難的抉擇。此實證資料呈現惡性腦瘤復發後再次接受手術與不接受手術間，存活率的差異。能幫助病人及家屬在醫病共同決策過程中，能對治療結果有具體概念與認知，共同做出對病人最佳的決定。

💗 發現新知識與臨床應用間的斷層與缺口

　　新知識的研究包含理論建構、流行病學調查、實驗室研究與臨床試驗。通常臨床上視隨機對照試驗(randomized controlled trial, RCT)結果為最可靠的科學實驗證據。然而，在許多臨床執行面與人道倫理考量下，隨機對照試驗並非皆能執行。因此廣泛收納質、量性研究、原始資料或次級資料分析、系統性文獻回顧、臨床照護指引、臨床證據摘要等，都可以是最佳實證知識的來源。例如在實證護理措施介入後，臨床護理人員的行為改變程度（完

整度、遵從度、錯誤發生率）、病人的健康結果變化（感染率、跌倒率、壓傷發生率、疼痛程度、滿意度、住院天數、再入院時間、死亡率等）、政策面（成本等），皆是可以監測的成效指標。

❤ 案例三

預防管路相關之尿路感染之最佳實證應用(Liang et al., 2019)。導尿管相關性尿路感染(CAUTI)與膀胱腎臟病變發病率、死亡率、住院費用和住院時間增加有關。應用 PACE 實證方法，提升臨床護理人員對導尿管相關性尿路感染(CAUTI)的照護遵從率、減少尿管留置病人的尿路感染率。

❤ 案例四

鬱血性心衰竭病人的體液平衡監測之最佳實證應用(Yang, Mu, Wu, & Curia, 2019)。鬱血性心衰竭病人的體液平衡監測非常重要，護理人員是否能確實記錄輸出入量，攸關病人生理狀況的結果評估與治療決策。應用 PACE 之臨床鬱血性心衰竭病人的體液平衡監測實證工具，不僅提升護理人員對體液監測正確步驟之遵從率，對於病人相關身體評估的完整率也因此應用而提升。

❤ 臨床應用、發展常規與政策間的斷層與缺口

將實證知識發展為常規或政策，需要人員、資源、教育與政策間的全面集結與配合，方能有效建立臨床實證措施的執行與全面應用。因此，實證護理措施的應用廣泛度、病人接受此照護措施的健康改善或增進程度、政策推行的普及度，皆是可以監測的成效指標。

❤ 案例五

運用 ABCDE 組合照護模式於加護病房呼吸器使用病人之成效運用（黃等，2018）。加護病房呼吸器使用天數每增加一天，呼吸肌力消退 5%，亦提高呼吸器相關肺炎風險。當疾病獲得控制，盡早脫離呼吸器為首要照護目標。主動喚醒和呼吸協調(**A**wakening and **B**reathing coordination of daily sedation and ventilator removal trials)、選擇鎮靜或止痛劑(**C**hoice of sedative or analgesic exposure)、譫妄監測管理(**D**elirium monitoring and management)和早期活動組合模式(**E**arly mobility and exercise bundle)的 ABCDE 組合模式,為改善使用呼吸器病人照護品質的跨學科策略,但也對執行者工時及工作負荷產生影響。此模式於臺灣臨床照護人力精實的型態下,證據強度及臨床應用成效缺乏實際數據可供參考。

💙 案例六

　　中心導管組合式照護措施（疾病管制署,2015）。中心導管置入已經成為現代臨床醫學最重要的治療方法之一,置入過程中若未採取嚴謹的無菌防護措施,可能增加導管相關血流感染的機率,而執行導管置入者之經驗和技巧、導管置入方式、過程以及部位,也會影響感染的發生。應用系統性文獻整合方式進行中心導管組合式照護統整,包含:手部衛生、最大無菌面防護、使用含 2% chlorhexidine gluconate 消毒置入部位、避免置放股靜脈、放置時使用查檢表監督操作過程及每日執行照護評估,並及早移除中心導管。此類組合式照護,對於預防中心導管相關血流感染確有顯著的效果。

❤️ 臨床照護指引的執行

　　美國醫學研究院(Institute of Medicine, IOM)率先提出太多的研究文獻對知識轉譯所產生的重大衝擊,因此訂定出實證研究資料轉譯應用標準方法學,來統整臨床對實證知識轉譯應用的步驟與評值。臨床照護指引(clinical practice guideline, CPG)定義為「一種能以系統性文獻回顧為依據,針對各種照護方案的益處和傷害進行評估後,做出對病人照護的最佳建議。」因此,照護指引是整合現有最佳證據、臨床專家的照護經驗、病人喜好與價值觀所擬定的照護準則(Institute of Medicine, 2011)。其目的在於促進有效果(effective)及有效率(efficient)的照護,來提高臨床照護品質與效益（周,2011）。

　　一個嚴謹的臨床指引除了以專章討論外，內容更應包含國人研究的寶貴資料。以病人主體之整合照護模式，是目前越來越強調與重視的觀念，特別是醫病共享決策模式。所有章節的開頭均列有重要的臨床建議，並提供相關之證據等級、建議強度，尤其華人（與人種、文化背景相關）之參考文獻。臨床指引兼具知識、臨床照護技巧與提升醫療品質等元素，期待能落實以病人為中心與整合照護的概念。然而，臨床照護指引的品質也是許多文獻討論的議題，因此發展過程的嚴謹，有助於將複雜科學的研究發現轉譯到臨床實務中，並給予具體的建議及執行方案（中華民國內分泌暨糖尿病學會，2019）。可以評估的成效指標，包括：發生率（跌倒、感染）、生活品質指數（生活品質、睡眠品質）、疾病症狀程度（呼吸困難、疼痛程度）、疾病惡化的嚴重度（期數）或次數、生理數值（血糖、血中肌酸酐）、住院次數、成本效益等。在成效指標的評估上，最多不要超過七項(GRADE Working Group, 2010)。

案例七

　　初次診斷原發性膠質惡性腦瘤成年病人之臨床照護指引（劉等，2015）。多形性神經膠母細胞瘤(glioblastoma multiforme, GBM)為國內常見的惡性腦瘤，目前臨床上尚未針對初次診斷為原發性惡性腦瘤病人，建立由手術治療、放射線及口服化學治療至末期等整個病程的臨床照護指引。本研究整合量性、質性系統文獻查證及統合分析(meta-analysis)、專家焦點團體及問卷調查等方式建立臨床適用之照護指引，以降低病人及家屬在初診斷及治療期、復發期至末期等所面臨之心理衝擊及提升因應能力。

案例八

　　臺灣糖尿病腎臟疾病臨床照護指引（中華民國內分泌暨糖尿病學會，2019）。此臨床照護指引包括基礎研究、流行病學、糖尿病用藥、糖尿病併發症與妊娠期糖尿病等範圍研究成果的整合，也根據專家學者意見以及國內外指

引內容做了一些調整。糖尿病腎臟疾病臨床照護指引自 2016 年建立後，於 2017、2018 年，每年依據許多新上市的降血糖藥物與心血管疾病的臨床試驗結果發表，加入指引中，成為新的重要臨床實證證據。新的血糖監測工具，如連續血糖監測與糖化白蛋白等，於 2017 年通過健保給付，指引也為此特別於相關章節中介紹。此指引的目的在提供臨床執業的參考依據，但面對糖尿病人照顧時，仍需依個別實際狀況，做出調整與最佳處置。

11-3　循環式品質管理

　　將實證知識應用於臨床實務的過程，可以結合品管的方式，利用多個 PDSA 持續改善。換言之，PDSA 也是實證應用的模式之一，並合併了管理與領導的概念。什麼是 PDSA？PDSA 指的是計畫(plan)、執行(do)、研究(study)、行動(act)，由美國學者戴明(William Edwards Deming)所提出，故也稱戴明循環(Deming cycle)（圖 11-1），這個過程也是大家所熟知的 PDCA (plan-do-check-act)，不過 PDCA 是系統用以處理錯誤的品質控制循環；PDSA 則旨在對流程的產出結果進行不斷的學習及改善，是一種以螺旋上升的展現，為達到某種目標的知識增長或品質改善模式（圖 11-2）。

　　因此，PDSA 的四個階段反應了一種科學的實驗方法，可以促進對政策改變測試的預測及隨時間變化的後續測量，以評估介入措施對目標過程或目標結果的影響，方法的成功應用可以使臨床實務更有效地實現其品質改善目標(Taylor et al., 2014)。也就是說，當計畫因執行改變而轉變時，PDSA 為實驗學習提供了一種結構，以了解改變是否奏效，由此學習並根據新的訊息採取行動(Reed & Card, 2016)。在醫學實證計畫(plan)時，可以幫助我們尋找正確的原因和執行方向。

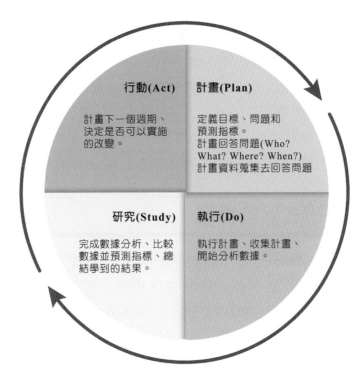

☝ 圖 11-1　戴明循環(Plan-Do-Study-Act, PDSA)

資料來源：Deming, W. E. (2000). *Out of the crisis*. The MIT Press.

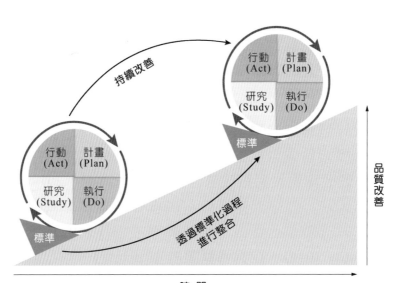

☝ 圖 11-2　PDSA 持續改善過程

　　PDSA 週期是臨床改善過程，對於證實以研究為基礎之介入措施的適應和執行非常有用，尤其是納入日常護理為中心問題的情境中，因此臨床人員通常對此相當熟悉(Coury et al., 2017)。例如學者 Hendricks (2015)使用 PDSA 架構來實施臨床實務的改變，透過加強對病人的教育及更好的記錄，來提高乳腺癌病人對口服止吐藥的遵從性。Malloy 等人(2013)也透過 PDSA 的操作，減少病人等待時間並提高病人的滿意度，尤其是改變了臨床過程。

✕ 臨床情境　　　　　　　　Basic Introduction to Evidence-Based Nursing 🔍

　　開啟防跌新紀元（王等，2018）。跌倒是醫療機構中常見危害病人安全之意外事件，跌倒導致之傷害造成病人、家屬身心和照護上的負擔，亦會延長住院天數及增加醫療成本。該研究團隊於 2009 年 10 月至 2010 年 12 月，初次建構實證照護指引執行八大項危險因子預防跌倒策略；2011 年更新實證多面向照護八大策略及每月執行「跌倒危險因子評估及預防措施查核」；2013 年採購「離床報知機」以偵測病人離床，但該年度跌倒發生率為 0.154%，仍高於全院閾值 0.1%。因此 2014 年該團隊「使用離床報知機偵測離床系統降低住院老人跌倒」。2015 年對應跌倒危險評估工具之七大危險因子，分別實施「ITI (individualized tailored intervention)客製化防跌措施」及「繪本版客製化防跌措施以降低住院病人跌倒」措施。2016 年參酌病人及家屬意見，表示對跌倒危險因子不了解、不易記得防跌措施，為延續客製化防跌措施，實施繪本版 ITI 客製化防跌措施以降低住院病人跌倒發生率。此應用例子為以 PDSA 方式，應用於持續不斷檢視改善成效、修正因應措施，以達臨床照護品質有效之提升。

11-4 實證應用與成效

實證醫學(evidence-based medicine)的目的在於結合臨床問題、研究證據、個人經驗以提供高品質醫療照護。在知識轉譯過程中，如果僅將知識進行整理並發展臨床指引等工具，但卻無法將實證知識加以實踐，勢必將影響臨床應用之成效。而評價實證文獻可應用性，進而評估其應用成效，才能更具體呈現照護的成效。運用實證為基礎的護理照護以及品質與安全提升是一體兩面、相互影響的；實證實務的重點在「做對的事情」；品質的提升則著重於把事情做對，整合起來就是「把對的事情做對」（盧等，2019）。

實證醫學 5A 的運用主要包括形成一個可回答的臨床問題(ask)、搜尋最佳證據(acquire)、進行嚴格的文獻評讀(appraise)、應用以解決病人的臨床問題(apply)及評估執行成效(audit)等五大步驟(Sackett et al., 1997)，前面三個步驟著重於知識的產生，後面兩個步驟則強調知識的應用。然而，實務操作上「知道(knowing)」跟「實際做(doing)」之間存在著鴻溝，如果將實證醫學知識結合於品管活動裡，其最主要是可以幫助我們跨過知識的鴻溝(knowledge gap)及執行之間的不一致(knowing-doing gap)（陳、邱，2008），這也是實證 5A 運用的最終目標。

在知識應用階段，如何減少實踐知識的滲漏，縮小理論與實務間的鴻溝，是促進知識應用及提升臨床照護品質的重要關鍵。Straus 等人(2005)提出，要提升臨床照護品質，必須克服實踐知識時產生的七層滲漏過程，即注意到(aware)、接受(accepted)、可行(applicable)、有能力做(able)、開始做(acted on)、認同(agreed)及養成習慣(adhered to)，這也是實證應用的 7A 階段（圖 11-3）。前三階段「注意到、接受、可行」需要實證照護觀念的普及、實證知識及技能的傳授，以及實證相關資源如實證資料庫等的配合，才

能有效克服;「可行、有能力、開始做」則需要醫院系統性的建立實證實務應用制度,持續品質改進的技能,經實證知識轉化成為照護指引或照護標準,才能有效將實證證據應用於日常照護措施;最後兩階段「認同、養成習慣」則與病人選擇有關,包括協助病人做抉擇,提供病人及家屬教育指導,並追蹤其遵從性(陳,2014;陳等,2016;Straus et al., 2005)。

　　臨床推動實證實務必須評估可能的阻礙與促進因素,相關研究指出執行實證實務的阻礙,包括三方面:

1. **個人方面**:實證知識信念及技能不足或對實證抱持負面的態度、醫護人員習慣傳統的照護方法不願改變、沒有時間評讀研究資料、學校養成教育缺乏實證照護課程(Johansson et al., 2010; Uysal et al., 2010)。

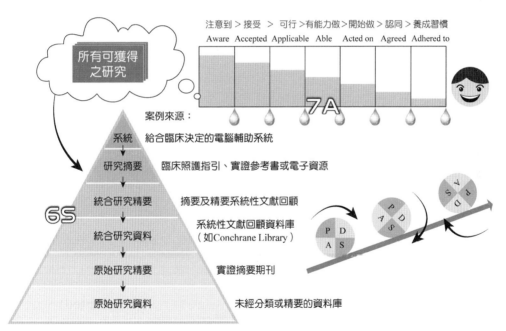

图 11-3　實證醫學的知識轉譯地圖(B2B 流程)

資料來源： Straus, S. E., Richardson, W., Glasziou, P. & Haynes, R. B. (2005). *Evidence-based medicine: How to practice and teach EBM* (3rd ed.). Churchill Livingstone.

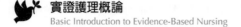

2. **主管方面**：行政主管未體認實證照護的重要趨勢、不認同實證照護具有實質的益處。

3. **組織方面**：繼續教育缺乏實證概念及技巧課程、無法提供實證實務的輔導機制、缺乏硬體設備及網路資訊（陳等，2013）。

學者們也提出成功邁向實證實務關鍵的要素，包括：(1)有明確願景及領導策略；(2)組織的分權管理制度；(3)實證教育方案；(4)輔導制度；(5)跨領域團隊合作；(6)訊息傳遞平臺；(7)實證圖書及資料庫資源；(8)肯定及獎勵制度；(9)成果應用的回饋機制(Fitzsimons & Cooper, 2012)。

問題與討論

1. 下列何者屬於臨床護理照護成效指標(indicator)？(A)死亡率 (B)感染率 (C)成本 (D) 14 天內再入院率 (E)以上皆是。

2. 下列何者不屬於臨床實務指引(clinical practice guideline)評估工具 AGREE II (appraisal of guidelines for research and evaluation II)所評估的領域範圍？(A)研究限制 (B)應用性 (C)權益相關人參與情形 (D)呈現清晰度。

3. 形成一個可回答的臨床問題(Ask)，是實證應用的第幾 A？(A) 1A (B) 2A (C) 3A (D) 4A。

4. 實證照護措施訂定時，需考量哪些因素？(A)人種特色、文化 (B)醫療人員 (C)可用資源 (D)國家政策的不同 (E)以上皆是。

5. 下列敘述何者為錯？(A)實證護理應用需不斷的檢討與修正，形成最佳化的知識臨床實踐 (B)實證護理知識在整合制訂後，即是不變的定律 (C) PDSA 指的是計畫(plan)、執行(do)、研究

(study)、作用(act)　(D)臨床推動實證實務障礙，在個人方面面臨實證知識信念及技能不足、醫護人員習慣傳統的照護方法不願改變、沒有時間評讀研究資料、學校養成教育缺乏實證照護課程。

解答

1. E，見本章 11-2 節。　　4. E，見本章 11-2 節。

2. A，見本章 11-2 節。　　5. B，見本章 11-3 節。

3. A，見本章 11-1 節。

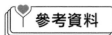 參考資料

 參考資料請掃描 QR Code

MEMO

Basic
Introduction to
Evidence-Based
Nursing

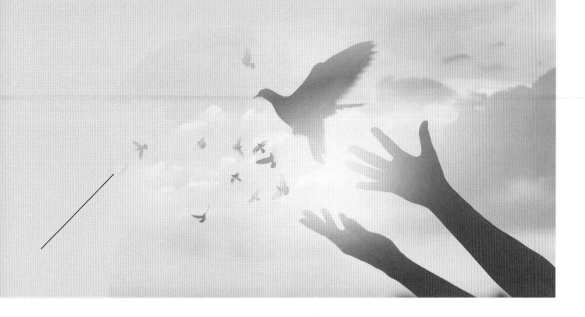

✚ 張麗銀｜編著

實證報告撰寫技巧

12-1 實證報告的書寫方式

12-2 實證報告的書寫內容

12-3 實證報告書寫常見之問題

　　實證健康照護最終之目的是讓病人能獲得有實證依據的照護措施，因此若能將實證照護案例、實證應用、照護指引等寫成文章發表，才能提供他人參考與不斷更新實證證據。然而發表對多數人而言是困難執行的任務，為了提升文章撰寫品質，各機構或期刊針對各類文章之撰寫與投稿都有不同之規範，例如撰寫隨機對照研究之文章則建議依循 CONSORT (consolidated standards of reporting trials) 聲明(Schulz et al., 2010)，撰寫系統性文獻回顧之文章則建議依循 PRISMA 2020 (preferred reporting items for systematic reviews and meta-analyses)聲明(Page et al., 2021)。這些聲明都是由檢查表和流程圖組成，讓作者可以清楚了解各項目應涵蓋之內容（詳見第一章）。

　　在國內，台灣護理學會於 1992 年制定「基層護理人員臨床專業能力進階制度規劃指引」，針對不同階段的護理人員擬定各項能力培訓規劃，亦訂定護理個案報告、護理專案等之書寫規範，讓護理人員有所遵循（台灣護理學會，2018）。此進階制度指引隨著護理專業之發展歷經多次修訂，最近一次修訂是 2018 年將實證健康照護之能力加入學術能力之培訓規劃（表 12-1），讓基層臨床護理人員除了案例分析、個案報告、護理專案、護理研究以外有更多的選擇與發展，其中實證健康照護之能力基準是要分別通過 A 類「實證健康照護綜整文章(evidence-based health care synthesis)」、B 類「實證健康照護應用文章(evidence-based health care application)」、C 類「實證健康照護指引文章(evidence-based health care guideline)」。A 類可由機構自行審查或送交台灣護理學會統籌送專家審查外，B 類、C 類都要送台灣護理學會審查，另外亦建構實證健康照護知識館作為 A~C 類的實證知識分享與交流之平臺（台灣護理學會，2020）。為了護理人員能力進階培訓需求及書寫實證報告能快速上手，因此本章節以台灣護理學會之 A 類及 B 類實證文章之撰寫技巧為主軸。

🔍 表 12-1　臨床專業能力進階制度之學術能力晉升要求

進階	學術能力要求
N→N1	通過讀書報告審查合格
N1→N2	通過案例分析審查合格或通過 A 類「實證健康照護綜整文章」審查
N2→N3	通過個案報告審查合格或通過 B 類「實證健康照護應用文章」審查
N3→N4	通過專案報告審查合格或研究報告，或通過 C 類「實證健康照護指引文章」審查

12-1　實證報告的書寫方式

一、書寫流程

1. **先釐清投稿之目的**：目的不同，書寫之內容與架構就不同。先確認實證報告是為了實證相關之會議口頭或海報發表、期刊發表、實證競賽、台灣護理學會實證 ABC 類送審，還是投稿實證健康照護知識館，才能進一步規劃書寫之架構。

2. **參考欲投稿機構之投稿細則或相關規定**：一般而言，投稿機構會對投稿之相關事項做規範，例如台灣護理學會之「實證健康照護知識館」投稿及審查辦法會涵蓋投稿流程、投稿文章需符合之條件、文章類別、文章內容、字數限制等；若是會議或競賽之投稿則會對投稿期限、參加人員資格或每組人數限制等另做規範，所以文章撰寫前要先詳讀投稿相關規範，以免徒勞無功。例如投稿台灣護理學會之 ABC 類文章必須是近 5 年內由護理團隊所發展或修訂之實證健康照護成果，如果不符合此前提就無法順利投稿。

3. **團隊分工及擬定書寫期程**：團隊依照投稿辦法討論及分工，並訂定期程檢視進度才能如期投稿。

4. **同儕或專家協助審閱**：當局者往往無法看到書寫之盲點與缺失，初稿完成後若能請有投稿經驗者或專家協助審閱或潤稿，再做修訂，亦是投稿成功之重要步驟。

5. **投稿前以檢核表自我檢視完整性**：有些投稿機構要求投稿前先依自我檢核表檢視格式與內容之完整性。

6. **投稿**：依據投稿機構所設定之投稿程序完成投稿。

二、章節劃分及格式

1. **實證相關會議或研討會摘要之內容項目**：文章之內容宜參考欲投稿機構之投稿指引，如果是會議摘要，大致涵蓋題目、背景（有些無此項）、目的、方法、結果、結論或建議、關鍵詞（中英文）等，並針對格式、字數等作規範。

2. **台灣護理學會之 A 類及 B 類實證文章之內容項目**：
   (1) A 類：完成 3A (ask, acquire, appraise)之過程，乃將臨床提問之問題形成 PICO，再搜尋符合 PICO 之文章及評讀文獻品質，且依據評讀結果提出具體之評析結論。書寫內容包括中英文題目、中英文摘要、前言、方法（3A 之內容）、結果與討論、參考文獻等，其中，中英文摘要之項目為：形成臨床提問(PICO)、文獻搜尋的方法與分析、文獻的品質評讀、結論與建議、關鍵詞等。
   (2) B 類：完成 5A (ask, acquire, appraise, apply, audit)之過程，即實證轉譯之過程，將實證證據應用在臨床之過程與結果，並提出清楚具體的應用建議（台灣護理學會，2022）。書寫內容包括中英文題目、中英文摘要、前言、資料搜尋方法與分析（前 3A 之內容）、研究方法(apply)、結果與討論(audit)、參考文獻等，其中，中英文摘要之項目為：形成臨床提問(PICO)、文獻搜尋的方法與分析、文獻的品質評讀、證據之臨床應用、成效評值、結論與建議、關鍵詞。實證投

稿之章節劃分莫衷一是，建議實證報告書寫之章節劃分與書寫重點原則可參考表 12-2。

表 12-2　實證報告書寫之章節劃分與書寫重點原則

書寫項目		A 類：實證健康照護綜整	B 類：實證健康照護應用
中英文題目		文章的標題可反應全文	文章的標題可反應全文
中英文摘要		簡潔、扼要、能涵蓋全文內容，並提供適當之關鍵詞	簡潔、扼要、能涵蓋全文內容，並提供適當之關鍵詞
前言		選讀此文章的動機、前景、背景與重要性	選讀此文章的動機、前景、背景與重要性
資料搜尋方法與分析	1. 形成臨床提問 PICO (ask)	清楚描述照護族群之臨床問題	清楚描述照護族群之臨床問題
		清楚描述主要／其他的介入處置或暴露因素	清楚描述主要／其他的介入處置或暴露因素
		正確指出結果成效的測量指標	正確指出結果成效的測量指標
	2. 文獻搜尋的方法與分析 (acquire)	關鍵字使用合適並說明搜尋之資料庫	關鍵字使用合適並說明搜尋之資料庫
		清楚敘述檢索策略及利用各種檢索功能	清楚敘述檢索策略及利用各種檢索功能
		清楚描述挑選文獻的理由	清楚描述挑選文獻的理由
	3. 文獻之品質評讀 (appraise)	正確使用文獻評讀指南工具，評讀工具以最新版本為主	正確使用文獻評讀指南工具，評讀工具以最新版本為主
		正確且嚴謹的評讀「效度 (validity)」	正確且嚴謹的評讀「效度 (validity)」
		正確且嚴謹的評讀「重要性／影響力 (importance/impact)」	正確且嚴謹的評讀「重要性／影響力 (importance/impact)」
		正確的評定證據等級及整合知識，並採用最新證據等級分類標準及註明出處	正確的評定證據等級及整合知識，並採用最新證據等級分類標準及註明出處

◎ 表 12-2　實證報告書寫之章節劃分與書寫重點原則（續）

書寫項目		A 類：實證健康照護綜整	B 類：實證健康照護應用
研究方法	4. 證據之臨床應用(apply)	－	說明應用之對象或族群
		－	描述轉化知識到當地的情境，並簡述文獻應用之建議
		－	分析應用時的阻力或助力
		－	描述不同臨床決策對醫療品質的影響
		－	說明依循新證據改變個人或其他醫療人員的診療／照護習慣。
結果	5. 整體成效評核(audit)	－	考量成本效益
		－	呈現具體臨床成效（病人、族群反應）
		－	呈現成效維持、監測與知識更新
	6. 結論與建議	臨床推行之具體應用建議	臨床推行之具體應用建議
		相關注意事項	相關注意事項
參考文獻		按 APA 最新格式書寫（依學會規範之版本）	按 APA 最新格式書寫（依學會規範之版本）
字數		中英文摘要各限 1,200 字，全文限 6,000 字（不含摘要、圖表及參考文獻），內文每篇至多 16 頁，自前言開始，含圖表及所有附件	中英文摘要各限 1,200 字，全文限 8,000 字（不含摘要、圖表及參考文獻），內文每篇至多 20 頁，自前言開始，含圖表及所有附件

註： A 類：實證健康照護綜整以項目 1~3 & 6 審查為準。
　　B 類：實證健康照護應用以項目 1~6 審查為準；草案則以項目 1~3 審查為準。

12-2 實證報告的書寫內容

　　實證報告各項目撰寫的技巧簡述如下：

1. **題目**：文章之主題攸關是否能讓讀者了解文章探討之臨床問題為何，亦是吸引讀者繼續閱讀之重要關鍵，因此在擬定實證主題時要釐清問題是否與臨床相關、且尚無定論之議題。一般而言把 PICO 寫成一句話即可形成題目。

2. **摘要**：內文都完成後，才依投稿機構之規範將重點寫成中文摘要，再轉譯為英文摘要。摘要之架構如前所述。投稿前英文摘要可請專業英文編輯協助修訂。

3. **前言**：內容主要是說明探討實證問題之動機與重要性，可由臨床情境導引出問題，並由文獻凸顯問題之重要性，有些作者會具體寫出探討此實證問題之目的。

4. **資料搜尋方法與分析**：依照實證報告之類型而將實證五步驟分別書寫於不同項目內，下列分別陳述每個項目要撰寫之重要內容。

   (1) 形成問題(ask)：要將問題明確且聚焦的寫成 PICO 問題結構，並說明是○○型問題，依照問題類型不同優先選擇之文章研究設計亦不同，例如處置型問題依實證證據等級優先選擇之文章是系統性文獻回顧(systematic review, SR)或統合分析(meta-analysis, MA)或隨機對照試驗(randomized controlled trial, RCT)等。

   (2) 尋找文獻(acquire)：說明文獻搜尋的關鍵詞、檢索策略、資料庫名稱、搜尋結果等，可將搜尋過程、排除與納入文獻之理由與結果篇數等用文獻檢索流程圖呈現（蔡，2020）。

   (3) 評讀文獻(appraise)：是選用適當的文獻評讀工具及嚴謹評讀文獻之過程。要書寫列入評讀文章之類型及選用之評讀工具

與出處。文獻評讀是針對三個方面以系統性的方法評估之過程，包括研究方法的正確性(validity)以決定實證等級、結果的重要性／效益(importance/impact)看結果是否有意義，以及臨床上應用性(practice application)以了解研究結果能否應用於所照顧的病人。例如常用的系統性文獻回顧(systematic reviews)之評讀工具，如 JBI "critical appraisal tool of systematic reviews"、Oxford CEBM 之 systematic reviews critical appraisal sheet、NIH 之 CASP、PRISMA 等。其他的研究設計亦有不同之評讀工具，臨床診療指引則以 AGREE II (the appraisal of guidelines for research & evaluation instrument)評價。報告書寫時為了讓讀者或評審一目了然，可將評讀之文獻、評讀工具各項評讀之結果、每篇評讀後之證據等級及建議等列表呈現。評讀後針對評讀之文獻要整合證據結果，作為臨床實證轉譯之依據或讓讀者了解目前實證證據之結果，可參考台灣護理學會實證健康照護知識館內之文章（邱等，2020）。

5. **研究方法**：是呈現臨床應用(apply)，即實證轉譯到臨床病人之過程。報告書寫宜涵蓋實證應用之計畫及過程中所遭遇之困難、阻力、資源、助力、改變之過程等。其中實證應用計畫之內容包括對象、場所、工具、介入之措施或實證對策群組、資料收集方法、資料統計分析等，資料統計分析宜以圖表呈現。有些報告會以類似品質專案的方式執行臨床實證轉譯，例如 JBI 使用 PACES (practical application of clinical evidence system) 臨床指引應用系統，經由 PACES 建立主題及籌組改善小組，評估照護指引的執行障礙並發展改善策略，再協助醫療保健組織將實證證據落實在臨床照護（蘇、穆，2018）。

6. **結果與討論**：屬於 5A 中的整體評核(audit)，書寫內容要呈現評核實證應用的具體成果，並檢討執行過程的優缺點、障礙及

資源等，或與文獻比較，讓讀者能快速了解解決問題的最佳方案。除了執行成果外，亦需考量成本效益、是否可推廣應用在不同病人與族群、如何成效維持、監測與更新臨床作業流程等。

7. **結論與建議**：將整個實證轉譯重要之結果及建議簡潔具體的呈現，以作為推廣實證之參考。

8. **參考文獻**：圖、表、內文引用、參考文獻等都要依據規範之格式書寫。

12-3 實證報告書寫常見之問題

以作者多年評審經驗，將實證報告書寫時常見之問題彙整如表 12-3。

⊙ 表 12-3　實證報告書寫常見之問題

書寫項目		常見問題
題目		題目與 PICO 不符合
摘要		1. 未依摘要之項目書寫 2. 內容放錯項目 3. 摘要內容或數值與內文不符合
前言		1. 未清楚說明臨床問題或情境 2. 未清楚說明動機與重要性
資料搜尋方法與分析	形成臨床提問 PICO (ask)	1. PICO 描述與所提問之臨床問題不符 2. 所提問之臨床問題太籠統或問題範圍太廣 3. 介入處置或暴露因素描述不清 4. 未釐清與介入措施(I)比較之措施(C)為何 5. 成效的結果指標(O)不明確
	文獻搜尋的方法與分析(acquire)	1. 關鍵字與 PICO 不符合 2. 未清楚說明檢索策略 3. 文獻搜尋之資料庫不足 4. 未說明選擇文獻之理由

◎ 表 12-3　實證報告書寫常見之問題（續）

書寫項目		常見問題
資料搜尋方法與分析（續）	文獻之品質評讀（appraise）	1. 未說明使用之文獻評讀工具 2. 使用舊版或錯誤的文獻評讀工具 3. 未正確評讀文獻 4. 依文獻評讀結果評定證據之等級或建議不正確 5. 未呈現採用之證據等級分類及建議標準 6. 未整合及呈現文獻證據之結果
研究方法	證據之臨床應用（apply）	1. 未清楚說明實證臨床應用之方法 2. 實證臨床應用之個案數或期間不足 3. 未呈現知識轉譯所碰到之障礙或解決辦法
結果	整體成效評核（audit）	1. 未呈現成本效益 2. 未持續執行實證臨床應用
	結果與討論、結論與建議	1. 結論與建議籠統不具體 2. 未討論實證證據與臨床應用結果之差異
	書寫品質	1. 格式或字數不符合規定 2. 圖、表、文獻引用、參考資料等未依照規範之格式或版本書寫 3. 文字表達不通順或錯字多

結論

　　文章之撰寫需要不斷練習與研摩，實證相關資料庫或實證健康照護知識館內之文獻或資源都是實證報告書寫技巧可參考的平臺，當然最重要的是書寫前能閱讀欲投稿機構之投稿指引或相關注意事項，才能事半功倍成功投稿。撰寫技巧可經由不斷練習精進，然而要端出色香味俱全之好菜，必須有精采紮實的實證內容，這才是實證報告成功的關鍵因素。

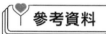 **問題與討論**　　　Basic Introduction to Evidence-Based Nursing ⊙

1. 請說明實證報告撰寫之流程。

2. 請說明台灣護理學會 A 類實證文章之章節劃分及書寫原則。

3. 請說明台灣護理學會 B 類實證文章之章節劃分及書寫原則。

解答

1. 見本章 12-1 節。

2. 見本章 12-1、12-2 節。

3. 見本章 12-1、12-2 節。

參考資料　　　⊙ 參考資料請掃描 QR Code

MEMO

Basic
Introduction to
Evidence-Based
Nursing

✚ 盧淑芬・鄭慧娟・郭素真・楊淑華
穆佩芬・李美銀・黃子珍・梁靜娟 編著

CHAPTER

實證護理臨床研究案例

13

13-1　量性系統性文獻案例
　　　研究案例一　盧淑芬　　研究案例三　郭素真
　　　研究案例二　鄭慧娟　　研究案例四　楊淑華

13-2　質性系統性文獻案例
　　　研究案例一　穆佩芬　　研究案例三　黃子珍
　　　研究案例二　李美銀　　研究案例四　梁靜娟

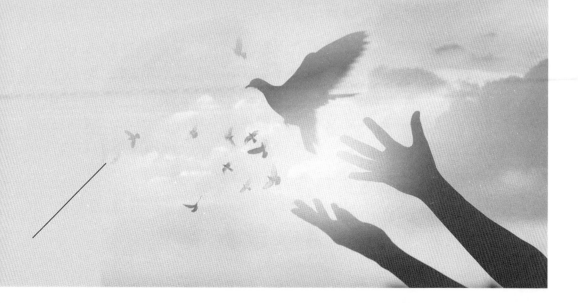

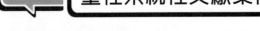

13-1 量性系統性文獻案例

研究案例一 使用 Chlorhexidine 擦澡預防中心導管相關血流感染之成效

盧淑芬

摘要

背景：中心導管是住院病人重要的維生管路，然而也是導管相關血流感染之主因，使用含 chlorhexidine 擦澡不具侵入性且使用方便；對於預防血流感染成效良好，然而近來已發表文獻結果仍有不同定論，因此，期盼透過系統性文獻回顧，整合近期研究結果，以提供臨床人員照護參考。

目的：本研究目的為運用量性系統性文獻回顧及統合分析，探討使用 chlorhexidine 擦澡是否能有效預防中心導管相關血流感染的發生。

方法：以 PICO 擬訂關鍵字，搜尋中、英文電子資料庫，發表於 2015~2020 年 1 月間符合納入條件之隨機對照試驗研究，使用 JBI 隨機對照試驗評析工具進行文獻評價及資料精萃，並以 RevMan 5 軟體進行統計分析及異質性檢定。

結果：經由文獻篩選後共納入 5 篇文章，實驗組個案數為 188,128 人，對照組則為 162,369 人，CRBSI 統合分析綜合量為 0.77（95% CI 信賴區間：0.67~0.87），且成效達顯著差異($p < 0.0001$)；此外，納入的文章具同質性($I^2 = 0\%$; $p = 0.52$)；對於皮膚不良反應則無顯著差異；顯示使用 chlorhexidine 擦澡能有效預防導管相關血流感染的發生。

結論：使用 chlorhexidine 能有效預防中心導管相關血流感染，此研究結果，可作為臨床照護之參考依據。

臨床應用：住院病人需要床上擦澡時，臨床照護人員可以根據研究結果在病人無過敏史情況下使用，另外，建議機構可以制定照護標準，以確實達預防導管相關血流感染效果，提升照護品質。

關鍵字：中心導管、導管相關血流感染、chlorhexidine、擦澡、系統性文獻回顧

背景

　　中心導管是加護病房病人重要維生管路，用以輸液復甦、血流動力學監測及營養支持，然而根據美國醫療促進協會指出約90%以上導管相關血流感染(catheter-related bloodstream infection, CRBSI)之主因為中心靜脈導管，而住院病人一旦發生血流感染，可能延長住院天數，增加醫療成本，甚至威脅生命(Cassini et al., 2016; Stevens et al., 2014)。臨床上血流感染的危險因子包含疾病嚴重度、導管留置天數、住加護病房、免疫力低下及糖尿病等病史，另外，導管置放與照護過程未遵從無菌原則，導致注射部位或管路接口處細菌移生或汙染，也是影響血流感染的重要因素。因此，國際相關團體（如美國疾病管制中心）提出重要群組策略(bundle intervention)以降低導管相關血流感染，包含手部衛生(hand hygiene)、人員教育訓練(education programs for personal)、置入部位之選擇(optimal catheter site selection)、置入過程查核清單(checklists)、最大消毒範圍(maximal barrier precaution upon insertion)、消毒劑的使用(chlorhexidine skin antisepsis)、減少非必要留置(prompt removal of unnecessary lines)、採用無菌注射帽及免針式接頭(disinfection of hubs and needleless connectors)等項目(O'Grady et al., 2011)。

　　近年來，相關研究提出使用 CHG (chlorhexidine gluconate)擦澡策略能有效預防醫療照護相關感染。chlorhexidine gluconate（葡萄糖酸氯己定）為 WHO (2019)基本藥物標準清單之一，是一種對於革蘭氏陽性跟陰性細菌皆有效的廣效性抗菌劑，作用迅速，在接觸後 30 秒內能殺死大多數細菌(Genuit et al., 2001)，如院

內感染(hospital-acquired infections, HAI)常見微生物金黃色葡萄球菌(*Staphylococcus aureus*)及腸球菌(*Enterococcus*)等，在臨床照護中扮演相當重要角色。目的為透過擦澡減少病人皮膚移生菌落數及醫療人員手部微生物，來降低 CRBSI 風險，根據不同用途濃度範圍從 0.004~4%，主要製劑為手部衛生消毒劑、漱口水、傷口清潔劑及皮膚消毒等，特性為低成本、毒性及對於皮膚刺激少(McDonnell & Russell, 1999; Puig Silla et al., 2008)。

關於 chlorhexidine 擦澡對於導管相關血流感染之臨床實證，仍存有不同結論。一項於加護病房納入 4 個隨機對照試驗之文獻回顧，結果顯示成效良好，然而文獻異質性高(Abbas & Sastry, 2016)；另一篇納入 3 篇隨機對照試驗及 12 篇類實驗研究之統合分析，結果顯示能降低 CRBSI 風險，然而研究品質待進一步討論(Huang et al., 2016)；也有學者探討對於加護病房中院內感染常見微生物不動桿菌(*Acinetobacter baumannii*, AB)的影響，結果顯示能減少 AB 菌的移生，但對於降低多重抗藥 AB 菌感染及血流感染的發生則無顯著差異(Fan et al., 2019)；關於 chlorhexidine 擦澡降低重症病人院內感染的影響，一篇納入 8 個研究之系統性文獻回顧結果顯示，於降低重症病人院內感染、死亡率、加護病房停留天數及對於皮膚的影響之證據並不明確(Lewis et al., 2019)。綜觀上述相關文獻結果，各有定論，對於導管相關血流感染之成效仍有許多爭議，因此本研究期望經由整合近期臨床試驗，以進一步探討使用 chlorhexidine 擦澡對於導管相關血流感染之影響，提供臨床人員決策參考，以提升照護品質。

臨床問題(Asking)

使用 chlorhexidine 擦澡是否能有效預防中心導管相關血流感染？

方法

本文運用實證過程來形成問題(asking)、搜尋(acquire)及評讀文獻(appraisal)。

💙 一、搜尋最佳文獻(Acquire)

(一)根據 PICO 擬定關鍵字（表 13-1）

🔍 表 13-1　關鍵字

內容	英文關鍵字	中文關鍵字
P	central venous catheter, central line, central venous catheter intravascular catheter	中心靜脈導管、中心導管留置、中央導管
I	chlorhexidine gluconate bathing, chlorhexidine bathing, body wash	chlorhexidine 擦澡、洗澡、拭浴
C	non chlorhexidine gluconate bathing	非 chlorhexidine 擦澡、不含 chlorhexidine 擦澡
O	blood stream infection (BSI), catheter-related bloodstream infection (CRBSI), central line-associated bloodstream infection (CLABSI), healthcare associated infection (HAI)	血流感染、導管相關血流感染、中心導管相關血流感染、健康照護相關感染
文章類型	randomized controlled trial	隨機對照試驗

(二)納入條件及搜尋策略

本研究以量性系統性文獻回顧，探討使用 chlorhexidine gluconate 成分執行擦澡，是否能預防中心導管相關血流感染？首先運用關鍵字於 PubMed、MEDLINE、CINHAL、Cochrane library 及 CEPS 華藝中文電子期刊等資料庫，時間為近 5 年文獻（自 2015 年起至 2020 年 1 月止），語言限定中、英文，使用布林邏輯並根據納入條件及排除條件進行文獻搜尋。

納入條件

對象 P：18 歲以上成人、中心導管留置病人。

措施 I：Chlorhexidine 擦澡。

比較 C：非 Chlorhexidine 擦澡。

結果 O：導管相關血流感染。

研究 S：隨機對照試驗。

排除條件

結果 O：非導管相關血流感染或醫療照護相關感染。

研究 S：類實驗研究、前後測研究、回溯性研究及病例對照等。

💓 二、文獻篩選(Study Selection)

透過電子資料庫搜尋，並運用 Endnote 軟體移除重複文獻，兩位研究者根據納入條件進行標題(title)及摘要(abstract)檢視符合文獻，進行全文檢視後並篩選出符合分析之文獻。

💓 三、文獻品質評析(Appraise)

經由文獻篩選納入之文獻，使用 JBI 隨機對照試驗評析工具(checklist for randomized controlled trials)進行文獻品質評析(critical appraisal)，評析內容共 13 項，根據文章品質是否符合回答是(yes)、否(no)、不清楚(unclear)及不適用(not applicable, NA)。

💓 四、資料萃取(Data extraction)

品質評定過程將納入文獻中第一作者、出版年代、國家、收案地點、研究設計、收案日期、研究對象個數、實驗組介入措施、對照組常規照護、成果指標及皮膚不良反應等項目列表呈現，並將相關指標進行統合分析(mata-analysis)。

💓 五、統計分析

使用 RevMan 5 軟體（Review Manager, 5.3 版），將成效指標匯整數據，組間差異之類別變項以風險比(risk ratio, RR)及 95%信賴區間(confidence interval, CI)呈現，文章異質性則定義為

Cochrane 的 Q 檢驗(p＜0.1)和 I²＞50%統計量，統計學意義則設定為 p＜0.05。

結果

💙 一、文獻篩選

　　根據關鍵字及同義詞搜尋資料庫共 158 篇文獻，刪除重複的文獻 144 篇及與主題不符 6 篇，檢視全文後刪除 3 篇（1 篇研究設計不符及 2 篇成效指標不符），結果共納入 5 篇進行文獻評讀，文獻篩選過程詳見圖 13-1。

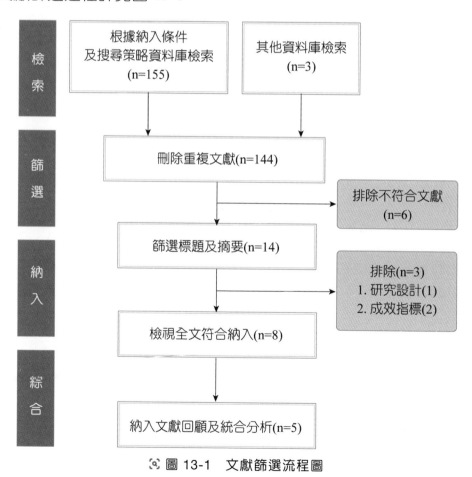

◎ 圖 13-1　文獻篩選流程圖

💙 二、文獻評讀及精萃

　　納入 5 篇皆為隨機對照試驗文章，以 JBI 評讀工具進行品質判定並回答符合項目，文獻品質評估結果，於隨機及隱匿分派，多數使用電腦隨機；盲性部分執行者及結果評估者無法符合，整體而言所有納入的文章至少 8 項以上多數符合(yes)，統整內容詳見表 13-2。

　　本研究納入的文章分別來自泰國（1 篇）、義大利（1 篇）及美國（3 篇）；地點則以成人內科、外科及心血管術後加護病房為主，一篇於美國涵蓋 53 家醫院大型研究則是以內外科病房病人納入而非加護病房病人為主；資料收集期間多數於 2012~2014 年期間，近期則於 2016 年；實驗組個案數共 188,128 人，對照組則為162,369 人；介入措施部分多數使用 2% CHG 成分之濕紙巾進行床上擦澡，其中一篇來自歐洲義大利則採用 4% CHG 進行，對照組則使用原機構常規床上擦澡之不含抗菌成分之濕紙巾，一篇來自美國的大型研究因收案對象是一般病房病人，部分生活可以自理，則採用含 4% CHG 沐浴乳，而床上擦澡病人則採用 2% CHG；成果指標則包含醫療照護相關感染發生密度、血流感染(BSI)、導管相關血流感染(CRBSI)、呼吸器相關肺炎(VAP)、導尿管相關泌尿道感染(CAUTI)及院內感染等，另外使用 CHG 可能造成皮膚不良反應，少數個案出現發紅等現象，資料萃取詳見表 13-3。

▣ 表 13-2 　納入文獻評析結果

評析內容	Noto 等 (2015)	Boonyasiri 等 (2016)	Swan 等 (2016)	Huang 等 (2019)	Pallotto 等 (2019)
是否真正做到隨機分派組別？	Y	Y	Y	Y	Y
是否真正進行隱匿分配？	Y	Y	Y	Y	Y
兩組基本屬性是否相似？	Y	Y	Y	Y	Y
參與者是否對介入措施不清楚？	N	N	N	N	N
提供介入措施者是否不知組別之分派？	N	N	N	N	N
結果評估者是否不知組別之分派？	U	U	Y	Y	NA
除介入措施外，對照組是否得到相同治療？	Y	N	Y	Y	Y
追蹤是否完整，如果沒有則組間差距是否存在？	Y	U	Y	Y	N
對於收案對象是否進行隨機分派？	Y	Y	Y	Y	Y
對於實驗組是否使用相同方法進行結果測量？	Y	Y	Y	Y	Y
結果測量方法是否可靠？	Y	Y	Y	Y	Y
統計分析方法是否適當？	Y	Y	Y	Y	Y
研究設計是否適當，是否偏離標準隨機對照試驗設計（個人隨機，平行分組）再進行及分析試驗？	Y	Y	Y	Y	NA

註：Y＝是；N＝否；U＝不清楚；NA＝不適用。

⊙ 表 13-3　資料萃取

作者	地點	研究設計	資料收集	個案數（實驗組／對照組）	介入措施		成效指標（實驗組／對照組）（發生率‰）	皮膚不良事件
					實驗組	對照組		
Noto et al., 2015 美國	5 個成人加護病房	RCT	2012. 7~ 2013. 7	4,488/4,852	每日一次使用2% CHG 拋棄式濕巾擦澡	無抗菌成分濕巾	CLABSI: 021/0.19 (p=.91) CAUTI: 1.09/1.54 (p=.22) VAP: 0.89/0.39 (p=.05) 加護病房停留天數無顯著差異	NIL
Boonyasiri et al., 2016 泰國	4 個內科加護病房	RCT	2013. 12~ 2015. 1	240/241	每日以2% CHG 擦澡巾及不使用護膚品	每日兩次以肥皂水及護膚產品	CLBASI: 9.9/7.8 (p=.74) VAP: 6.1/6.5 (p=.69) CAUTI: 6.0/5.7 (p=.17) 加護病房停留天數及住院天數無顯著差異	CHG: 2.5%
Swan et al.,2016 美國	外科加護病房	RCT	2012. 7~ 2013. 5	161/164	每隔一日交替使用2% CHG 拋棄式濕巾擦澡及肥皂水	每日肥皂水	Chlorhexidine 可降低感染風險（危險比 hazard ratio=0.555; 95% CI, 0.309~0.997; p=0.049）VAP: 25.8/40.0 (p=.33) CAUTI: 12.5/22.2 (p=.21) BSI: 0/2.0 (p=.26) 加護病房停留天數無顯著差異	18.6%/18.9 (p=.95)

表 13-3　資料萃取（續）

作者	地點	研究設計	資料收集	個案數（實驗組／對照組）	介入措施		成效指標（實驗組／對照組）（發生率‰）	皮膚不良事件
					實驗組	對照組		
Huang et al., 2019 美國	53 家醫院內外科病房	RCT	2013.3~2016.2	183,013/156,889	4% CHG 淋浴或 2% CHG 床上擦澡	常規：無抗菌劑成分擦澡巾床上擦澡或沐浴乳	BSI: 0.81/0.84 (p=.0032)	CHG: 25 (<1%)
Pallotto et al., 2019 義大利	加護病房及心臟血管術後加護病房	RCT	2015.8~2016.1	226/223	每日一次使用含 4% CHG 成分擦澡巾	每日以肥皂成分	HAI: 23.2/40.9 (p=0.034) VAP: 11.3/10.7 (p=1) BSI: 5.4/13.2 (p=.113) CLBSI: 3.2/9.4 (p=.204) CAUTI: 2.7/7.6 (p=.223) BSI+CLBSI: 9.2/22.6 (p=.027)	CHG: 1

註：　RCT＝隨機對照試驗；BSI＝血流感染(bloodstream infection)；CLABSI＝導管相關血流感染(central line associated blood stream infection)；HAI＝醫療照護相關感染(health care associated infection)；CAUTI＝導管相關泌尿道感染(catheter-associated urinary tract infection)；VAP＝呼吸器相關性肺炎(ventilator-associated pneumonia)；發生率：感染人次數／每千人日數(per 1,000 catheter-days)。

♥ 三、成效

　　5 篇納入的文獻成果指標包含了導管相關血流感染率 CRBSI，其計算方式為導管相關血流感染人次數／導管使用人日數×1,000‰，統合分析導管相關血流率結果顯示，森林圖(forest plot)風險比(risk ratio)綜合量為 0.77（95% CI 信賴區間：0.67~0.87），且成效達顯著差異(p＜0.0001)；而納入研究之異質性檢定(heterogeneity)則採用隨機效應模式(random effect)，結果文章具同質性(I^2＝0%; p＝0.52)（圖 13-2）；此外，對於發生皮膚不良

反應事件(adverse event)，統合分析結果顯示未達顯著差異，研究間之異質性高($I^2=80\%$; p＝0.002)（圖 13-3）。

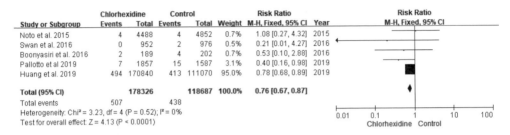

☒ 圖 13-2　使用 chlorhexidine 擦澡對預防中心導管相關血流感染成效

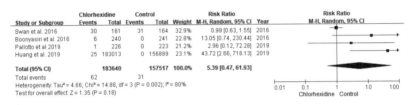

☒ 圖 13-3　使用 chlorhexidine 擦澡對皮膚不良反應

討論與應用(Apply)

　　研究納入 5 篇隨機對照試驗，研究對象除加護病房病人外，也涵蓋一般病房病人；地點則分別來自歐洲、美國及亞洲等國家。研究結果發現使用 chlorhexidine 擦澡能降低導管相關血流感染率，各研究間之介入措施，彼此仍有些微差異，大部分機構加護病房病人每日皆由護理人員使用 chlorhexidine 協助執行擦澡。來自美國外科加護病房的研究採用 CHG 及肥皂水交替隔日使用(Swan et al., 2016)，多數產品濃度為 2% CHG；執行於心血管術後加護病房的研究則採用 4% CHG (Pallotto et al., 2019)；針對一般病房之大型研究於沐浴病人也採用 4% CHG (Huang et al., 2019)，納入文章的對照組多數使用不具抗菌成分之肥皂水或濕巾；來自泰國內科加護病房的研究實驗組不使用護膚產品，而對照組卻常規則可使用，這部分是否會因為不同護膚品而影響皮膚，有待進一步確認。

執行擦澡標準流程的部分，部分研究流程會說明皮膚原有傷口或敷料更換方式，未來臨床執行或標準制定時需要考量的。對於皮膚可能產生的不良反應，研究結果多數發生於實驗組，統合分析結果未達顯著差異，然而若病人已知對於 chlorhexidine 過敏時，應避免使用，關於皮膚不良事件是否為 CHG 所引起，亦不明確。此外，多數個案是加護病房病人，可能存有其他因素造成皮膚反應亦不容忽略。

針對 chlorhexidine 在預防院內感染的角色，眾所皆知醫療照護感染的發生通常非單一因素，因此擬定措施時，採取多元策略或組合式照護，方能發揮最大效用，回歸到臨床執行面，chlorhexidine 低成本、不具侵入性、潛在風險低，值得運用於臨床照護，當然仍需更優質及大型研究來證實其效用，提供臨床人員參考使用，以期共同預防醫療照護感染的發生。

結論

本實證研究探討使用 chlorhexidine 擦澡對預防中心導管相關血流感染成效，以系統性文獻回顧與統合分析方法，結果顯示使用 chlorhexidine 擦澡能有效預防中心導管相關血流感染，未來臨床人員執行時可以選擇使用。

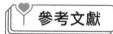 **參考文獻**　　　Basic Introduction to Evidence-Based Nursing

Abbas, S., & Sastry, S. (2016). Chlorhexidine: Patient bathing and infection prevention. *Current Infectious Disease Reports, 18*(8), 25. doi:10.1007/s11908-016-0532-y

Boonyasiri, A., Thaisiam, P., Permpikul, C., Judaeng, T., Suiwongsa, B., Apiradeewajeset, N., Fakthongphan, T., Suddee, S., Laoagtipparos, W., & Thamlikitkul, V. (2016). Effectiveness of chlorhexidine wipes for the prevention of multidrug-resistant bacterial colonization and hospital-acquired infections in intensive care unit patients: A randomized trial in Thailand. *Infection Control & Hospital Epidemiology, 37*(3), 245-253. doi: 10.1017/ice.2015.285

Cassini, A., Plachouras, D., Eckmanns, T., Abu Sin, M., Blank, H. P., Ducomble, T., Haller, S., Harder, T., Klingeberg, A., Sixtensson, M., Velasco, E., Weiß, B., Kramarz, P., Monnet, D. L., Kretzschmar, M. E., & Suetens, C. (2016). Burden of six healthcare-associated infections on european population health: Estimating incidence-based disability-adjusted life years through a population prevalence-based modelling study. *PLoS Medicine, 13*(10), e1002150. doi: 10.1371/journal.pmed.1002150

Fan, C. Y., Lee, W. T., Hsu, T. C., Lee, C. H., Wang, S. P., Chen, W. S., Huang, C. H., & Lee, C. C. (2019). Effect of chlorhexidine bathing on colonization or infection with Acinetobacter baumannii: A systematic review and meta-analysis. *Journal of Hospital Infection, 103*(3), 284-292. doi: 10.1016/j.jhin.2019.08.004

Genuit, T., Bochicchio, G., Napolitano, L. M., McCarter, R. J., & Roghman, M. C. (2001). Prophylactic chlorhexidine oral rinse decreases ventilator-associated pneumonia in surgical ICU patients. *Surgical Infections (Larchmt), 2*(1), 5-18. doi:10.1089/10962960 1750185316

Huang, Chen, B., Wang, H. Y., & He, M. (2016). The efficacy of daily chlorhexidine bathing for preventing healthcare-associated infections in adult intensive care units. *The Korean Journal of Internal Medicine, 31*(6), 1159-1170. doi: 10.3904/kjim.2015.240

Huang, S. S., Septimus, E., Kleinman, K., Moody, J., Hickok, J., Heim, L., Gombosev, A., Avery, T. R., Haffenreffer, K, Shimelman, L, Hayden, M. K., Weinstein, R. A., Spencer-Smith, C., Kaganov, R. E., Murphy, K. V., Forehand, T., Lankiewicz, J., Coady M. H., Portillo, L., ... Abate Infection Trial Team. (2019). Chlorhexidine versus routine bathing to prevent multidrug-resistant organisms and all-cause bloodstream infections in general medical and surgical units (ABATE infection trial): A cluster-randomised trial. *Lancet, 393*(10177), 1205-1215. doi: 10.1016/S0140-6736(18)32593-5

Lewis, S. R., Schofield-Robinson, O. J., Rhodes, S., & Smith, A. F. (2019). Chlorhexidine bathing of the critically ill for the prevention of hospital-acquired infection. *Cochrane Database Systematic Reviews, 8,* CD012248. doi: 10.1002/14651858.CD012248.pub2

McDonnell, G., & Russell, A. D. (1999). Antiseptics and disinfectants: Activity, action, and resistance. *Clinical Microbiology Reviews, 12*(1), 147-179.

Noto, M. J., Domenico, H. J., Byrne, D. W., Talbot, T., Rice, T. W., Bernard, G. R., & Wheeler, A. P. (2015). Chlorhexidine bathing and health care-associated infections: A randomized clinical trial. *JAMA, 313*(4), 369-378. doi: 10.1001/jama.2014.18400

O'Grady, N. P., Alexander, M., Burns, L. A., Dellinger, E. P., Garland, J., Heard, S. O., Lipsett, P. A., Masur, H., Mermel, L. A., Pearson, M. L., Raad, I. I., Randolph, A. G., Rupp, M. E., Saint, S., & Healthcare Infection Control Practices Advisory Committee (2011). Guidelines for the prevention of intravascular catheter-related infections. *American Journal of Infection Control, 39*(4), S1-34. doi: 10.1016/j.ajic.2011.01.003

Pallotto, C., Fiorio, M., De Angelis, V., Ripoli, A., Franciosini, E., Quondam Girolamo, L., Volpi, F., Iorio, P., Francisci, D., Tascini, C., & Baldelli, F. (2019). Daily bathing with 4% chlorhexidine gluconate in intensive care settings: A randomized controlled trial. *Clinical Microbiology and Infection, 25*(6), 705-710. doi: 10.1016/j.cmi.2018.09.012

Puig Silla, M., Montiel Company, J. M., & Almerich Silla, J. M. (2008). Use of chlorhexidine varnishes in preventing and treating periodontal disease. A review of the literature. *Medicina Oral Patologia Oral Cirugia Bucal, 13*(4), E257-260.

Stevens, V., Geiger, K., Concannon, C., Nelson, R. E., Brown, J., & Dumyati, G. (2014). Inpatient costs, mortality and 30-day re-admission in patients with central-line-associated bloodstream infections. *Clinical Microbiology and Infection, 20*(5), O318-324. doi: 10.1111/1469-0691.12407

Swan, J. T., Ashton, C. M., Bui, L. N., Pham, V. P., Shirkey, B. A., Blackshear, J. E., Bersamin, J. B., Pomer, R. M. L., Johnson, M. L., Magtoto, A. D., Butler, M. O., Tran, S. K., Sanchez, L. R., Patel, J. G., Ochoa R. A. Jr, Hai, S. A., Denison, K. I., Graviss, E. A., & Wray, N. P. (2016). Effect of chlorhexidine bathing every other day on prevention of hospital-acquired infections in the surgical ICU: A single-center, randomized controlled trial. *Critical Care Medicine, 44*(10), 1822-1832. doi:10.1097/CCM.0000000000001820

WHO (2019). *WHO model lists of essential medicines*. https://bit.ly/2VGJadu

✎｜**研究案例二** 太極拳是否可以降低老人的跌倒發生率

鄭慧娟

摘要

背景：臨床照護高齡病人，長者常因下肢無力跌倒而重複入院。家屬常感到困擾及提問：「有沒有什麼運動，可以預防跌倒？」。因此希望能夠藉由實證文獻查證，將結果應用在臨床實務，教導病人能夠藉由運動，維持平衡及增加肌力進而預防跌倒。

目的：希望藉由系統性文獻探討「太極拳是否可以降低老人跌倒」，將結果應用在臨床實務，以促進長者維持良好的生活品質。

方法：共搜尋三個電子資料庫。運用關鍵字搜尋 2017 年 1 月至 2020 年 1 月之間符合此主題之研究。文獻主題及摘要由二位審查者進行審查。使用 CASP 評析工具進行評讀，進行納入文章評析及整合。

結果：初步篩選 116 篇文章，符合納入標準且經過評讀後，共納入 3 篇文獻，結果發現太極拳平衡訓練可以降低跌倒發生率。

結論：經由實證文獻查證結果發現太極拳運動可以訓練老人平衡，可以降低跌倒的發生率，考量到經濟、場地及便利性，「太極拳」經濟實惠，且能隨時隨地練習，因此建議可以推廣給長者持續練習，以預防跌倒及提升長者的生活品質。

關鍵字：太極拳、老人、跌倒

前言

　　人口高齡化已是世界各國面對的重大議題，而臺灣平均壽命 2018 年為 80.69 歲，且老年人口成長早於 1993 年達到 7.10%，邁入高齡化社會(ageing society)，2019 年已達到 14.56%，轉為高齡社會(aged society)，人口老化現象益趨明顯。跌倒是病人住院期間最常見的異常事件，依據衛生福利部 2017 年的統計資料，臺灣

65 歲以上老年人死亡原因中，事故傷害是第 6 位，而跌倒是事故傷害的第二大原因（內政部統計處，2019），跌倒會造成身體傷害，重則骨折或頭部外傷，增加罹病率及死亡率。隨著高齡社會來臨，如何預防老人跌倒，避免因跌倒造成傷害，將是一個很重要的課題。

　　臨床照護高齡病人，對於跌倒高危險長者，於預防跌倒護理指導內容，除教導注意居家安全環境外，也叮嚀要常運動，但是臨床上長者常因下肢無力跌倒而重複入院。家屬常提問：「有沒有什麼運動，可以改善長者的平衡及增強下肢肌力，來預防跌倒？」筆者在收集資料過程中，看到社區老人活動中心，常有一群長者一起做太極拳運動，因此引發興趣，希望藉由系統性文獻探討「太極拳是否可以降低老人跌倒」，能夠藉由實證文獻探討，將結果應用在臨床實務，教導病人維持平衡及增加肌力預防跌倒，以促進活化老化維持良好的生活品質。

臨床問題(Asking)

　　依據臨床問題形成可以回答的一個臨床問題 PICO：「太極拳是否可以降低老人跌倒發生率」。建立關鍵字（表 13-4）並以實證方法進行文獻搜尋，來回答臨床問題。

⊛ 表 13-4　形成一個臨床可以回答的問題

項目		關鍵字
Question	太極拳是否可以降低老人跌倒發生率	
P (Patient/Population)	老年人	frail elderly、frailty、elderly、older、geratric
I (Intervention)	太極拳	Tai Chi、Tai Ji、Tai chi chuan、Tai chi quan
C (Comparison)	常規活動	rutine
O (Outcomes)	跌倒	fall、accidental falls
S (Study)	隨機控制試驗、系統性文獻回顧	RCT、SR

方法

❤ 一、搜尋最佳文獻(Acquire)

依據 PICO 形成臨床問題，分別於 PubMed、CINAHL、Cochrane Library 三個資料庫中搜尋相關文獻，文獻納入條件為 P：老人、I：太極拳、C：常規運動、O：跌倒發生率。排除條件：失智、帕金森氏症、骨折、中風。關鍵字設置如下：對象(P)為老年人，關鍵字為 "frail elderly、frailty、elderly、older"；措施(I)為太極拳，關鍵字為 "tai chi、Tai chi chuan、Tai chi quan、Tai Ji"；結果(O)為 "fall、accidental falls"，使用 MeSH term 功能及同義字之間使用聯集(OR)，再使用布林邏輯進行交集(AND)，限制文章類型為 systematic review 及 randomized controlled trial，人類、年限設為 2017 年 1 月至 2020 年 1 月。於三個資料庫共搜尋到 168 篇文獻，刪除重複 1 篇，經排除主題不符文獻 163 篇後，全文瀏覽後刪除 1 篇，最後納入 3 篇文獻（圖 13-4）。

❤ 二、文獻品質評析(Appraise)

文獻評讀依據 CASP (critical appraisal skill program)文獻評讀工具進行有效性、重要影響力、臨床可應用進行文獻評讀(CASP, 1997)，且根據英國牛津實證醫學中心的研究證據應用等級分類，作為證據等級之參考（表 13-5、表 13-6）。

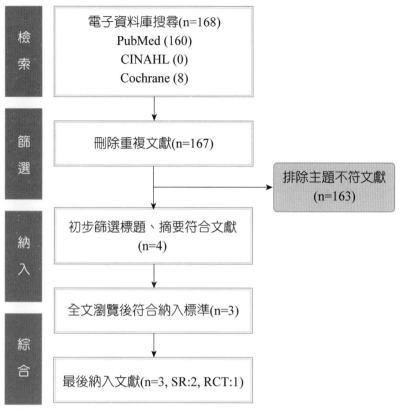

圖 13-4　文獻篩選流程圖

表 13-5　隨機對照試驗評讀

評析項目	評析根據及結果
文獻	Li et al., 2018
1. 研究問題是否清楚且聚焦？	研究群體：老年人 介入措施：太極拳 比較措施：多模式運動和伸展運動 研究結果：降低高齡老年人跌倒 本篇研究主要探討老年人太極拳介入、多模式運動和伸展運動其預防跌倒成效 ☑ Yes　☐Unclear risk　☐ No

◎ 表 13-5　隨機對照試驗評讀（續）

評析項目	評析根據及結果
2. 受試者是否確實被隨機分派到不同組別？	使用電腦隨機抽樣，使用 1：1：1 比例，將參與者隨機分配到 3 組不同的介入措施（太極拳、多模式運動和伸展運動者） ☑ Yes　□Unclear risk　□ No
3. 受試者、健康相關工作人員及研究人員是否盲化？	研究為單盲隨機試驗，受試者及研究人員未盲化、資料評估者是盲化 ☑ Yes　□Unclear risk　□ No
4. 各組研究對象在一開始進入試驗時的基本特性是否相似？	各組於進入試驗時，其基本特性是同質的 ☑ Yes　□Unclear risk　□ No
5. 除了實驗的介入措施之外，各組的所有對待是否相同？	研究 3 組介入措施每週兩次，共 24 週，每一項都需要進行 60 分鐘的鍛鍊，包括 10 分鐘的熱身，40~45 分鐘的核心鍛鍊以及 5 分鐘的和緩時間 ☑ Yes　Unclear risk　□ No
6. 是否所有進入試驗的受試者在研究結論當中均被適當的考量過？	受試者皆經由電腦隨機分派到三組，共有 13%流失率，流失個案資料皆有納入分析 ☑Yes　□Unclear risk　□ No
7. 介入措施的效果有多大？	研究主要結果是測量 6 個月跌倒發生率，670 人中共有 324 人(48.4%)跌倒，85 位發生於太極拳組，112 位發生於多模式運動，127 位跌倒發生於伸展運動組。結果發現太極拳及多模式運動組跌倒發生率低於伸展運動組，但是太極拳介入成效更好 ☑Yes　□Unclear risk　□ No
8. 介入措施的效果估計有多精確？	在 6 個月時，太極拳(IRR: 0.42; 95% CI: 0.31-0.56; p<.001)和多模式運動組(IRR: 0.60; 95% CI: 0.45-0.80; p=.001)的跌倒率(incidence rate ratio, IRR)比較，有顯著降低，太極拳介入後跌倒發生率幅度較多模式運動組減少 31% (IRR: 0.69, 95% CI: 0.52-0.94; p=.01) ☑ Yes　□Unclear risk　□ No

◎ 表 13-5　隨機對照試驗評讀（續）

評析項目	評析根據及結果
9. 研究結果是否可以應用在你的情境當中（或當地族群）？	因研究介入是針對居住在普通社區的老人進行的，僅局限於居住在社區中的老年人，雖對象非居住在護理機構或具有特定臨床狀況的人群中的跌倒高危人群，但仍可提供太極拳運動資訊讓病人返家可以執行 ☑ Yes　☐Unclear risk　☐ No
10. 是否臨床上重要的結果均已被考量？	本篇結果主要是探討三種運動介入後，其跌倒人數及跌倒發生率，若能再將發生跌倒的傷害列入分析，將可以再行參考 ☐Yes　☑Unclear risk　☐ No
11. 介入措施所帶來的效益是否值得付出傷害及成本的代價？	太極拳不但可以改善平衡，也是一簡單、易執行且可維持、又不受空間限制，及節省成本的活動 ☑ Yes　☐Unclear risk　☐No
證據等級	Level II

◎ 表 13-6　系統性文獻回顧評讀

評析項目	評析根據及結果	
文獻	Huang et al., 2017	Sherrington et al., 2019
1. 此篇系統性文獻回顧是否問了一個清楚、明確的問題？	問題與 PICO 主題明確，主要探討太極拳介入預防老人跌倒的成效 ☑ Yes　☐ Unclear risk　☐ No	問題與 PICO 主題明確，主要探討運動介入對於防跌的成效 ☑ Yes　☐ Unclear risk　☐ No
2. 作者是否尋找適當研究型態的文獻？	文獻主要納入 RCT 文章，介入至少四週或時間更久 ☑ Yes　☐ Unclear risk　☐ No	文中有提及研究類型納入 RCT，排除類實驗型研究 ☑ Yes　☐ Unclear risk　☐ No

⊙ 表 13-6　系統性文獻回顧評讀（續）

評析項目	評析根據及結果	
3. 你認為所有重要且相關的研究都被納入？	主要搜尋 Cochrane Library、MEDLINE、Embase、CINAHL，共有 18 個試驗，3,824 參與者，經過初步排除碩士論文、不適宜年齡等，最終納入 108 篇 RCT 1. 文章納入標準：設定 RCT 2. 排除文章標準：(1)非 RCT；(2)屬於學位論文；(3)平均年齡並非大於 60 歲；(4)並無運動等相關措施	主要搜尋 Cochrane Bone、Joint and Muscle Trauma Group Specialised、Register、CENTRAL、MEDLINE、Embase、CINAHL、PEDro、the WHO ICTRP、Clinical Trials.gov，年限為 2012~2018 年，共有 8,007 篇文獻，經過初步排除碩士論文、不適宜年齡等，最終納入 108 篇 RCT，23,407 參與者 1. 文章納入標準：設定 RCT 2. 排除文章標準：(1)非 RCT；(2)屬於學位論文；(3)平均年齡並非大於 60 歲；(4)並無運動等相關措施
	☑ Yes　☐ Unclear risk　☐ No	☑ Yes　☐ Unclear risk　☐ No
4. 系統性文獻回顧的作者是否評估所納入研究文獻的品質？	文中提及評讀工具為 Cochrane Collaboration's tool for assessing risk of bias，由兩位作者進行評讀	文中提及評讀工具為 Cochrane's risk of bias' tool，由兩位作者進行評讀。作者不評讀自己的文章，其中一作者若有不同意，則由第三人再進行評讀
	☑ Yes　☐ Unclear risk　☐ No	☑ Yes　☐ Unclear risk　☐ No
5. 如果作者將研究結果進行合併，這樣的合併是否合理？	本篇系統性文獻，將文章裡的跌倒人數及發生率，進行統合分析	本篇系統性文獻有將同樣介入的措施進行統合分析
	☑ Yes　☐ Unclear risk　☐ No	☑ Yes　☐ Unclear risk　☐ No
6. 這篇系統性文獻回顧的整體結果為何？	在太極拳組中，至少一次跌倒的機會顯著低於對照組。與對照組相比，太極拳運動顯著降低了跌倒率	太極拳運動介入後降低跌倒人數、跌倒發生率及並無副作用產生
	☑Yes　☐ Unclear risk　☐ No	☑ Yes　☐ Unclear risk　☐ No

表 13-6 系統性文獻回顧評讀（續）

評析項目	評析根據及結果	
7. 結果精準嗎？	太極拳運動介入與對照組比較可以降低跌倒人數（16 個研究，3,539 名參與者，RR 0.80，95% CI 0.72-0.88；異質性：p = 0.1，I^2= 32%） 太極拳運動顯著降低了跌倒率（15 個研究，3,470 名參與，RR 0.69，95% CI 0.60-0.80；異質性：p=0.003，I^2 = 57%） ☑ Yes　□ Unclear risk　□ No	太極拳運動介入與對照組比較可以降低跌倒人數（共有 8 篇文章，2,677 人，RR 1.05，I^2=42%，95% CI 0.70-0.91） 太極拳介入與對照組比較其跌倒發生率降低 19%（RaR 0.81，95% CI 0.67-0.99，7 篇文章 2,655 人，I^2=74%） 太極拳介入後並無副作用 ☑ Yes　□ Unclear risk　□ No
8. 此研究結果是否可應用到當地的族群？	雖本文主要是老人執行太極拳的成效，此篇文獻結果是可以供臨床照護之參考應用 ☑ Yes　□ Unclear risk　□ No	太極拳介入與對照組比較其跌倒發生率其異質性稍高，但是其 CI 0.67-0.99，是有成效的，因此仍可以應用於臨床長者之參考 ☑ Yes　□ Unclear risk　□ No
9. 是否所有重要的臨床結果都有被考量到？	此篇系統性文獻回顧，主要探討太極拳介入後，是否可以預防跌倒，文中結果探討介入後跌倒人數及跌倒發生率，另也比較太極拳的練習次數及不同的拳式都會影響到成效 □ Yes　☑ Unclear risk　□ No	運動介入後，主要成果看跌倒率，次要成果包含：經歷過一次或多次跌倒的人數、骨折、就醫的人數、需要醫療護理的人數、與健康相關生活品質量表、不良事件的人數，因此已都將重要結果納入考量 ☑ Yes　□ Unclear risk　□ No
10. 付出的傷害和花費換得介入措施所產生的益處是否值得？	太極拳對老人家是經濟又實惠的運動，不但運動介入可以提升老人肌力及平衡感，最重要是可以預防跌倒，而避免產生傷害，因此運動介入措施是值得推廣 ☑ Yes　□Unclear risk　□ No	太極拳運動可以訓練老人平衡，可以降低跌倒的發生率，且經濟實惠，能隨時隨地練習，因此是值得推廣 ☑ Yes　□ Unclear risk　□ No
證據等級	Level I	Level I

三、文獻綜整

研究方法	RCT	Systematic Review	Systematic Review
文獻	Li et al., 2018	Huang et al.,2017	Sherrington et al., 2019
研究對象 (participant)	70 歲以上老人，一年內曾跌倒過，或是行動不便 (timed up & go 14＞13.5 s)	60 歲以上老年人	60 歲以上老年人
介入措施 (intervention)	太極拳	太極拳	平衡、功能性、阻力性的運動、太極拳、氣功、瑜珈、舞蹈、走路運動等
比較措施 (comparison)	多模式運動、伸展運動	常規照護，如伸展或低階運動、生活型態建議	一般日常活動（沒有經過防跌指導、社交訪視、溫和運動等）
成果指標 (outcome)	跌倒發生率	主要成果：跌倒人數 次要成果：跌倒率	主要成果：跌倒率 次要成果：跌倒的人數、骨折人數、就醫人數、需要醫療護理的人數、生活品質量表、不良事件的人數
主要研究成果	太極拳訓練可以降低跌倒發生率	太極拳可有效預防老年人跌倒。隨著運動頻率的增加，預防跌倒的效果會增強，而楊式太極拳比太陽式太極拳更有效	太極拳可以減少跌倒的人數，並可以減少跌倒的發生率

討論與應用(Apply and Audit)

　　經由 3 篇文獻綜整，一篇隨機對照試驗(Li et al., 2018)及兩篇系統性文獻回顧(Li et al., 2018; Sherrington et al., 2019)，結果發現太極拳可以降低跌倒人數及跌倒發生率，但是跌倒發生率的異質

性稍偏高，雖然如此，整體上能發現太極拳可以下降跌倒發生率，因此建議可以推廣給住院長者作為常規運動。隨著資訊世代影音產業發展蓬勃，YouTube 也有許多太極拳教學影片，可以提供病人及家屬學習。病人及家屬可以選擇適合自己的太極拳教學影片進行學習及練習，以訓練平衡。且太極拳不需特定運動器材，考量到經濟、場地及便利性，太極拳經濟實惠，且能隨時隨地練習便利性高，且可以增進下肢肌力及訓練平衡，減緩老人衰弱的進展，但需持續練習才能獲得成效，因此鼓勵家屬可以與長者一起參與，增加長者的興趣及信心，讓長者出院後能夠繼續持之以恆，訓練其肌力及平衡感，以預防跌倒及提升其生活品質。

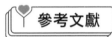 **參考文獻**　Basic Introduction to Evidence-Based Nursing 🔍

內政部(2019)・*108 年第 37 週內政統計通報*。https://bit.ly/3g2XvZ2

衛生福利部(2018)・*106 年死因分析統計*。https://bit.ly/2yNkGGz

Centre for evidence based medicine (2020). *Oxford centre for evidence-based medicine 2011 level of evidence.* https://www.cebm.net/index.aspx?o=5653

CASP (2020). *CASP critical appraisal skills programme qxford UK.* http://www.casp-uk.net/

Huang, Z. G., Feng, Y. H., Li, Y. H., & Lv, C. S. (2017). Systematic review and meta-analysis: Tai Chi for preventing falls in older adults. *BMJ Open, 7*(2), e013661. doi: 10.1136/bmjopen-2016-013661

Li, F., Harmer, P., Fitzgerald, K., Eckstrom, E., Akers, L., Chou, L. S., Pidgeon, D, Voit, J., & Winters-Stone, K. (2018). Effectiveness of a therapeutic Tai Ji Quan intervention vs a multimodal exercise intervention to prevent falls among older adults at high risk of falling: A randomized clinical trial. *JAMA Internal Medicine, 178*(10), 1301-1310. doi: 10.1001/jamainternmed. 2018.3915

Sherrington, C., Fairhall, N. J., Wallbank, G. K., Tiedemann, A., Michaleff, Z. A., Howard, K., Clemson, L., Hopewell, S., & Lamb, S. E. (2019). Exercise for preventing falls in older people living in the community. *Cochrane database of systematic reviews,* (1).

附件　資料庫搜尋歷程

💙 PubMed

History　　　　　　　　　　　　　　　　　　　　　　　Download history　Clear history

Search	Add to builder	Query	Items found	Time
#10	Add	Search (((((((Frail elderly[MeSH Terms]) OR frailty[MeSH Terms]) OR elderly[MeSH Terms]) OR older [MeSH Terms]) OR Geratric[MeSH Terms])) AND ((((Tai Chi[MeSH Terms]) OR Tai Ji[MeSH Terms]) OR Tai chi chuan[MeSH Terms]) OR Tai chi quan[MeSH Terms])) AND ((Fall) OR accidental falls) Filters: Systematic Reviews; Publication date from 2017/01/01 to 2020/01/31; Humans	5	21:31:48
#9	Add	Search (((((((Frail elderly[MeSH Terms]) OR frailty[MeSH Terms]) OR elderly[MeSH Terms]) OR older [MeSH Terms]) OR Geratric[MeSH Terms])) AND ((((Tai Chi[MeSH Terms]) OR Tai Ji[MeSH Terms]) OR Tai chi chuan[MeSH Terms]) OR Tai chi quan[MeSH Terms])) AND ((Fall) OR accidental falls) Filters: Publication date from 2017/01/01 to 2020/01/31; Humans	30	21:31:43
#8	Add	Search (((((((Frail elderly[MeSH Terms]) OR frailty[MeSH Terms]) OR elderly[MeSH Terms]) OR older [MeSH Terms]) OR Geratric[MeSH Terms])) AND ((((Tai Chi[MeSH Terms]) OR Tai Ji[MeSH Terms]) OR Tai chi chuan[MeSH Terms]) OR Tai chi quan[MeSH Terms])) AND ((Fall) OR accidental falls) Filters: Publication date from 2017/01/01 to 2020/01/31	30	21:31:38
#4	Add	Search (((((((Frail elderly[MeSH Terms]) OR frailty[MeSH Terms]) OR elderly[MeSH Terms]) OR older [MeSH Terms]) OR Geratric[MeSH Terms])) AND ((((Tai Chi[MeSH Terms]) OR Tai Ji[MeSH Terms]) OR Tai chi chuan[MeSH Terms]) OR Tai chi quan[MeSH Terms])) AND ((Fall) OR accidental falls)	160	21:31:00
#7	Add	Search (((((((Frail elderly[MeSH Terms]) OR frailty[MeSH Terms]) OR elderly[MeSH Terms]) OR older [MeSH Terms]) OR Geratric[MeSH Terms])) AND ((((Tai Chi[MeSH Terms]) OR Tai Ji[MeSH Terms]) OR Tai chi chuan[MeSH Terms]) OR Tai chi quan[MeSH Terms])) AND ((Fall) OR accidental falls) Filters: Randomized Controlled Trial; Publication date from 2017/01/01 to 2020/01/31; Humans	14	21:25:16
#6	Add	Search (((((((Frail elderly[MeSH Terms]) OR frailty[MeSH Terms]) OR elderly[MeSH Terms]) OR older [MeSH Terms]) OR Geratric[MeSH Terms])) AND ((((Tai Chi[MeSH Terms]) OR Tai Ji[MeSH Terms]) OR Tai chi chuan[MeSH Terms]) OR Tai chi quan[MeSH Terms])) AND ((Fall) OR accidental falls) Filters: Randomized Controlled Trial; Publication date from 2017/01/01 to 2020/01/31	14	21:25:11
#5	Add	Search (((((((Frail elderly[MeSH Terms]) OR frailty[MeSH Terms]) OR elderly[MeSH Terms]) OR older [MeSH Terms]) OR Geratric[MeSH Terms])) AND ((((Tai Chi[MeSH Terms]) OR Tai Ji[MeSH Terms]) OR Tai chi chuan[MeSH Terms]) OR Tai chi quan[MeSH Terms])) AND ((Fall) OR accidental falls) Filters: Randomized Controlled Trial	60	21:24:51
#3	Add	Search (Fall) OR accidental falls	177093	21:24:12
#2	Add	Search (((Tai Chi[MeSH Terms]) OR Tai Ji[MeSH Terms]) OR Tai chi chuan[MeSH Terms]) OR Tai chi quan[MeSH Terms]	1059	21:19:57
#1	Add	Search ((((Frail elderly[MeSH Terms]) OR frailty[MeSH Terms]) OR elderly[MeSH Terms]) OR older [MeSH Terms]) OR Geratric[MeSH Terms]	3058822	21:18:42

💙 CINAHL

Search History/Alerts

Print Search History　Retrieve Searches　Retrieve Alerts　Save Searches / Alerts

☐ Select / deselect all　**Search with AND**　**Search with OR**　**Delete Searches**　　　　　　　　　　　**Refresh Search Results**

	Search ID#	Search Terms	Search Options	Actions
☐	S4	☑ ((MH "Accidental Falls") OR "Fall OR accidental falls") AND (S1 AND S2 AND S3)	Limiters - Full Text; Published Date: 20170101-20201231; PDF Full Text; Human; Publication Type: Randomized Controlled Trial Expanders - Apply equivalent subjects Search modes - Find all my search terms	🔍 View Results (0)　📄 View Details　✏ Edit
☐	S3	☑ (MH "Accidental Falls") OR "Fall OR accidental falls"	Limiters - Full Text Expanders - Apply equivalent subjects Search modes - Find all my search terms	🔍 View Results (11,748)　📄 View Details　✏ Edit
☐	S2	☑ (MH "Tai Chi") OR "Tai Chi OR Tai Ji OR Tai chi chuan OR Tai chi quan"	Limiters - Full Text Expanders - Apply equivalent subjects Search modes - Find all my search terms	🔍 View Results (960)　📄 View Details　✏ Edit
☐	S1	☑ (MH "Frail Elderly") OR (MH "Aged") OR "Frail elderly OR frailty OR elderly OR older Geratric"	Limiters - Full Text Expanders - Apply equivalent subjects Search modes - Find all my search terms	🔍 View Results (517,592)　📄 View Details　✏ Edit

❤️ Cochrane

−	All Text ▼	*Frail elderly OR frailty OR elderly OR older OR Geratric
−	AND ▼ Title Abstract Keyword ▼	Tai Chi OR Tai Ji OR Tai chi chuan OR Tai chi quan
−	AND ▼ Title Abstract Keyword ▼	Fall OR accidental falls

(Word variations have been searched)

研究案例三 　婦科手術後早期進食是否會增加相關合併症

郭素真

摘要

背景：婦科領域屬於外科領域，不論良性或惡性腫瘤，臨床處置大多先以手術切除病灶作為主要治療方法，婦科醫師在術後大多希望病人等到腸道功能恢復徵象，如有排氣、排便，或病人覺得餓了等證據之後，才開始讓病人進食，原因是擔心早期進食會導致嘔吐以及嚴重的阻塞性腸阻塞，進而造成後續的吸入性肺炎以及傷口、甚至腸胃道破裂等合併症，然而，此說法是否為真，引發探討。

目的：本研究目的為以系統性文獻回顧，探討婦科手術後早期進食是否會增加相關合併症。

方法：本研究在 7 個中、英文電子資料庫中，以關鍵詞及檢索策略搜尋文獻，由兩位合格的系統性文獻審查者依納入條件檢視文獻，應用考科藍偏差風險工具，評析及萃取文獻內容，再採用 Review Manager 5.3 軟體進行統合分析。

結果：初始篩選文獻共計 775 篇，經納入條件檢視及評析後納入共 12 篇隨機對照試驗文獻，統合分析結果顯示，早期進食不會增加整體合併症、噁心、嘔吐，甚至可以減少腸阻塞發生以及住院天數。

結論：婦科手術後早期進食是安全的處置，並不會增加相關合併症。

臨床應用：臨床護理師可將本研究結果，提供婦產科醫師作為術後進食處置時機與類型之參考，亦可針對各項臨床成果指標進行成果比較，如排氣時間、住院天數及合併症之比較，未來更可以

擴大推廣至其他類型之外科手術病人，進行手術後病人進食型態與時機之選擇，有助於提升外科手術病人術後恢復成效。

關鍵詞：婦科手術病人、早期進食、合併症

前言

　　腹部手術是婦科病人治療良性與惡性疾病的主軸，包括子宮肌瘤、子宮內膜異位症、卵巢囊腫，甚或子宮體或卵巢癌等，大多藉由手術將病灶切除，尤其是癌症病人，更是一次就經歷了數種處置及數個器官的摘除。婦科醫師在術後大多希望病人等到腸道功能恢復徵象，如有氣、排便，或病人覺得餓了等證據之後，才開始讓病人進食，原因是擔心早期進食會導致嘔吐以及嚴重的阻塞性腸阻塞，進而造成後續的吸入性肺炎以及傷口，甚至腸胃道破裂等合併症(Fanning & Andrews, 2001)，然而，此說法是否為真？引發筆者的好奇，因此，本研究之目的為探討婦科手術後病人早期進食是否會增加合併症，以下，藉由系統性文獻回顧探討本實證問題。

臨床問題(Asking)

　　臨床上，婦科領域屬於外科領域，不論良性或惡性腫瘤，臨床處置大多先以手術切除病灶作為主要治療方法，再輔以其他治療，因此，手術技術及其後的恢復對病人後續的治療與預後至關重要。隨著外科手術普遍，術後腸道功能的恢復成為外科學者競相研究的主題，究竟于術後腸道功能的恢復與哪些因子相關呢？

　　最早，學者是以聽診的方式探討手術後病人腸道功能的恢復情形，隨著生物醫學科技的演進，開始有了波形記錄器，學者開始以聲音、波形來記錄腸道功能恢復的聲音與波形(Wells et al., 1964)，1975 年更有學者(Wilson, 1975)運用輻射標記之小球吞入記錄腸道活動情形發現，進行腹部以外的手術，術後大腸活動會在術後 16 小時恢復，如果進行的是腹部手術，腸道恢復時間約在術

後 40~48 小時，且手術時間與使用的麻醉藥物皆與腸道功能恢復時間無關，此外剖腹手術在術後大腸會有氣體殘存與腹脹的情形。曾有學者研究手術前營養與手術後傷口癒合程度之間的關係，結果顯示術前營養較不足的病人在術後癒合情形較差(Windsor, Knight, & Hill, 1988)，可見術前營養確實影響術後的傷口癒合，尤其是蛋白質與脂肪及體重減輕百分比與傷口癒合的直接關係，因此建議術前應正常飲食以促進術後的傷口癒合。亦有學者發現重症病人長期的禁食會造成腸道黏膜的萎縮，但並未發現婦科病人術後有進行相關研究(Fanning & Andrews, 2001)。2011年學者以系統性文獻回顧及統合分析發現，婦科病人術後的合併症與病人≧80 歲、有其他內科共病症、生活依賴程度以及術前體重減輕有關(Erekson et al., 2011)，然而婦科病人術後早期進食是否會增加合併症呢？引發筆者的興趣探討此主題，然進行新措施前必須確保新措施不會增加副作用，因此，訂定主題為，婦科手術後病人早期飲食是否會增加合併症？將實證問題拆解如下，以利探究實證問題。

對象 P：婦科手術後病人(gynecological operation patient)。

措施 I：早期進食(early feeding)。

比較 C：禁食直到排氣(nothing till flatus)。

結果 O：合併症(complication)。

方法

❤ 一、搜尋最佳文獻(Acquire)

1. 首先確定本系統性文獻回顧所納入之文獻範疇，分別為：
   (1) 病人族群：所有接受婦科手術的病人，包括腹部、腹腔鏡以及藉由陰道進行之良性或惡性診斷之婦科手術。
   (2) 介入措施：包括手術後 24 小時內給予之自口進食之流體或硬體食物。

(3) 比較措施：常規照護。

(4) 成果指標：術後各項腸胃道或非腸胃道之合併症，包括噁心、嘔吐、吸入性肺炎、傷口破裂、腸道傷口滲漏，甚至死亡等術後合併症或後遺症。

(5) 語言限制為中、英文。

(6) 年代不限。

2. 確認搜尋之資料庫，本系統性文獻回顧搜尋之資料庫包括 PubMed, MEDLINE (OVID), CINAHL Plus with full text, Cochrane Library, ProQuest Health Research Premium Collection, Web of Science (SCI/SSCI), Airiti Library（華藝線上圖書館）以及 Google scholar。

3. 確立關鍵詞，本研究使用之關鍵詞如表 13-7。

◎ 表 13-7　關鍵字

內容	英文關鍵字	中文關鍵字
對象 P	gynecologic* surgery, gynecologic* operation, hysterectomy, myomectomy, salpingectomy, salpingo-oopherectomy, radical hysterectomy, staging surgery, debulking surgery	婦科手術
措施 I	early feeding, early intake, water, clear liquid, food	早期進食，早期喝水
結果 O	complications, postoperative complications	術後合併症
文章類型	randomized controlled trials	隨機對照試驗

💓 二、文獻篩選(Study Selection)

本研究第一階段搜尋 PubMed，確認關鍵詞正確並符合所需，並檢視哪些關鍵字詞敏感度最高，以建構本研究之關鍵詞，並藉由所閱讀之文章擴大關鍵詞，最後確定關鍵詞。第二階段則以確定之關鍵詞，在各大資料庫運用系統性檢索策略搜尋可能納

入的文章,同類關鍵詞以 OR 進行聯集,不同類別間以 AND 進行交集以聚焦本實證問題,再限制研究型態與語言,研究團隊兩兩分別檢視於各資料庫所搜尋到之文獻,排除重複的文獻,依標題、摘要以及全文檢視後確定納入的文獻。最後,檢索納入文章所列之參考文獻,再增列未被納入之文獻,資料庫搜尋過程請參考附件。

三、文獻品質評析(Appraise)

本研究採用考科藍偏差風險的評析工具(Cochrane "risk of bias" assessment tool) (Higgins, 2011),經由二位研究者獨立評析可能納入文章的研究方法論之嚴謹度,進而確認納入文章。當二位研究者對於納入文章出現意見分歧,除了可進行討論尋求共識,亦可請第三位研究者進行協助評析及建議(JBI, 2014)。本量性系統性文獻回顧使用納入文章之一(Gungorduk et al., 2017)作為文獻評析與萃取之舉例說明(表 13-8)。量性資料萃取由兩位作者使用 Review Manager 5.3 軟體的格式,透過討論解決彼此意見之差異。對於每個納入的研究,研究團隊萃取了研究方法、研究對象、介入措施執行方法、頻次以及與結果相關的數據,以求研究結果之正確性,納入文獻之流程圖參見圖 13-5。

表 13-8　考科藍偏差風險的評析與萃取之實例說明

項目	說明
篇名	Gungorduk et al., 2017
研究方法(methods)	隨機對照試驗
研究對象 (participants)	本研究納入 118 位診斷為子宮頸、子宮內膜或卵巢癌並接受完整分期手術之婦女;排除對咖啡因過敏、有甲狀腺疾病、腸炎、腸躁症、肝功能受損、有臨床意義的心跳過速、慢性便祕,以及經歷過腸道手術、端對端腸道手術、術後有放置鼻胃管或術後須至加護病房密切監看大於 24 小時,以及有多重上腹部內臟需同時進行手術的病人

🔍 表 13-8　考科藍偏差風險的評析與萃取之實例說明（續）

項目	說明	
介入措施 (intervention)	術後第一天開始，分別於早上 10 點、下午 3 點和 7 點，在醫護人員監督下，20 分鐘內飲用一杯由咖啡機（採用 Nescafe Alegria）沖泡出，內含 100 毫克咖啡因的每杯 150 毫升的咖啡	
比較措施 (comparison)	所有人在術後第一天都給予流質飲食，並在接下來的 24 小時內依病人可忍受的情況下漸進到一般飲食	
成果指標 (outcome)	1. 主要成果指標為手術後首次排氣時間 2. 次要成果指標包括術後首次腸蠕動時間、首次排便時間、術後首次進食固體食物時間，以及住院天數	
評析項目	評析結果	評析根據
隨機分派組別順序產生過程造成偏差的風險	低風險	採用電腦產生的區塊隨機 (blocked randomization)序號，分派至實驗與對照兩組（詳見原文 p.145.e2，研究材料與方法）
隨機分派順序的保密過程，產生偏差的風險	低風險	電腦產生隨機號碼順序後，隨即裝入密閉且不透明的信封中，直到第一作者揭露組別分派
組別分派對受試者及照護人員盲化過程產生偏差的風險評估	低風險	雖然作者提及給予措施為每日 3 杯咖啡難以盲化（受試者及照顧者皆知實驗組為誰），但成果指標為首次排氣時間、首次腸蠕動時間、首次排便時間、術後首次進食固體食物時間以及住院天數，皆屬於客觀指標，不易受病人或操作者盲化與否影響，判定為低風險
評估結果者不知誰是實驗組或對照組的偏差風險評估	不確定風險	腸道功能的恢復由病人自覺後，病房護理師協助聽診腸道蠕動聲音，此外，並安排護理師每日聽診 6 次，但並未說明他們是否知曉組別分派，以及與資料者之間的關係，因此判定不確定風險
受試者追蹤是否完整，流失病人的資料處理所造成偏差風險的評估	低風險	將受試者參與及排除原因清楚分析，過程中排除原因亦詳細交代，最後實驗與對照組皆各流失 2 位，且以納入的個案數進行資料分析 (intention-to-treat)，判定為低風險

表 13-8　考科藍偏差風險的評析與萃取之實例說明（續）

項目		說明
選擇性報告所造成偏差風險的評估	低風險	本隨機對照試驗已在隨機對照試驗網站上註冊，註冊號碼為 NCT01990482 並載明納入條件、排除條件，介入措施與比較措施以及所評估之主要成果指標及次要成果指標，本文中亦如實執行與記載，結果亦忠實呈現平均值與標準差，可在進行系統性文獻之整合分析時，萃取資料使用，故給予低風險之評等
其他如利益衝突、廠商贊助等會造成偏差的風險評估	低風險	贊助商是土耳其埃爾津坎軍事醫院(Erzincan Military Hospital)，無任何商業或其他利益衝突，判定為低風險
主要研究成果		1. 首次排氣時間，實驗組與對照組之間為 30.2±8.0 與 40.2±12.1 小時，達統計顯著差異(p <.001) 2. 手術後排便時間，實驗組與對照組之間分別為 43.1±9.4 及 58.5±17.0 小時，達統計顯著差異(p <.001) 3. 手術後開始進食固體食物的時間，實驗組與對照組之間分別是 3.4±1.2 與 4.7±1.6 天，達統計顯著差異(p <.001) 4. 住院天數，實驗組與對照組之間分別是 6.1±1.1 與 7.4±2.9 天，達統計顯著差異(p =.003) 5. 輕微的腸阻塞症狀，實驗組與對照組之間分別為 6 位(10.3%)及 17 位(30.4%)，達統計顯著差異(p =.01)

　　資料整合分析採用 Review Manager 5.3 軟體進行統合分析，當納入研究間異質性大時採用隨機模式(random effect)分析，當異質性低時則採固定模式(fix effect)進行統合分析，此外，隨著納入文章進食方式與對照措施的差異，再採用次群組分析以呈現不同效果之差異，並以敏感性分析再度檢視納入文獻之統合分析合適性。

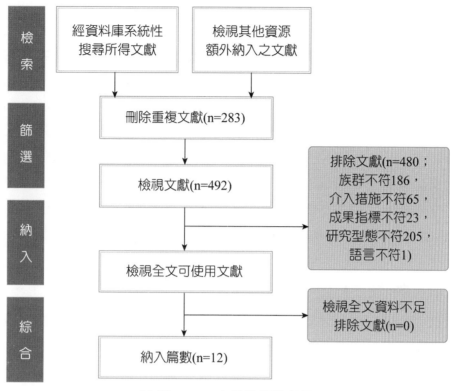

○ 圖 13-5 文獻篩選流程圖

結果本研究共納入 12 篇隨機對照試驗,在總體合併症部分,共有 5 個隨機對照試驗進行本結果分析,此處總體合併症指的是傷口感染、破裂、腸道裂開等合併症,介入措施即早期進食的部分大多在術後 24 小時內給予清流質,漸進恢復至一般飲食,對照組部分多為禁食直至排氣(Minig et al., 2009a, 2009b; Pearl et al., 2002; Pearl, Valea, et al., 1998; Steed et al., 2002),經過統合分析(圖 13-6)後結果顯示,早期進食不會增加總體合併症(risk difference: 0.07, 95% CI -0.16-0.02, I^2=46%,異質性統計 p＝0.12,＞.05)。

接下來,進一步檢視腸胃道合併症,包括術後腸阻塞及噁心或嘔吐,其中前者計 4 篇隨機對照試驗檢視腸阻塞(Balayla et al.,

2015; Gungorduk et al., 2017; Ma et al., 2015; Minig et al., 2009b)結果顯示，早期禁食可降低術後腸阻塞發生率（0.37, 95% CI 0.24-0.56，圖 13-7）；最後檢視噁心或嘔吐等合併症，共計有 7 篇研究監測此結果(Cutillo et al., 1999; MacMillan et al., 2000; Minig et al., 2009a, 2009b; Pearl et al., 2002; Pearl et al., 1998; Schilder et al., 1997)，再進一步分析不同對照措施次群組與統整之統合分析，結果顯示，不論對照組是禁食直至排氣、放置鼻胃管或是進食清流質，噁心嘔吐不分兩組皆無差異（0.84, 95% CI 0.59-1.21，見圖 13-8）。最後，檢視早期進食對住院天數的影響，共 7 個研究監測本結果，統合分析後結果顯示可減少接近一天住院時間（-0.95, 95% CI -1.18~-0.71，圖 13-9）。綜整結果顯示：

1. 良性或惡性婦科手術後，早期進食並不會增加總體合併症。

2. 良性或惡性婦科手術後，早期進食並不會增加噁心、嘔吐發生率。

3. 良性或惡性婦科手術後，早期進食可減少術後腸阻塞發生。

4. 良性或惡性婦科手術後，早期進食可減少住院天數。

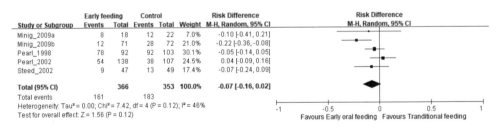

☾ 圖 13-6　早期與傳統進食方式總體合併症森林圖

☾ 圖 13-7　早期與傳統進食方式腸阻塞之統合分析

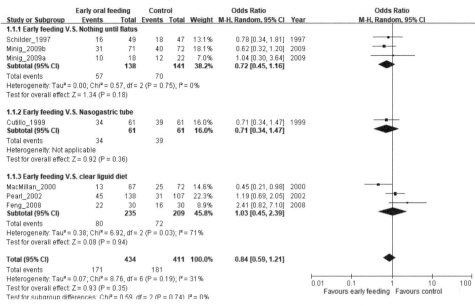

⟨Q⟩ 圖 13-8　早期與傳統進食方式噁心嘔吐之統合分析

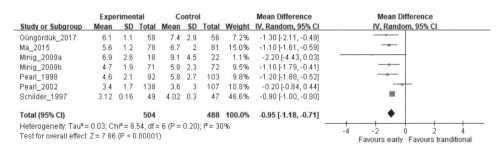

⟨Q⟩ 圖 13-9　早期與傳統進食方式住院天數之統合分析

討論與應用(Apply)

　　各國學者為促進外科手術病人的福祉不遺餘力，除了改善手術方式，婦科醫師更有以瀉藥(Fanning & Yu-Brekke, 1999)等方式作為促進術後早期排氣之方法，而胃腸道手術則以嚼口香糖作為術後促進腸道功能恢復之處置(Asao et al., 2002)，本研究綜整早期進食處置共計 12 篇，運用整合分析破除傳統認為早期進食會讓傷

口及腸道破裂之迷思，可減少腸阻塞的發生率，甚至減少住院天數，對臨床來說，是非常實用的證據，國內外對於手術後處置不同，國外進行腹腔鏡等微創手術後，大多在恢復室即讓病人返家，國內健保醫療費用相對較便宜，在術後多會住院，因此，本研究納入之族群大多為婦科癌症剖腹手術病人，在使用上更可比照一般良性手術，甚至腹腔鏡手術後病人進食方式與時機之參考。目前，在臨床上，各個醫師處置方式不一，在術後第一天有請病人喝水、咀嚼口香糖、促進早期下床等方式，但鮮少在術後6~24 小時直接讓病人恢復一般飲食，本系統性文獻回顧顯示，術後早期進食是安全的，不會增加合併症，甚至可減少腸阻塞及住院天數，是臨床上可應用的高等級證據。

證據成效評估

　　未來護理師在臨床場域可直接運用本研究之結果，提供臨床婦產科醫師作為術後進食處置時機與類型之參考，亦可再針對臨床成果指標進行前、後期成果比較，如術後排氣時間、住院天數及合併症之指標比較，且可以擴大合併症作為品質管控之監測項目，或進行病人滿意度之調查。此外，更可推廣至其他型態之外科手術病人，參酌本研究作法，進行其他外科手術病人之進食型態與時機之選擇，有助於提升外科手術病人術後恢復之成效。

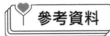
參考資料

Asao, T., Kuwano, H., Nakamura, J., Morinaga, N., Hirayama, I., & Ide, M. (2002). Gum chewing enhances early recovery from postoperative ileus after laparoscopic colectomy. *Journal of the American College of Surgeons, 195*(1), 30-32.

Balayla, J., Bujold, E., Lapensee, L., Mayrand, M. H., & Sansregret, A. (2015). Early versus delayed postoperative feeding after major gynaecological surgery and its effects on clinical outcomes, patient satisfaction, and length of stay: A randomized controlled trial. *Journal of Obstetrics and Gynaecology Canada, 37*(12), 1079-1085. doi:10.1016/s1701-2163(16)30073-1

Cutillo, G., Maneschi, F., Franchi, M., Giannice, R., Scambia, G., & Benedetti-Panici, P. (1999). Early feeding compared with nasogastric decompression after major oncologic gynecologic surgery: A randomized study. *Obstetrics & Gynecology, 93*(1), 41-45. doi: 10.1016/s0029-7844(98)00401-3

Erekson, E. A., Yip, S. O., Ciarleglio, M. M., & Fried, T. R. (2011). Postoperative complications after gynecologic surgery. *Obstetrics & Gynecology, 118*(4), 785-793. doi: 10.1097/AOG.0b013e31822dac5d

Fanning, J., & Andrews, S. (2001). Early postoperative feeding after major gynecologic surgery: Evidence-based scientific medicine. *American Journal of Obstetrics & Gynecology, 185*(1), 1-4. doi: 10.1067/mob.2001.113911

Fanning, J., & Yu-Brekke, S. (1999). Prospective trial of aggressive postoperative bowel stimulation following radical hysterectomy. *Gynecologic Oncology, 73*(3), 412-414. doi: 10.1006/gyno.1999.5401

Gungorduk, K., Ozdemir, I. A., Gungorduk, O., Gulseren, V., Gokcu, M., & Sanci, M. (2017). Effects of coffee consumption on gut recovery after surgery of gynecological cancer patients: A randomized controlled trial. *American Journal of Obstetrics & Gynecology, 216*(2), 145.e141-145.e147. doi: 10.1016/j.ajog.2016. 10.019

Higgins J. P. T., Altman D. G., Sterne J. A. C. (2011). Assessing risk of bias in included studies. In Higgins J. P. T., Green S. (Eds)., *Cochrane handbook for systematic reviews of interventions* (Version 5.1.0). www.cochranehandbook.org

JBI (2014). *JBI reviewers' manual, 2014.* Joanna Briggs Institute.

Ma, H. W., Zhao, J. T., & Zhao, X. (2015). The effect of fennel tea drinking on postoperative gut recovery after gynecological malignancies operation. *Journal of Sichuan University. Medical Science Edition, 46*(6), 940-943.

MacMillan, S. L., Kammerer-Doak, D., Rogers, R. G., & Parker, K. M. (2000). Early feeding and the incidence of gastrointestinal symptoms after major gynecologic surgery. *Obstetrics & Gynecology, 96*(4), 604-608. doi: 10.1016/s0029-7844(00)00957-1

Minig, L., Biffi, R., Zanagnolo, V., Attanasio, A., Beltrami, C., Bocciolone, L., Botteri, E., Colombo, N., Iodice, S., Landoni, F., Peiretti, M., Roviglione, G., & Maggioni, A. (2009a). Early oral versus "traditional" postoperative feeding in gynecologic oncology patients undergoing intestinal resection: A randomized controlled trial. *Annals of Surgical Oncology, 16*(6), 1660-1668. doi: 10.1245/s10434- 009-0444-2

Minig, L., Biffi, R., Zanagnolo, V., Attanasio, A., Beltrami, C., Bocciolone, L., Botteri, E., Colombo, N., Iodice, S., Landoni, F., Peiretti, M., Roviglione, G., & Maggioni, A. (2009b). Reduction of postoperative complication rate with the use of early oral feeding in gynecologic oncologic patients undergoing a major surgery: A randomized controlled trial. *Annals of Surgical Oncology, 16*(11), 3101-3110. doi: 10.1245/s10434-009-0681-4

Pearl, M. L., Frandina, M., Mahler, L., Valea, F. A., DiSilvestro, P. A., & Chalas, E. (2002). A randomized controlled trial of a regular diet as the first meal in gynecologic oncology patients undergoing intraabdominal surgery. *Obstetrics & Gynecology, 100*(2), 230-234. doi: 10.1016/s0029-7844(02)02067-7

Pearl, M. L., Valea, F. A., Fischer, M., Mahler, L., & Chalas, E. (1998). A randomized controlled trial of early postoperative feeding in gynecologic oncology patients undergoing intra-abdominal surgery. *Obstetrics & Gynecology, 92*(1), 94-97. doi:10.1016/s0029-7844(98)00114-8

Schilder, J. M., Hurteau, J. A., Look, K. Y., Moore, D. H., Raff, G., Stehman, F. B., & Sutton, G. P. (1997). A prospective controlled trial of early postoperative oral intake following major abdominal gynecologic surgery. *Gynecologic Oncology, 67*(3), 235-240. doi: 0.1006/gyno.1997.4860

Steed, H. L., Capstick, V., Flood, C., Schepansky, A., Schulz, J., & Mayes, D. C. (2002). A randomized controlled trial of early versus "traditional" postoperative oral intake after major abdominal gynecologic surgery. *American Journal of Obstetrics & Gynecology, 186*(5), 861-865. doi: 10.1067/mob.2002.123057

Wells, C., Tinckler, L., Rawlinson, K., Jones, H., & Saunders, J. (1964). Postoperative gastrointestinal motility. *Lancet, 1*(7323), 4-10. doi:10.1016/s0140-6736(64)92156-7

Wilson, J. P. (1975). Postoperative motility of the large intestine in man. *Gut, 16*(9), 689-692. doi: 10.1136/gut.16.9.689

Windsor, J. A., Knight, G. S., & Hill, G. L. (1988). Wound healing response in surgical patients: recent food intake is more important than nutritional status. *British Journal of Surgery, 75*(2), 135-137. doi: 10.1002/bjs.1800750215

附件　搜尋策略

💓 PubMed

Search	Query
#1	MeSH Terms: food; hysterectomy; humans; general surgery; uterine myomectomy; postoperative complications; surgical procedures, operative; drinking water; salpingectomy; water Publication type: randomized controlled trial Subheading: complications; surgery

Limit to: English, n=112

💓 PubMed 資料庫搜尋畫面

History　　　　　　　　　　　　　　　　　　　　　　　　　　Download history　Clear history

Search	Add to builder	Query	Items found	Time
#12	Add	Search (((gynecologic* surgery OR gynecologic* operation OR hysterectomy OR myomectomy OR salpingectomy OR salpingo-oopherectomy OR radical hysterectomy OR staging surgery OR debulking surgery)) AND (early feeding OR early intake OR water OR clear liquid OR food)) AND (complications OR postoperative complications) AND Randomized Controlled Trial[ptyp] AND Humans[Mesh] AND English[lang] Sort by: **Best Match**	112	15:44:28
#11	Add	Search (((gynecologic* surgery OR gynecologic* operation OR hysterectomy OR myomectomy OR salpingectomy OR salpingo-oopherectomy OR radical hysterectomy OR staging surgery OR debulking surgery)) AND (early feeding OR early intake OR water OR clear liquid OR food)) AND (complications OR postoperative complications) AND Randomized Controlled Trial[ptyp] Sort by: **Best Match** Filters: Humans; English; Chinese	124	15:44:08
#10	Add	Search (((gynecologic* surgery OR gynecologic* operation OR hysterectomy OR myomectomy OR salpingectomy OR salpingo-oopherectomy OR radical hysterectomy OR staging surgery OR debulking surgery)) AND (early feeding OR early intake OR water OR clear liquid OR food)) AND (complications OR postoperative complications) AND Randomized Controlled Trial[ptyp] Sort by: **Best Match** Filters: Humans; English	112	15:43:26
#9	Add	Search (((gynecologic* surgery OR gynecologic* operation OR hysterectomy OR myomectomy OR salpingectomy OR salpingo-oopherectomy OR radical hysterectomy OR staging surgery OR debulking surgery)) AND (early feeding OR early intake OR water OR clear liquid OR food)) AND (complications OR postoperative complications) AND Randomized Controlled Trial[ptyp] Sort by: **Best Match** Filters: English	115	15:43:19
#8	Add	Search (((gynecologic* surgery OR gynecologic* operation OR hysterectomy OR myomectomy OR salpingectomy OR salpingo-oopherectomy OR radical hysterectomy OR staging surgery OR debulking surgery)) AND (early feeding OR early intake OR water OR clear liquid OR food)) AND (complications OR postoperative complications) AND Randomized Controlled Trial[ptyp] Sort by: **Best Match**	128	15:37:41
#7	Add	Search (((gynecologic* surgery OR gynecologic* operation OR hysterectomy OR myomectomy OR salpingectomy OR salpingo-oopherectomy OR radical hysterectomy OR staging surgery OR	180	15:37:00

研究案例四 低頻雷射治療對纖維肌痛症症狀緩解的成效

楊淑華

摘要

背景：纖維肌痛症是一種廣泛性疼痛、疲憊及睡眠障礙的慢性症候群，治療上是一大挑戰。低頻雷射治療(low-level laser therapy, LLLT)是一種新興非侵入的替代療法，它使用雷射光來幫助組織修復、減輕疼痛和刺激針灸點(acupuncture points)，目前已用於緩解肌肉骨骼或神經性疼痛。

目的：本研究的目的為運用系統文獻回顧及統合分析來探討低頻雷射治療對纖維肌痛病人的療效。

方法：本研究搜尋中、英文資料庫。運用關鍵字搜尋 2017 年 12 月以前符合此主題的文章。文獻主題及摘要由二位審查者進行審查。使用 JBI-MAStARI 評估研究的方法學的品質。

結果：共納入 6 項隨機對照試驗，包括 225 位病人。疼痛量表和纖維肌痛影響問卷(FIQ)是最常評估工具。統合分析發現低頻雷射治療後 FIQ 的得分明顯低於安慰劑組($z=3.47$; $p=0.001$; 95% CI: $-6.94\sim-3.02$; $I^2=18$)。

結論：低頻雷射治療可使纖維肌痛症病人有緩解症狀的效用，但在副作用和劑量的推廣上仍存有限制。

臨床應用：建議在低頻雷射治療在非藥物治療的選擇上提供一項選擇。

前言

纖維肌痛症(fibromyalgia)是一種廣泛性疼痛、疲累及睡眠障礙為表現特徵的慢性症候群，病人常合併各式各樣的非特異性主訴(Arnold et al., 2011; Clauw, 2014)。1990 年根據美國風濕病學院

(American College of Rheumatology, ACR)的診斷分類標準，纖維肌痛症可以簡單定義為一種慢性全身性疼痛，按照這個分類標準，纖維肌痛症是一種：(1)持續性、廣泛性的疼痛，時間最少超過 3 個月；(2)此疼痛存在於人體的四個象限：如左側、右側、腰以上區域及腰以下區域；(3)此疼痛至少需出現在 18 個指定壓痛點中的 11 個位置以上；同時每一象限至少應有一個以上的壓痛點。於 2011 年 ACR 修正了診斷標準，並更進一步定義纖維肌痛症，包括廣泛性疼痛、疲倦感、睡眠障礙、認知異常等 4 個主要功能性障礙，以及包括頭痛、腹痛和情緒憂鬱等其他障礙的慢性疾病(Wolf et al., 2010)。目前國際文獻所得之纖維肌痛症盛行率約 1~11%，好發於 30~40 歲之間，正處於黃金歲月或事業高峰期的成人，但小孩、青少年或老年人亦可能發生。病人以女性居多，男女比為 1：7 (Toda, 2007)。纖維肌痛症的病理機轉目前仍難理解，目前普遍認為與中樞神經系統痛覺傳導路徑失衡，導致病人對疼痛異常敏感所致。研究發現纖維肌痛症病人腦脊髓液中的 P 物質(substance P)及麩胺酸(glutamate)等濃度偏高。纖維肌痛症病人因強烈或持續性痛覺刺激，可能使傳遞訊息過強，導致突觸前神經細胞釋放出過多的 P 物質與麩胺酸，進一步加劇痛感神經細胞過度興奮的狀態，造成中樞敏感化(central sensitization)，而讓痛覺反應被異常放大(Petzke et al., 2003)。研究也發現纖維肌痛症病人體內抑制疼痛重要的神經傳導物質血清素(serotonin)及正腎上腺素(norepinephrine)濃度較正常人來得低，顯示病人正常疼痛抑制機制(descending pain inhibition pathway)的不足，亦可能增強其疼痛反應(Arnold et al., 2011)。

在治療方面，過去採取僅一般止痛藥治療方式，但效果不佳。2008 年歐洲抗風濕協會(European League Against Rheumatism)曾針對成人纖維肌痛症的治療，依研究證據強度分成 ABCD 四級並提出建議，代表證據強度最高的 A 級皆為藥物治療。在非藥物

治療方面，熱浴療法(heated pool therapy)為 B 級，其他如運動課程、物理治療、精神支持、放鬆療法等，證據強度則較低。一般建議理想的纖維肌痛症治療應包含藥物及非藥物等多種層面的介入，並依據病人疼痛程度、生活功能及相關憂鬱、疲倦與睡眠障礙等症狀加以調整。針對非藥物治療方法，系統文獻回顧對於纖維肌痛的處理，仍有很多爭議，一些人認同有氧運動和認知行為治療，另一些人則傾向於更積極的多元介入和藥物治療(Häuser et al., 2010)。不同的治療策略已經在臨床上被提出，來緩解臨床症狀，這些治療的共同目的包括消除壓痛點，解決運動和肌肉力量，進而改善生活品質和睡眠(Souza et al., 2000)。

低頻雷射治療(low-level laser therapy, LLLT)是一種新興非侵入的替代療法，它使用雷射光來幫助組織修復、減輕疼痛和刺激針灸點(acupuncture points)。雷射光(laser)是透過介質(medium)的高強度電刺激產生的光，這介質可以是氣體(gas)、液體(liquid)、晶體(crystal)、染料(dye)和半導體(semiconductor)。所產生的光由可見光到紅外線光譜中的單一波長相關光束所組成，其可以以連續波(continuous wave)或脈衝模式(pulsed mode)射出。雷射治療用於減輕疼痛和修復的研究超過 30 年，但還未將此治療確定為潛在治療的選擇，可能是因為對其作用的機制和效力仍持懷疑的態度。Thorsen 等人(1991)針對 36 位纖維肌痛症病人在兩個星期間共接受 6 次的低頻雷射治療(GaAlAs, 830 nm, continuous)，採雙盲隨機分派的臨床試驗中，結果發現雷射組和對照組兩組對疼痛的緩解上，並無明顯的差異。相隔十年，一項單盲隨機的臨床試驗中，針對 40 位罹患纖維肌痛症女性病人接受低頻雷射治療，結果發現在疼痛、壓痛點數量、僵硬和肌肉痙攣等方面有顯著改善(Gür et al., 2002)。這些隨機對照試驗研究結果不一致可能因為樣本數較小的緣故。另外，雷射治療的效果取決於治療的波長、部位、持續時間和劑量等因素，一篇針對頸部疼痛的系統文獻研究

證明 780、810~830 和 904 nm 紅外波長，有短期效益(Chow & Barnsely, 2005)。然關於用在纖維肌痛症病人而言，此部分仍是不足的，因此，本研究對低頻雷射治療在纖維肌痛症疼痛緩解進行了系統性文獻回顧分析，旨在為低頻雷射治療對纖維肌痛症治療之具體效果最出貢獻。

臨床問題(Ask)

低頻雷射治療是否可以改善纖維肌痛症之症狀？

方法

💓 一、搜尋最佳文獻(Acquire)

本文以系統文獻回顧方式探討雷射治療對纖維肌痛症的治療效果。搜尋 2017 年 12 月以前的資料庫，包括 MEDLINE、CINAHL、Cochrane、Embase、ProQuest、EBSCO、Google scholar 等英文資料庫和 CEPS 中文資料庫。

納入條件

對象 P： 文獻中的研究對象為纖維肌痛症病人。所謂纖維肌痛症是依據國際類風濕所定義，指有廣泛性壓痛點(＞11)，症狀超過 3 個月，須排除其他的疾病。

措施 I： 本研究以探討雷射治療對纖維肌痛症病人的成效，故介入措施為雷射治療，且研究設計中有清楚描述雷射劑量及治療療程。

結果 O： Primary outcome：主要以纖維肌痛症診斷相關之評估量表，如 functional assessment score: fibromyalgia impact questionnaire (FIQ)，其中可看出激痛點的狀況。

Secondary outcomes：以疼痛改善為主所採用的疼痛量表，包括 visual analog scale, numerical rating scales。

根據納入條件設定的關鍵字詳見表 13-9。共獲得 278 篇相關文章。納入文章以隨機對照試驗或類隨機試驗為主。我們排除有特異性病理變化個案的研究，如有炎症。搜尋文章以英文和中文文獻為主。經過題目與摘要略讀並扣除重複性研究，與非旨在探討雷射治療對纖維肌痛症效果之研究，最後共有 6 篇文章符合條件並納入分析（圖 13-10）。研究者必須使用雷射裝置，將雷射光輻射傳遞到各個壓痛點。控制組必須給予安慰雷射光，其中相同的雷射裝置具有激活發射。

表 13-9　關鍵字

內容	英文關鍵字	中文關鍵字
對象 P	fibromyalgia, diffuse myofascial pain syndrome	纖維肌痛症、瀰漫性肌筋膜疼痛症候群
措施 I	low-level laser therapy, low-power laser therapy, low-level laser irradiation, low-power laser irradiation, light therapy	低頻雷射治療、靜脈雷射治療、雷射治療
結果 O	pain relief, visual analogue scale, numerical rating scales	疼痛緩解、疼痛視覺量表
文章類型	RCT	隨機分派臨床試驗

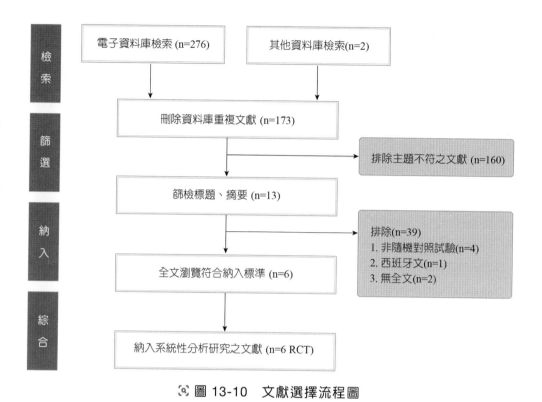

檢索

篩選

納入

綜合

電子資料庫檢索 (n=276)

其他資料庫檢索(n=2)

刪除資料庫重複文獻 (n=173)

排除主題不符之文獻 (n=160)

篩檢標題、摘要 (n=13)

排除(n=39)
1. 非隨機對照試驗(n=4)
2. 西班牙文(n=1)
3. 無全文(n=2)

全文瀏覽符合納入標準 (n=6)

納入系統性分析研究之文獻 (n=6 RCT)

⊙ 圖 13-10　文獻選擇流程圖

♥ 二、文獻品質評析(Appraise)

　　文獻查證納入的 6 篇文章皆為隨機對照試驗，故其審查過程是依據 JBI Meta-Analysis of Statistics Assessment and Review Instrument (JBI-MAStARI) (JBI, 2017)之工具，針對研究方法、納入條件、測量方法和統計方法進行評析。本系統研究分別將 6 篇隨機對照試驗進行品質分析，如表 13-10。

表 13-10　JBI-MAStAR 對隨機對照試驗文章之評析結果

評分項目	Ruaro (2014)	Panton (2013)	Matsutani (2007)	Armagan (2006)	Gür (2002)	Gür (2002)
1. 分派至治療組是否真的隨機分配？	Y	Y	Y	Y	Y	Y
2. 是否隱藏了對治療組的分配？	N	N	N	Y	N	N
3. 治療組的基線是否相似？	Y	Y	Y	Y	Y	Y
4. 參與者是否不知道治療的分派？	Y	Y	Y	Y	Y	Y
5. 提供治療的人員是否不知道治療的分派？	Y	Y	Y	Y	Y	Y
6. 結果評估者是否不知道對治療的分派？	N	N	N	Y	N	N
7. 除關注的介入措施外，治療組是否得到了相同的治療？	Y	Y	Y	Y	Y	Y
8. 追蹤是否完整？如果沒有，是否充分描述和分析各組間在追蹤方面的差異？	Y	Y	Y	Y	Y	Y
9. 是否對參與者進行了隨機分組？	Y	Y	Y	Y	Y	Y
10. 對於治療組，是否以相同方式測量結果？	Y	Y	Y	Y	Y	Y
11. 是否以可靠的方式測量結果？	Y	Y	Y	Y	Y	Y
12. 是否使用了適當的統計分析？	Y	Y	Y	Y	Y	Y
13. 試驗設計是否適當？在進行和分析試驗中是否考慮了與標準 RCT 設計（個人隨機分組、平行分組）的任何偏差？	Y	Y	Y	Y	Y	Y

結果

經文獻搜尋與篩選後，共有 6 篇關於雷射治療在纖維肌痛症病人的介入措施研究於國內外期刊發表，以下將針對研究設計、介入措施、研究結果及研究品質做比較（表 13-11）。每篇之個案數從 20~75 位診斷為纖維肌痛症病人，研究設計皆包括雷射治療組和對照組。為了確定參與者纖維肌痛症的臨床診斷，各篇之文章多應用美國風濕學會(ACR)所提出的診斷標準。研究參與者平均年齡為 28~60 歲不等，女性多於男性，其中一篇是針對女性為實驗對象(Panton et al., 2013)。

在研究介入措施方面，每篇研究多為兩組對照，包括一組雷射組和另一組為無雷射發射之對照組；僅有一篇 Gür 等人(2002)的研究有二個對照組，一組為無雷射發射組，另一個為藥物組。另外，Matsutain 等人(2007)之研究設計主要以伸展運動治療(stretching therapy)，一組合併雷射治療，另一組沒有。伸展運動治療之內容為一般伸展運動；疼痛在兩組皆有顯著改善，在 FIQ 和生活品質方面也有改善，但兩組間並無明顯差異，這代表有無雷射治療並未改變治療的效果。此篇作者認為主要原因有二：雷射的劑量和治療的間距。因為配合 stretching 運動，每週僅安排 2 次的治療，與其他研究都在 3 次以上的雷射治療，確實偏少。以本篇是使用 830 nm 之波長每週 2 次雷射治療，與 Gür 等人(2002)使用 904 nm、每週 5 次雷射治療相比，密度確實較低。Panton 等人(2013)的研究設計中，也將兩組皆放入熱療(heat therapy)，兩組之 FIQ 在治療前後皆有改善，但兩組間並無明顯差異。作者認為是因為對照組也有熱療，改善前後之結果，加上治療前之 FIQ 得分較低，故未能明顯看出兩組間的差異。不過比較兩組在 FIQ 中關於疼痛的次評分項目中，雷射組確實高於對照組。在 CS-PFP 評分上，也有顯著改善。

每篇研究雷射治療之措施差異很大（表 13-12），因時間和次數設計的不同，波長從 670 nm 到 904 nm，劑量以從 2 J/cm^2 到 10.63 J/cm^2，並針對不同的壓痛點進行。波長短的相對其劑量焦耳數較大，劑量焦耳數大的相對持續時間較短，每個研究的設計異質性很大。以纖維肌痛症衝擊量表(FIQ)之評分來看，Armagan 等人(2006)採用 830 nm，power 50 mw 及 2 J/cm^2 的劑量，每週 5 次，共兩週，FIQ 從 65.50 降到 58.50 (-7)；Gür 等人(2002) 採用 904 nm，power 11.2 mw 及 2 J/cm^2 的劑量，每週 5 次，共兩週，FIQ 從 56.27 降到 33.02 (-23.25)。此兩篇相同的劑量與治療療程，僅在雷射波長的差異上，在 Gür 等人研究中使用較長波長之雷射光，FIQ 改善的分數較高。2014 年 Ruaro 等人降低波長到 670 nm，power 20 mw、增加劑量 4 J/cm^2 的劑量，拉長時間，每週 3 次，共 4 週，FIQ 從 67.5 降到 48.9 (-18.6)；兩組間仍有顯著差異。另外，在 Armagan 等人(2006)研究中加測治療 6 個月後的結果，發現 FIQ 評分皆再次回升，對照組甚至高於治療前之評分，足見雷射治療的效果在纖維肌痛症病人僅是短期的。

基於上述各篇 FIQ 得分析差異，我們進行了 FIQ 的統合分析 (meta-analysis)，結果顯示以低頻雷射治療後 FIQ 的得分明顯低於安慰劑組(z=3.47; p=0.001; 95% CI: -6.94~-3.02; I^2=18)，即表示低頻雷射治療可使纖維肌痛症病人有緩解症狀的效用（圖 13-11）。

🔍 表 13-11　隨機對照試驗文獻綜整

作者／年代	研究設計	研究對象／個數	介入措施	評估工具	研究結果
Ruaro et al. (2014)	隨機對照試驗	實驗組：雷射治療(n=10) 對照組：安慰劑(n=10)	實驗組： 1. Laser Ga-AlAs, 670 nm, power 20 mw 2. 4 J/cm² for 8 minutes 24 seconds at each tender point 3. 3x/week, 4 weeks (12 sessions) 對照組：same procedure as EG without the emission of rays	1. Fibromyalgia impact questionnaire (FIQ) 2. McGill pain questionnaire 3. Visual analog scale (VAS)	介入措施後兩組的激痛點數量有明顯減少 與安慰劑相比，雷射治療後所有纖維肌痛症症狀都有明顯改善
Panton et al. (2013)	雙盲隨機對照試驗	實驗組：熱療＋雷射治療(n=20) 對照組：熱療＋安慰劑(n=18)	實驗組： 1. laser Ga-AlAs, 810 nm (20%), 980 nm (80%), power 10 mw 2. 10.63 J/cm² for 60 seconds at each tender point 3. 2x/week, 4 weeks (8 sessions) 對照組：warm air alone 1. 60 seconds 2. 2x/week, 4 weeks (8 sessions)	1. Fibromyalgia impact questionnaire (FIQ) 2. Continuous scale physical function 3. Performance (CS-PFP) test	兩組的疼痛都有明顯降低，但兩組間無差異 與對照組相比，身體功能表現(CS-PFP)在實驗組中有顯著的改善

[c] 表 13-11　隨機對照試驗文獻綜整（續）

作者／年代	研究設計	研究對象／個數	介入措施	評估工具	研究結果
Matsutani et al. (2007)	隨機對照試驗	實驗組：伸展運動＋雷射治療(n=10) 對照組：伸展運動(n=10)	實驗組＋對照組：教育(booklet and lecture) 雷射治療： 1. laser Ga-AlAs, 830 nm, power 30 mw 2. 3 J/cm² for continuous at each tender point 3. one-hour session 4. 2x/week, 5 weeks (10 sessions) 伸展運動： 1. general stretching exercises 2. one-hour session 3. 2x/week, 5 weeks (10 sessions)	1. Fibromyalgia impact questionnaire (FIQ) 2. Visual analog scale (VAS) 3. Pain threshold by dolorimetry at tender points 4. 36-items short-form health survey (SF-36)	兩組 VAS 疼痛評估有顯著改善 兩組激痛點的閾值顯著增加 介入措施後，兩組的 FIQ 和 SF-36 皆有改善，但兩組間無差異
Armagan et al. (2006)	雙盲隨機對照試驗	實驗組：雷射治療(n=16) 對照組：安慰劑(n=16)	實驗組： 1. laser Ga-AlAs, 830 nm, power 50 mw 2. 2 J/cm² for 1 minutes at each tender point 3. 5x/week, 2 weeks (10 sessions) 對照組：same procedure as EG without the emission of rays	1. Fibromyalgia impact questionnaire (FIQ) 2. Number of tender points (NTP) 3. Verbal scale of global evaluation by the patient concerning her well-being (VSGI) 4. Total myalgia score	與基線相比，介入措施後，實驗組的所有評估參數均顯著改善 介入措施後，對照組的壓痛點和僵硬度有顯著改善 與對照組相比，實驗組的所有參數均顯著改善

⊙ 表 13-11　隨機對照試驗文獻綜整（續）

作者 ／年代	研究 設計	研究對象 ／個數	介入措施	評估工具	研究結果
Gür et al. (2002)	單盲隨 機對照 試驗	實驗組： 雷射治療 (n=20) 對照組： 安慰劑 (n=20)	實驗組： 1. laser Ga-AS, 　904 nm, power 　11.2 mw 2. 2 J/cm^2 for 3 　minutes at each 　tender point 3. sitting position 　and 20 degree of 　temperature 4. 5x/week, 2 　weeks (10 　sessions) 對照組：same procedure as EG without the emission of rays	Likert scale for symptoms (0＝none, 1＝ mild, 2＝ moderate, 3＝ severe, 4＝ extreme) (pain, number of tender points, morning stiffness, sleep disturbance, skinfold tenderness, muscle spasms, fatigue)	實驗組的所有參 數皆顯著改善 除了皮褶壓痛 (skinfold tenderness)外， 對照組評估的所 有參數均有改善 實驗組比對照組 有較大的改善
Gür et al. (2002)	單盲隨 機對照 試驗	實驗組： 雷射治療 (n=25) 對照組 1：安慰劑 (n=25) 對照組 2：藥物治 療(n=25)	實驗組： 1. laser Ga-AS, 　904 nm, power 　11.2mw 2. 2 J/cm^2 for 　3minutes at 　tender each point 3. sitting position 　and 20 degree of 　temperature 4. 5x/week, 2 　weeks (10 　sessions) 對照組 1：same procedure as EG without the emission of rays 對照組 2：10 mg amitriptyline（抗 憂鬱劑）	1. Fibromyalgia 　impact 　questionnaire 　(FIQ) 2. Likert scale 　for symptoms 3. Hamilton 　depression 　scale	實驗組的所有參 數皆有改善 對照組 1 除了皮 褶壓痛、睡眠障 礙、憂鬱和疲 憊，其餘參數有 改善 對照組 2 的評估 中，除了疲憊， 所有參數均得到 顯著改善 實驗組比對照組 有較大的改善

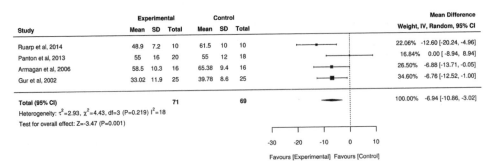

Study	Experimental Mean	SD	Total	Control Mean	SD	Total	Weight	Mean Difference IV, Random, 95% CI
Ruarp et al, 2014	48.9	7.2	10	61.5	10	10	22.06%	-12.60 [-20.24, -4.96]
Panton et al, 2013	55	16	20	55	12	18	16.84%	0.00 [-8.94, 8.94]
Armagan et al, 2006	58.5	10.3	16	65.38	9.4	16	26.50%	-6.88 [-13.71, -0.05]
Gur et al, 2002	33.02	11.9	25	39.78	8.6	25	34.60%	-6.76 [-12.52, -1.00]
Total (95% CI)			**71**			**69**	**100.00%**	**-6.94 [-10.86, -3.02]**

Heterogeneity: τ^2=2.93, χ^2=4.43, df=3 (P=0.219) I^2=18
Test for overall effect: Z=-3.47 (P=0.001)

Favours [Experimental] Favours [Control]

圖 13-11　雷射組和對照組在治療後 FIQ 得分變化森林圖

表 13-12　雷射治療劑量和療程

文獻	wavelength [nm (mode)]	average output (mW)	J per point	total time per point (sec)	frequency of treatment
Ruaro et al. (2014)	670	20	4	504	three times per week for 4 weeks
Panton et al. (2013)	810 (20%) 980 (80%)	10	10.63	60	twice per week for 4 weeks
Matsutani et al.(2007)	830	30	3	3,600	twice per week for 5 weeks
Armagan et al. (2006)	830	50	2	60	five times per week for 2 weeks
Gür et al. (2002)	904	11.2	2	180	five times per week for 2 weeks
Gür et al. (2002)	904	11.2	2	180	five times per week for 2 weeks

討論與應用(Apply)

　　在非藥物治療方面，近年來使用雷射治療來處理纖維肌痛症病人的症狀。然而，很少有研究清楚表明它的有效性，而確認這些介入措施有效性證據的最大困難是臨床嚴謹的試驗較少，像納入 6 篇文章中，關於隨機分派的部分，多篇文章未能明確呈現操

作過程。雷射治療在這些研究中，對於纖維肌痛症病人之治療都有顯著的改善，故可以當作非藥物治療方法選擇之一；但在與其他非藥物治療搭配使用時，這些治療是否因此限制了雷射的效用，在研究結果評估中，兩組差異性不大。因此，需要更多僅是單獨雷射治療的隨機對照試驗，才能確實評估雷射治療的效用。關於評估結果，重要的是強調使用有效和可靠的工具來增加結果的一致性。

在纖維肌痛症診斷的部分，基於 ACR 的標準，包括慢性疼痛至少 3 個月、18 個壓痛點至少 11 個。這些研究通常使用這些標準診斷。然而，只有一篇的個案來源來自風濕科門診確診之個案(Matsutani et al., 2007)，其餘的僅描述根據 ACR 標準診斷為纖維肌痛症，因此這部分是值得爭議的。性別部分，也多以女性為主，雖然在流行病學上女性是多於男性，但這性別上的差異是否有影響，也是值得討論的。

在雷射治療方面，文獻指出低功率雷射治療廣泛用於骨骼肌肉疾病的病人，主要作用是在抗發炎、止痛和細胞活性的調節。在纖維肌痛症病人建議可以用來緩解疼痛，但因為其慢性疼痛的症狀和纖維肌痛症的其他症狀有高度相關性，因此藉由降低疼痛將改善其他症狀亦有相關，統合分析也看到這部分的效果。另外值得注意的是這些治療劑量的依賴性，這幾篇文獻的劑量從 $2\sim10.63$ J/cm^2，波長從 $670\sim980$ nm，變化很大。如未來要建立理想的劑量和波長，還得要考量組織層的厚度、受影響的區域、治療療程的設計等。Panton 等人(2013)的研究設計中，便計算了個案的 BMI，控制兩組分別在 30.2 ± 6.7 (CG)和 31.2 ± 10.0 (EG)。組織層的厚度對於個別壓痛點的劑量與持續時間是有相關的。世界雷射治療協會(The World Association for Laser Therapy, WALT)建議每天治療持續兩週，或兩天一次持續 $3\sim4$ 週。Gür 等人和 Armagan 等人設計一週 5 次，所有個案治療後症狀有顯著改善。

而 Ruaro 等人雖然每週僅執行 3 次，但增加了每個壓痛點的劑量，結果仍改善其症狀，只是 FIQ 降低的幅度較其他兩篇少。治療的時間與密度也應是值得被討論的。

納入的每篇文章皆有描述雷射之波長、發射能量、能量密度、持續時間、應用持續時間等，但之間的一致性差異太大，因此關於理想劑量和傷害影響，無法給予明確的結論。另外，關於雷射治療的長期效果，也未能在這些研究中討論。

結論

從這些回顧文獻發現，低功率雷射治療對於纖維肌痛症症狀改善是有效的，但在副作用和劑量方面仍存有限制。另外，因篇幅和個案數不多，未能有強烈的有效科學數據，尤其是在劑量部分，因此建議臨床使用上應該謹慎使用。

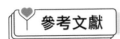 參考文獻

Arnold, L. M., Clauw, D. J., & McCarberg, B. H. (2011). Improving the recognition and diagnosis of fibromyalgia. *Mayo Clinic Proceedings, 86*, 457-464

Armagan, O., Tascioglu, A., Ekim, A., & Oner, C. (2006). Long-term efficacy of low level laser therapy in women with fibromyalgia: A placebo-controlled study. *Journal of Back and Musculoskeletal Rehabilitation, 19*, 135-140.

Chow, R. T., & Bamsley, L. (2005). Systematic review of the literature of low-level laser therapy (LLLT) in the management of neck pain. *Lasers Surgery and Medicine, 37*(1), 46-52.

Clauw, D. J. (2014). Fibromyalgia: A clinical review. *JAMA, 311*, 1547-1555.

Gür, A., Karakoc, M., Nas, K., Cevik, R., Sarac, A. J., & Ataoglu, S. (2002). Effects of low power laser and low dose amitriptyline therapy on clinical symptoms and quality of life in fibromyalgia: A single-blind, placebo-controlled trial. *Rheumatology International, 22*(5), 188-193. doi: 10.1007/s00296-002-0221-z

Gür, A., Karakoc, M., Nas, R., Cevik, J., Sarac, A. J., & Demir, E. (2002). Efficacy of low power laser therapy in fibromyalgia: A single-blind, placebo-controlled trial. *Lasers Medicine Science, 17*, 57-61.

Häuser, W., Thieme, K., & Turk, D. C. (2010). Guidelines on the management of fibromyalgia syndrome: A systematic review. *European Journal of Pain, 14*(1), 5-10. doi: 10.1016/j.ejpain.2009.01.006

Joanna Briggs Institute (2017). *Critical appraisal checklist for randomized controlled trials.* http://joannabriggs.org/research/critical-appraisal-tools.html

Matsutani, L. A., Marques, A. P., Ferreira, E. A. G., Assumpcao, A., Lage, L. V., Casarotto, R. A., & Pereira, C. A. B. (2007). Effectiveness of muscle stretching exercises with and without laser therapy at tender points for patients with fibromyalgia. *Clinical and Experimental Rheumatology, 25*, 413-415.

Panton, L., Simonavice, E., Williams, K., Mojock, C., Kim, J. S., Kingsely, D., McMillan, V. & Mathis, R. (2013). Effect of class IV laser therapy on fibromyalgia-impact and function in women with fibromyalgia. *The Journal of Alternative and Complementary Medicine, 19*(5), 445-452.

Petzke F, Clauw, D. J, Ambrose, K., Khine, A., & Gracely, R. H. (2003). Increased pain sensitivity in fibromyalgia: Effects of stimulus type and mode of presentation. *Pain, 105*, 403-413.

Ricci, N. A., Dias, C. N., & Driusso, P. (2010) The use of electrothermal and phototherapeutic methods for the treatment of fibromyalgia syndrome: A systematic review. *Revista Brasileira de Fisioterapia, 14*(1), 1-9.

Ruaro, J. A., Frez, A. R., Ruaro, M. B., & Nicolau, R. A. (2014). Low-level laser therapy to treat fibromyalgia. *Lasers in Medical Science, 29*(6), 1815-1819.

Souza, L. P. M., Forgione, M. C. R., & Alves, V. L. R. (2000). The relaxation techniques in psychotherapy for patients with chronic pain: A proposal. *Acta Fisiátrica, 7*(2), 56-60.

Thorsen, H., Gam, A. N., Jensen, H., Højmark, L., & Wahlstrøm, L. (1991). Low energy laser treatment-effect in localized fibromyalgia in the neck and shoulder regions. *Ugeskr Laeger 153*(25), 1801-1804.

Toda, K. (2007). The prevalence of fibromyalgia in Japanese workers. *Scandinavian Journal of Rheumatology, 36*, 140-144.

Wolfe, F., Clauw, D. J., Fttzcharles, M. A., Goldenberg, D. L., Katz, R. S., Mease, P., Russell, A. S., Russell, I. J., Winfield, J. B., & Yunus, M. B. (2010). The American college of rheumatology preliminary diagnostic criteria for fibromyalgia and measurement of symptom severity. *Arthritis Care & Research, 62*(5), 600-610.

13-2　質性系統性文獻案例

研究案例一　社區中風老人主要照顧者的家庭韌力介入措施之內涵與成效

穆佩芬

摘要

背景：中風是多種慢性疾病中造成病人殘障失能的主要疾病。主要照顧者擔負多重的壓力與負荷。如何強化中風個案主要照顧者的韌力，實證文獻及臨床指引有哪些相關評估與介入措施可提供護理師參考是臨床重要議題。

目的：本研究目的為運用範域系統性文獻回顧，了解社區中風老人的主要照顧者之家庭韌力介入措施的內涵及成效。

方法：以 PICO 擬訂關鍵字，搜尋中、英文電子資料庫，發表於 2015~2020 年 1 月間符合納入條件之臨床指引，使用 Joanna Briggs Institute (JBI)臨床指引評析工具進行文獻評價及專家進行本土效度建立，進行資料彙整。

結果與結論：經由文獻篩選後共納入 7 篇臨床指引，共 30 項建議。共分為主要照顧者與家庭韌力評估，及提升主要照顧者韌力之策略與原則。

臨床應用：本研究應用範域性系統文獻回顧方式，統整有關提升中風個案主要照顧者及家庭的韌力相關臨床指引的建議內容，提供居家護理師於照顧時做為擬訂護理計畫的參考。經由文獻查詢及專家效度本土化過程，確認指引的正確性及可用性，所提出 31 項臨床建議可供臨床照護參考。

關鍵字：範域系統性文獻回顧、中風、主要照顧者、家庭韌力

背景

　　臺灣罹患腦血管疾病的人口持續增加且有年齡逐年下修的趨勢，中風是多種慢性疾病中造成病人殘障失能的主要疾病。2018年健保署的十大死因統計顯示，腦血管疾病為臺灣十大死因的第四位，平均每 44 分鐘即有 1 人死於腦中風，依臺灣中風登錄資料庫資料顯示初發中風病人不論缺血性中風或出血性中風在中風一個月後的失能比例高達 61.2%、3 個月為 55.58%、半年為51.72%，均約有半數中風病人呈現失能狀態（中央健康保險署，2017；衛生福利部，2019）。隨著臺灣高齡化與少子化的趨勢，家庭結構趨向小型化，家庭照顧者承擔的照顧壓力及負荷越來越大。衛生福利部資料顯示國內約有逾 45 萬名失能者接受家人照顧，家庭照顧者推估有近 80 萬名，臺灣每年約有 3~5 萬人中風，其中約三成因而失能（衛生福利部，2019）。根據研究顯示中風 5年後有 39%的中風病人有顯著的功能障礙(Hsieh & Chiou, 2014)。

　　中風病情穩定後也要花漫長時間復健，帶給家屬沉重負擔，返家的復健之路更需要家庭照顧者陪伴與照顧。中風罹病後會造成身體活動功能障礙、日常生活能力減退，與醫療上的花費外，照顧者經常承擔各種複雜的任務和角色，包括身體、心理和日常生活支持不同的時間承諾(Denham et al., 2018)。中風病人因永久失能，導致認知、情緒、社會功能及日常功能障礙，日常生活上需要他人協助。隨著家庭型態的轉變，家庭照顧人手不足，從中風病人出院的那一刻起，主要照顧者即面臨獨立照護病人的責任。中風病人多數居住在家中，因失能而需要非正式照顧者實質的協助與情感的支持，因此照顧者在中風後照顧扮演重要角色，導致照顧者出現緊張、壓力、心力疲乏的情形，可能會影響中風後病人長期的預後(Mutai et al., 2016)。研究文獻更顯示主要照顧者比非主要照顧者，4 年後死亡風險高出 63% (Schulz & Beach, 1999)。

　　家庭是有生命力的系統，家中成員生活在家庭的脈絡中，以家庭為整體所構成的社會單位，中風個案與照顧者在生活中彼此生活交織且相互影響(Goldenberg & Goldenberg, 2012)。當中風疾病的危機發生，出院後照護的重任由急性醫療團隊轉移到個案的主要照顧者，因失能而需要非正式照顧者實質的協助與情感的支持，因此照顧者在中風後照顧扮演重要角色，導致照顧者出現生理及心理的壓力症狀及社交隔離，也可能會影響中風後病人長期的預後(Mutai et al., 2016)。

　　家庭韌力的概念係由 Froma Walsh 提出，研究一個家庭是如何從危機中恢復，並發展出新能力。家庭韌力的三個主要方向包含信念體系(belief systems)、組織模式(organizational patterns)、家庭溝通歷程(communication processes) (Walsh, 2002)。近年來心理學界逐漸重視所謂「正向心理學」，強調來自於個人或家庭本身的力量與資源，家庭韌力的研究出現強調超越研究個人韌力因子的觀點，視家庭為整體，故需從家庭的各層面找尋韌力因子或從關係脈絡及生態觀點中來了解困境家庭如何從個人、家庭及社區等脈絡層面間，彼此交互作用，並從中發展出家庭韌力現象(Rolland & Walsh, 2006; Walsh, 2002)。若能將家庭韌力的三個方向納入照顧者準備度，協助照顧者正向調適提升照顧者的優勢與功能，因此本文希望能透過了解居家中風主要照顧者的出院準備度，發展一個以家庭韌力為基礎的中風個案主要照顧者準備度量表的發展與建置，促進中風後的家庭調適（穆等，2019）。本文彙整穆等人(2019)衛生福利部計畫的內容，針對了解社區中風老人的主要照顧者之家庭韌力介入措施的內涵及成效的實證臨床指引，按照 Joanna Briggs Institute 所發展之範域系統文獻研究(Lockwood et al., 2019)步驟進行 5A 的過程。

臨床問題(Asking)

本研究目的為運用範域系統性文獻回顧，了解社區中風老人的主要照顧者之家庭韌力介入措施內涵。

方法

本文運用實證過程來形成問題(asking)、搜尋(acquire)及評讀文獻(appraisal)。

💓 一、搜尋最佳文獻(Acquire)

(一)根據 PCC (Patient, Concept, Context)擬關鍵字（表 13-13）

🔍 表 13-13　關鍵字

內容	英文關鍵字	中文關鍵字
對象	caregiver, aging, elder; stroke	社區中風老人主要照顧者
概念	family resilience	家庭韌力介入措施
脈絡	community, home	社區、居家
文章類型	clinical guideline	臨床指引

(二)納入條件及搜尋策略

應用系統性文獻回顧資料查詢策略搜尋重要資料庫之 clinical guidelines 或 evidence summary 之最佳文獻證據。包括：JBI、Cochrane Library、Medline、PubMed、UpToDate、DynaMed、Best Practice、EBSCO 及 Google Scholar、Best Practice Guidelines、華藝中文電子期刊、臺灣博碩士論文系統、臺灣期刊論文索引系統等資料庫。中、英文及臨床指引並使用布林邏輯進行檢索。

資料搜尋所納入分析的臨床指引，經過本組 12 位專家（穆等，2019）共識會議，針對每一個建議於國內機構護理照顧過程中的可行性進行審視，若對使用性上或可行性上有疑慮，進行討論並進行降階或刪除。最後確認出臨床指引及建議等級。

納入條件

群體 P：中風個案的主要照顧者。

概念 C：居家之家庭韌力為基礎的介入措施。

脈絡 C：社區、居家。

法學 S：臨床指引。

本方案指引所使用的實證等級乃採用為 JBI 的實證等級(JBI, 2014)。

二、文獻篩選(Study Selection)

透過電子資料庫搜尋，並運用 Endnote 軟體移除重複文獻，兩位研究者根據納入條件進行標題及摘要檢視符合文獻，進行臨床指引之全文檢視後並篩選出符合分析之文獻，圖 13-12 為文獻篩選流程。

三、文獻品質評析(Appraise)

範域研究的目的為統整及描述相關實證的研究結果並不需經過文獻品質評析步驟。

四、資料萃取(Data Extraction)

共納入 7 篇臨床指引文獻，共 31 項建議項目。分為主要照顧者與家庭韌力評估（2 項）及提升主要照顧者韌力之策略與原則（29 項）分述如下：

1. 主要照顧者與家庭韌力評估：主要照顧者心理與社會功能直接影響其調適與照顧負荷感。尤其主要照顧者韌力及家庭韌力是影響主要照顧者正向健康經驗的重要因素。主要照顧者若獲得充分的訊息或支持、方便有效的服務管道，會改善其調適、負擔及正向情緒（表 13-14）。

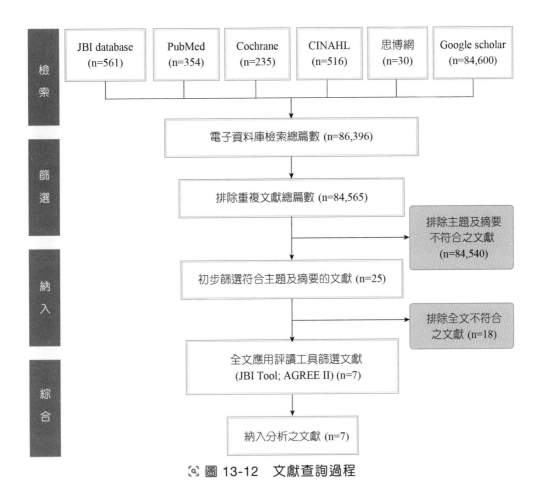

檢索

篩選

納入

綜合

| JBI database (n=561) | PubMed (n=354) | Cochrane (n=235) | CINAHL (n=516) | 思博網 (n=30) | Google scholar (n=84,600) |

電子資料庫檢索總篇數 (n=86,396)

排除重複文獻總篇數 (n=84,565)

排除主題及摘要不符合之文獻 (n=84,540)

初步篩選符合主題及摘要的文獻 (n=25)

排除全文不符合之文獻 (n=18)

全文應用評讀工具篩選文獻 (JBI Tool; AGREE II) (n=7)

納入分析之文獻 (n=7)

◎ 圖 13-12　文獻查詢過程

2. 提升主要照顧者韌力之策略與原則：中風的個案可能有認知或運動功能障礙。社區的介入措施，可以加強家庭的韌力能力，家庭接受促進正向的韌力介入措施，可以強化家庭單位和所有成員的適應能力。針對中風病人主要照顧者的提升策略，參考2篇 JBI evidence summaries，彙整提升主要照顧者韌力相關的文獻，臨床建議如表 13-15。

⊙ 表 13-14　主要照顧者家庭韌力評估之實證建議等級

實證建議	等級
以目前最佳的證據顯示並沒有黃金衡量標準來評估韌力，措施的選擇應考慮評估的向度和工具的心理測量屬性	Grade A
CD-RISC 在用於評估包括照顧者在內的各種族群的適應力時，具有可接受的心理測量的內涵，並且可被推薦作為評估主要照顧者韌力的可靠有效工具	Grade B

資料來源： Biotech (Hons), M. S. (2018). *Evidence summary. Assessment of caregiver resilience.* The Joanna Briggs Institute EBP Database, JBI@Ovid. 2018, JBI19805.

⊙ 表 13-15　提升主要照顧者韌力之實證建議等級

實證建議	等級
家人和朋友的社會支持有助於提升主要照顧者的適應能力，所提供的支持必須符合主要照顧者的需求，並協助主要照顧者培養獨立照顧的能力	Grade B
醫護人員應主動關注主要照顧者並保持良好的互動，並促進他們的社會支持網絡	Grade B
對於中風病人的家庭，建議通過介入措施，例如中風病人照護的教育和應對方法、支持團體和策略來提升家庭的適應能力。促進家庭內部以及與專家的溝通	Grade B
以社區為基礎的支持性介入措施可用於增強中風後個案的家庭韌力	Grade B
支持性的介入措施可包括家人和朋友支持，社會支持（應用性、情感性和道德性），強化家庭和諧的調適策略及衛教	Grade B

參考資料：

Stephenson, M. (2018). Aged care: Caregiver and family resilience. *JBI Evidence Summary.* The Joanna Briggs Institute EBP Database, JBI@Ovid. 2018, JBI19804.

Marin, T. (2018). *Stroke (older adults): Family resilience interventions in community settings.* JBI evidence summary. The Joanna Briggs Institute EBP Database, JBI@Ovid. 2018, JBI20247

此外，Huey 等學者於 2015 年進行描述性文獻回顧，搜尋 PubMed and EBSCO 兩個資料庫與主要照顧者韌力相關的文章，透過同儕審視 2006 年以後應用家庭韌力理論與行為分析原則 Applied Behavioral Analysis (ABA)作為核心概念提升主要照顧者韌力的文章共 4 篇，建構主要照顧者的韌力發展模式（表 13-16、表 13-17）(Huey, 2015)。

⊙ 表 13-16　Huey 等之實證建議等級

提升主要照顧者韌力策略原則之實證建議		等級
1. 問題解決	發展主要照顧者自我意識的過程，實施有效的創造性問題解決策略 鼓勵主要照顧者在現有的想法增加新的想法，探索適合某種情況的替代方案 啟發批判性思維，從不同觀點中辨識問題和評估將來改善決策制定 在解決問題的過程中持之以恆，集中精力撇開恐懼，選擇繼續前進	Grade B
2. 社交網絡	建構以人為本的生活環境及社交網絡的支持，增強個人的適應能力，並在逆境中成長 強化家庭傳統和連續性，增強了個人和家庭的適應能力 保持密切聯繫和支持的社區，維持韌力的連通性	Grade B
3. 領導方式	如果情況需要，發展獨特的韌力技能使主要照顧者能夠掌控並改善決策 傾聽了解他人的觀點，並協同努力實現雙贏的解決方案。 有效的溝通有助於加強主要照顧者與其個案和家屬之間的關係	Grade B
4. 靈性	有目的地旅行提升內在自我，實行有意義的生活，包括自我犧牲和奉獻的態度 培養感恩心，累積祝福有助於個人增強正向情緒，有益於他們的健康、睡眠和關係 主要照顧者知道他們受到宗教信仰的保護，將逆境視為促進其精神成長的方式 達到平靜的狀態，並適應新的環境。接受現況的主要照顧者可以在生活中前進	Grade B
5. 自我效能	了解資源和學習提高自我效能的方法可以增強他們的韌力 有效地表達自己，尊重他人是自信溝通的核心 自信會提高一個人的自信心，減輕壓力 自我反思有助於減輕焦慮和減少信心崩潰的災難性及適得其反的思維 「相信自己」克服挑戰並實現目標，而不是不堪重負	Grade B

資料來源：Huey, W. T. (2015). A resilience training module for caregivers of dementia patients. *SHS Web of Conferences 18*, 05001.

⊙ 表 13-17　強化主要照顧者或家庭韌力的實證建議等級

實證建議	等級
1. 在個案同意的情況下，可邀請家庭成員和照顧者參加與病人的照護和治療會議，並有機會學習適當的病人照護技能，並協助解決他們的問題(Cameron et al., 2016)	Grade B
2. 應根據病人的特定需求，認知能力和當地資源，以各種培訓方法提供照顧者，以個人或團體形式以及基於社區的計畫提供培訓(Cameron et al., 2016)	Grade B
3. 教育水平較低的照顧者，在尋求社會支持上會相對困難，因為這些照顧者可能對於社服方面的補助以及政府的法規較不熟悉，同時也較不知如何表達需求、尋求協助，所以我們應當持續關注教育程度較低的非正式照顧者的社會支持狀態(Cameron et al., 2016)	Grade B
4. 在評估照顧者的社會支持需求時，應同時注意其照顧的個案之肢體與認知功能。缺乏外籍看護工的照顧者的社會支持較差，可能是因為缺少外籍看護工分擔照顧病人的工作，會使得照顧者尋求社會支持變得更加困難。我們須持續關注那些教育程度較低，照顧認知功能較差的病人，以及缺乏外籍看護工協助的照顧者之社會支持狀況(Cameron et al., 2016)	Grade B
5. 腦中風病人行為及身體中度至重度功能缺失，造成主要照顧者需改變原有生活結構與角色功能；若能在住院早期給予完整評估，協助主要照顧者了解個案需求，學習適切的照護技巧，則可使病人盡早達成復健目標，回歸正常化生活，減輕照顧者壓力，提升家庭生活品質(Clinical Guidelines for Stroke Management, 2017)	Grade B
6. 主要照顧者應在整個復健過程中接受教育，以滿足個案的復健需求、預期結果、復健過程和治療，及家庭／社區的適當家訪(Cameron et al., 2016)	Grade B
7. 建議以互動和書面形式提供主要照顧者的教育(Cameron et al., 2016; Clinical Guidelines for Stroke Management, 2017)	Grade B

⊙ 表 13-17　強化主要照顧者或家庭韌力的實證建議等級（續）

實證建議	等級
8. 透過教育掌握主要照顧者自我管理技能來促進自我效能，主要照顧者自我管理照護教育項目(Cameron et al., 2016; Clinical Guidelines for Stroke Management, 2017)：個人照護技術培訓（如餵食技術）、幫助溝通的策略、身體照護的技術（如從床到椅子的移位，偏癱肢體的定位等）、吞嚥困難病人的食物準備和準備食物型態的改變、自我管理模式的照護，以盡可能鼓勵病人獨立、如何協助個案接受社區服務和資源、問題解決的技巧、喘息照護的選擇、依個案情況協助於健康照護系統中自我管理的照護、臨終關懷和安寧緩和治療的選擇	Grade B

資料來源：

Cameron, J. I., O'Connell, C., Foley, N., Salter, K., Booth, R., Boyle, R., ... Dulude, A. (2016). Canadian stroke best practice recommendations: managing transitions of care following stroke, guidelines update 2016. *International Journal of Stroke, 11*(7), 807-822.

Marin, T. (2018). *Stroke (older adults): Family resilience interventions in community settings.* JBI evidence summary. The Joanna Briggs Institute EBP Database, JBI@Ovid. 2018, JBI20247

討論與應用(Apply)

本研究納入七篇臨床指引，共 31 項實證建議。共分為兩個主軸：主要照顧者與家庭韌力評估（2 項），及提升主要照顧者韌力之策略與原則（29 項）。居家護理師可依照臨床指引的建議發展提升中風個案的主要照顧者的韌力之護理介入措施，包括評估內容建議及介入措施的建議。雖需多項目的實證等級為 B，仍需要更多的實證研究支持或可經由臨床應用進行測試，已達提升主要照顧者的家庭功能及其幸福感。

結論

本研究應用範域系統性文獻回顧方式，統整有關提升中風個案主要照顧者及家庭的韌力相關臨床指引的建議內容，提供居家護理師於照顧時的護理計畫的內容參考。經由文獻查詢及專家效度本土化過程，確認指引的正確性及可用性，最後提出 31 項臨床建議。

致謝

感謝本團隊賀倫惠、張丞淯、韓慧美、黃子珍、梁靜娟、楊淑華、蘇瑞源、吳富美、林淑女、黃淑鶴、曾芸敏、林惠如、黃庭宇、郭紡瑄共同協助此論文之文獻查詢及進行臨床指引本土專家效度審核。

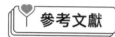 參考文獻

衛生福利部(2019)・*107 年度死因統計*・衛生福利部。

中央健康保險署(2017)・*全民健康保險急性後期整合照護計畫*。https://bit.ly/3cXtmc3

穆佩芬、賀倫惠、張丞淯、韓慧美、黃子珍、梁靜娟…郭紡瑄(2019)・*再創中風個案主要照顧者的契機：照顧與指導*・護理暨健康照顧司。

Biotech (Hons), M. S. (2018). *Evidence summary. Assessment of caregiver resilience.* The Joanna Briggs Institute EBP Database, JBI@ Ovid. 2018, JBI19805.

Cameron, J. I., O'Connell, C., Foley, N., Salter, K., Booth, R., Boyle, R., Cheung, D., Cooper, N., Corriveau, H., Dowlatshahi, D., Dulude, A., Flaherty, P., Glasser, E., Gubitz, G., Hebert, D., Holzmann, J., Hurteau, P., Lamy, E., LeClaire, S., …Teasell, R. (2016). Canadian stroke best practice recommendations: Managing transitions of care following stroke, guidelines update 2016. *International Journal of Stroke, 11*(7), 807-822.

Denham, A. M. J., Baker, A. L., Spratt, N., Guillaumier, A., Wynne, O., Turner, A., Magin, P., & Bonevski, B. (2018). The unmet needs of informal carers of stroke survivors: A protocol for a systematic review of quantitative and qualitative studies. *BMJ Open, 8*(1), e019571.

Goldenberg, H., & Goldenberg, I. (2012). *Family therapy: An overview.* Cengage learning.

Hsieh, F. I., & Chiou, H. Y. (2014). Stroke: Morbidity, risk factors, and care in taiwan. *Journal of Stroke, 16*(2), 59-64.

Huey, W. T. (2015). A resilience training module for caregivers of dementia patients. *SHS Web of Conferences 18*, 05001.

JBI (2014). *JBI levels of evidence.* https://bit.ly/3eWjPUD

Lockwood, C., dos Santos, K. B., & Pap, R. (2019). Practical guidance for knowledge synthesis: Scoping review methods. *Asia Nursing Research, 13*, 287-294.

Marin, T. (2018). *Stroke (older adults): Family resilience interventions in community settings*. JBI evidence summary. The Joanna Briggs Institute EBP Database, JBI@ Ovid. 2018, JBI20247

Mutai, H., Furukawa, T., Nakanishi, K., & Hanihara, T. (2016). Longitudinal functional changes, depression, and health-related quality of life among stroke survivors living at home after inpatient rehabilitation. *Psychogeriatrics, 16*(3), 185-190. doi:10.1111/psyg. 12137

Rolland, J. S., & Walsh, F. (2006). Facilitating family resilience with childhood illness and disability. *Current Opinion in Pediatrics, 18*(5), 527-538.

Schulz, R., & Beach, S. R. (1999). Caregiving as a risk factor for mortality: The caregiver health effects study. *Jama, 282*(23), 2215-2219.

Stephenson, M. (2018). *Aged care: Caregiver and family resilience*. JBI Evidence Summary. The Joanna Briggs Institute EBP Database, JBI@ Ovid. 2018; JBI19804.

Walsh, F. (2002). A family resilience framework: Innovative practice applications. *Family Relations, 51*(2), 130-137.

研究案例二 癌症兒童及青少年身體心像的生活經驗更新版（2010~2019 年）

李美銀

摘要

背景：雖已有癌症兒童及青少年身體心像經驗之質性系統性文獻回顧，但隨著癌症醫療科技的日新月異，仍持續有文獻探討此主題。筆者認為更新此主題的質性研究相當重要，透過整合文獻有助了解近十年此現象的脈絡經驗。

目的：本研究目的為運用質性系統性文獻回顧，探討並更新癌症兒童及青少年身體心像的經驗。

方法：本研究共搜尋四個中、英文電子資料庫。運用關鍵字搜尋 2010 年 10 月至 2019 年 9 月之間的符合此主題之質性研究。文獻主題及摘要由二位審查者進行審查。使用 JBI 質性評析工具闡述性與鑑定性研究檢核工具，進行納入文章評析、資料萃取及整合。

結果：初始篩選 1,153 篇文章，符合納入標準且通過評讀後，共納入 3 篇文獻。本研究結果衍生二個主題及四個次主題，如下：(1)我不是我的失落煩心：面對健康身體逐步屢弱的衝擊，以及不確定的未來；(2)助己蛻變的謀略及信念：持存靈性信仰及希望，以及因應改變的護己策略。

結論：依此研究結果，發展符合兒童及青少年因應身體心像改變之需求的臨床指引，促進其獲得良好心理健康。

臨床應用：建議運用此研究結果，發展癌症兒童及青少年身體心像量表，或建構相關介入性措施，有助於提升病人照護品質。

前言

　　質性研究之研究結果可以了解個人、社區或團體對健康與疾病的觀點，提供主要照顧者、健康專業人員或醫護互動的觀點及行為意涵；經由當事人的生活經驗觀點，確定經驗發生的機轉或經驗的本質，以及發展護理照護措施等（穆，2014）。質性系統性文獻回顧(meta-synthesis)則是整合數篇跨國、跨文化之相同主題的質性研究，經由萃取及整合質性研究結果，提供新的詮釋研究發現(Sandelowski & Barroso, 2007)。質性系統性文獻回顧之研究結果，對於推動健康照護服務、計畫與政策日趨重要。亦有助於了解個人或社區是如何覺察及處理相關健康議題，及健康服務之決策應用(Munn et al., 2014)。Joanna Briggs Institute (JBI)指出質性系統性文獻回顧的研究法，奠基於描述現象學(descriptive phenomenology)的觀點，聚集研究發現(aggregation of the findings)，藉由了解生活經驗的現象、接受介入措施的經驗與機轉，強調系統文獻結果需應用於臨床實務，以及發展臨床指引(JBI, 2014)。

　　筆者運用質性系統性文獻回顧，已發表探討癌症兒童及青少年身體心像的經驗(Lee et al., 2012)。此研究指出已有數篇質性研究探討當兒童及青少年罹患癌症且接受治療過程，覺察及感受身體心像改變的經驗。經由確認關鍵字，以系統性文獻搜尋 1960 年（資料庫開始時間）至 2010 年 10 月之間的中文及英文資料庫，包括 PubMed、CINAHL、Scirus、Mednar 以及 Chinese electronic periodical services (CEPS)華藝中文電子期刊資料庫。運用 JBI-QARI 軟體(Standardized critical appraisal instruments from the Joanna Briggs Institute Qualitative Assessment and Review Instrument, JBI-QARI) (JBI, 2014)，進行納入文章評析、資料萃取及整合。最後納入 8 篇質性研究，分別來自加拿大（2 篇）、英國（2 篇）、瑞典（1 篇）、澳洲（1 篇）以及臺灣（2 篇）。研究方法

學分別是 1 篇現象學，7 篇質性研究。此質性系統性文獻回顧衍生四個主題，如：正常身體的遠離、自我認同的失落、護己的謀略與支持，以及超越身體的枷鎖。筆者依據實證結果，發展照護癌症兒童及青少年接受治療造成身體心像改變之臨床指引，如：評估情緒、疾病相關訊息及實質社會支持的需求；鼓勵表達處理人際互動的問題；教導面對他人質疑自己身體外觀改變的溝通技巧，以及協助青少年重返正常生活的技巧等。

隨著醫療科技的日新月異，癌症兒童及青少年接受治療的方式、程序，以及預後也與過去有所不同。筆者反思此實證結果(Lee et al., 2012)發表至今約 10 年，可能已有新的研究發現，故此研究已非最新版實證知識。筆者初步搜尋資料庫發現從 2010 年 11 月至 2019 年 9 月，已有數篇相關癌症兒童及青少年身體心像經驗之質性研究。筆者認為可以系統性文獻搜尋 2010 年 11 月迄今相關文獻，並進行納入文章的評析、資料萃取及整合。期望能進一步提供更新癌症兒童及青少年身體心像的照護指引建議。

方法

🫀 一、研究背景及研究目的

相關質性研究指出(Al Omari & Wynaden, 2014; Shosha et al., 2013)癌症兒童及青少年面對治療時，因身體心像改變導致其身、心困擾，以及干擾人際互動關係，亦顯示此議題對於兒童及青少年身心發展軌跡的重要性。目前雖已有針對此現象的質性系統性文獻回顧(Lee et al., 2012)，但該研究搜尋資料庫期間是從 1960 年至 2010 年 10 月之間，對於 2010 年 11 月迄今所發表之癌症兒童及青少年身體心像經驗的質性研究結果並不清楚。筆者運用該研究所使用的關鍵字，搜尋資料庫初步發現已有數篇質性研究，探討當兒童及青少年罹患癌症且接受治療之際，其所感受身體心像改變的經驗。筆者期望更新此主題之實證研究結果，改善癌症兒

童及青少年的心理健康及社會互動關係，協助他們獲得支持、關懷且與疾病共存，並發展臨床照護指引。本研究目的是運用質性系統性文獻回顧，探討癌症兒童及青少年身體心像的生活經驗。

♥ 二、形成問題(Ask)

進行質性系統性文獻回顧的關鍵要務，是發展一個特定且精確的研究問題。本系統性文獻的研究問題：癌症兒童及青少年身體心像經驗為何？本研究的 PICo 如下：

1. 群體(types of participants, P)：以 6~20 歲罹患癌症之兒童及青少年，且不限癌症類型、嚴重度及預後。

2. 感興趣的現象(phenomena of interest, I)：本系統性回顧聚焦在癌症兒童及青少年面對罹癌接受治療過程，造成其身體心像改變的衝擊之經驗。

3. 現象發生的脈絡(context, Co)：此現象發生在醫院、居家及社區之任何文化脈絡的情境。

♥ 三、納入條件(Inclusion Criteria)

1. 6~20 歲罹患癌症之兒童及青少年，且不限癌症類型、嚴重度及預後。此現象發生的場域，包括在醫院、居家及社區的情境皆可。

2. 本研究納入的研究方法學(methodology)聚焦於質性研究，不限制研究設計，如：質性調查法、描述現象學、詮釋現象學、紮根理論、民族誌、行動研究法及焦點團體等皆可。

♥ 四、尋找文獻(Acquire)

JBI 建議搜尋資料庫有三步驟。第一步驟進行初步資料搜尋，基於欲探討研究現象，初步設定關鍵字，並搜尋重要專業領域資料庫。第二步驟為確定使用的關鍵字，藉由初步資料搜尋所查閱文章，詳讀文章的主題、摘要、關鍵字，及文章中之重要概

念，作為確認正式進行文獻查詢的關鍵字。第三步驟是依據所整理出來的 PICo 及研究方法的關鍵字，進行相關領域資料庫的文章查詢。此外，所查詢的每篇文章所引用的文獻亦進行審閱，確認是否符合納入條件，此部分為灰色地帶的文獻(gray literature)查詢(JBI, 2014)。由於筆者僅熟悉中文及英文，因有搜尋文獻之語言限制，難以搜尋諸多符合此現象的語言。本研究納入相關本主題之中、英文文章。此外，由於 Lee 等人(2012)所發表之質性系統性文獻回顧，搜尋資料庫期間為 1960~2010 年 10 月，筆者為避免納入相同文章，故本研究設定搜尋資料庫時間從 2010 年 11 月至 2019 年 9 月之間發表的質性文章。本研究第一階段搜尋 PubMed 及 CINAHL，作為確認相關關鍵字(key word or index terms)，以及符合主題的標題(matched subject headings)。第二階段則是搜尋相關資料庫，運用系統性搜尋策略搜尋可能納入的文章。最後，檢索納入文章所羅列之參考文獻。資料庫搜尋過程請見附件。本研究使用資料庫如 PubMed、CINAHL、Web of Sciences 以及 CEPS 華藝中文電子期刊資料庫。搜尋資料庫使用的關鍵字如下：

1. 英文關鍵字：

   a. Phenomena of interest: body image OR body perception OR body reality OR body ideal OR body presentation OR appearance OR self-image OR body shape preferences OR coping.

   b. Types of participants: child* OR adolescen* OR teen* OR pediatric OR youth* OR cancer OR neoplasm OR leukemia OR brain tumor OR CNS tumor OR malignanc* OR oncology.

   c. Types of studies: qualitative research OR phenomenolog* OR grounded theory OR ethnography OR focus group OR action research OR lived experience*.

2. 中文關鍵字：

    a. 有興趣的現象：經驗、生活經驗、身體心像。

    b. 群體：癌症、兒童、青少年。

    c. 研究種類：質性研究、現象學、詮釋現象學、紮根理論、民族誌、焦點團體及行動研究。

♥ 五、評讀文獻(Appraisal)

    使用 JBI-QARI 軟體，經由二位研究者獨立評析可能納入文章的研究方法論之嚴謹度，進而確認納入文章。當二位研究者對於納入文章出現意見分歧，除了可進行討論尋求共識，亦可請第三位研究者進行協助評析及建議(JBI, 2014)。本質性系統性文獻回顧使用納入文章之一(Shosha et al., 2013)作為執行文獻評析之各題說明（表 13-18）。

⊙ 表 13-18　JBI 質性評析工具 QARI 之實例說明

評析項目	納入文章內文說明（頁數）	是	否	不清楚
研究的哲理觀點與研究法是否一致？	採用描述現象學研究法。現象學是一種哲學和研究方法，可作為用於探討人們在特定情境脈絡的生活經驗(p.167)	✓		
研究問題與目的及研究方法學問是否一致？	研究目的探討約旦癌症兒童及青少年接受化療期間之身體心像的經驗(p.167)	✓		
研究方法學與收集資料問題是否一致？	收集資料採立意取樣，納入的對象是接受化療之 11~19 歲癌症兒童及青少年。以一對一訪談，使用開放式問句與互動(p.167)	✓		
研究方法學與資料呈現及分析間是否一致？	資料分析以 Colaizzi's 現象學分析法，運用現象學存而不論及懸置偏見的技巧，進行書寫資料分析(p.168)	✓		

⊙ 表13-18　JBI 質性評析工具 QARI 之實例說明（續）

評析項目	納入文章內文說明（頁數）	是	否	不清楚
研究方法學與結果的解釋間是否一致？	現象學分析及結果的書寫歷程與其研究方法學一致(p.170-172)	✓		
有無研究者文化或立場的說明？	於討論處，研究者提及穆斯林宗教信仰及文化，會影響癌症兒童及青少年因應接受化療改變身體心像的經驗(p.172-173)	✓		
研究者對研究及其他層面可能會有的影響是否有說明？	於前言及討論處，研究者提及運用壓力及因應處理模式，以及宗教信仰及文化，會左右癌症兒童及青少年去因應及處理接受化療改變身體心像的經驗(p.172-173)	✓		
研究對象的意見是否有適當表達？	每一主題均有描述其內涵，並引用研究對象的話語予以呼應(p.170-172)	✓		
研究是否有通過倫理審查委員會審查？	已通過倫理審查委員會審查(p.167)	✓		
研究結論是否來自研究資料的分析或詮釋？	研究結論以深度訪談的逐字稿資料，運用現象學分析，詮釋及書寫文本資料(p.170-172)	✓		

整體評讀：採納☑　拒絕□　尋找其他資訊□

資料來源：JBI (2014). *JBI Reviewers' manual*. Joanna Briggs Institute.

資料萃取(Data Extraction)

　　使用 JBI-QARI 軟體，說明確認納入文章的特性，如方法學(methodology)、方法(method)、有興趣的現象(phenomena of interest)、場域(setting)、地域(geographical)、文化(cultural)、研究對象(participants)以及資料分析(data analysis)，並書寫作者結論。此外，針對納入文章之研究結果（主題或次主題），逐一進行確認其實證等級的可信度(credibility)。實證層級分成三層說明如下：(1)明確的(unequivocal)：對於所提的實證沒有疑慮；(2)可確信的

(credible)：儘管資料或研究架構中有些解釋似是而非，但仍可由邏輯推理證明；(3)未獲支持(not supported)：大部分的研究資料無法支持研究發現(JBI, 2014; Lockwood et al., 2015)。本系統性回顧使用納入文章之一(Shosha et al., 2013)作為執行資料萃取說明（表13-19），該研究指出癌症青少年因應身體心像改變的經驗，涵蓋四個主題(themes)，如覺察身體持續惡化的改變、心理社會的衝擊及影響、因應策略，以及發展支持架構。上述主題經筆者評值實證層級皆屬於明確的(unequivocal)。

表 13-19　JBI 闡述性與鑑定性研究資料萃取格式(QARI)

評閱者 _____		日期 2019.12.01
作　者 Shosha 等人		年代 2013
期　刊 International Journal of Academic Research		編號 1

研究描述

方法學	描述現象學
方法	半結構式的訪談指引、面對面訪談
措施	無
場域	醫院
地域	約旦
文化	穆斯林文化
對象	22 位青少年（11~18 歲）
資料分析	Colaizzi 現象學資料分析法
作者結論	身體心像改變對於癌症青少年的心理健康有巨大衝擊，造成他們經驗到負向的人際互動，且會採取避免社會互動，逃離他人異樣眼光。癌症青少年以其獨特的因應策略，去處理接受化療引起的身體變化。社會文化與宗教因素也影響青少年發展因應罹癌的策略及態度
評論	此研究清楚描述癌症青少年接受化療的身體心像的經驗

資料來源：JBI (2014). *JBI reviewers' manual.* Joanna Briggs Institute.

資料整合(Data Synthesis)

　　質性研究結果的整合是使用 JBI-QARI 軟體，基於這些相似意義的研究發現(finding)進行聚集或整合(aggregation or synthesis)成為類目（次主題），再將相同的類目整合成為主題，使研究現象成為一整體(JBI, 2014)。

研究結果

　　筆者運用系統性文獻搜尋及確認關鍵字後，著手進行資料庫搜尋。一開始發現共有 1,153 篇可能與本主題相關的文章，經確認納入文章標準篩選後，有 3 篇文章進行文獻評析，最後納入 3 篇文章（搜尋文章歷程請見圖 13-13）。本系統性文獻回顧納入 3 篇文章（共 11 個研究發現）(Al Omari & Wynaden, 2014; Al Omari et al., 2017; Shosha et al., 2013)，皆來自於約旦。研究方法學分別採用描述現象學(Shosha et al., 2013)，以及詮釋現象學(Al Omari & Wynaden, 2014; Al Omari et al., 2017)，納入文章簡介請見表 13-20。筆者經由資料萃取及整合，共衍生 4 個次主題及 2 個主題。本質性系統性文獻回顧之主題說明如下：

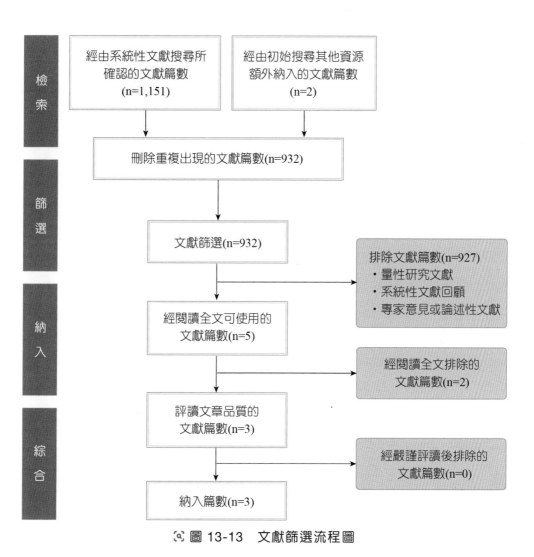

◎ 圖 13-13　文獻篩選流程圖

表 13-20　納入文章簡介

作者 （國家）	年代	受訪者	方法學／ 資料收集	資料分析	研究發現	品質 評析
Shosha 等 （約旦）	2013	22 位青少年 （11~18 歲）	描述現象學 ／半結構式 的訪談指 引、面對面 訪談	Colaizzi 現 象學資料分 析法	1.覺察身體持續惡 　化的改變 2.心理社會的衝擊 　及影響 3.因應策略 4.發展支持架構	10/10
Al Omari & Wynaden （約旦）	2014	14 位青少年 （13~17 歲）	詮釋現象學 ／半結構式 深度訪談	詮釋現象學 分析法(QSR NVivo 8 software)	1.以院為家的困頓 2.罹癌持續改變我 　的身體及生活 3.對未知的恐懼	10/10
Al Omari 等 （約旦）	2017	10 位青少年 （13~18 歲）	詮釋現象學 ／半結構式 深度訪談	詮釋現象學 分析法(QSR NVivo 8 software)	1.強化靈性宗教信 　念 2.秉持樂觀及重建 　希望 3.隱藏外表改變的 　策略 4.再次找回自我	10/10

💜 主題一：我不是我的失落煩心

1. 次主題一：面對健康身體逐步屠弱的衝擊

　　在反覆住院接受治療過程，癌症兒童及青少年覺察自己的身體逐漸日趨虛弱與活動受限，也因生病開始不喜歡自己的身體，常感到悲傷、憂鬱及無助(Shosha et al., 2013; Al Omari & Wynaden, 2014)。由於擔心他人對於自己身體改變的異樣眼光，青少年會刻意避開或減少與他人的社會互動。青少年也因長期住院必須離開自己喜歡的同儕朋友及校園生活，感傷自己只能待在只有四面白牆的病房接受治療，失去自己原有的生活(Al Omari & Wynaden, 2014; Shosha et al., 2013)。

「我對自己的外表感到恐懼和驚訝……當我看著自己時，我感到害怕……當我看著掉落的頭髮時，我感到很困窘(Shosha et al., 2013, p.170)。」

2. 次主題二：**不確定的未來**

部分癌症青少年表示在接受治療之前，並未接收到醫療人員完整的說明，令他們感到相當害怕，卻又不能拒絕接受不熟悉的侵入性治療。青少年有時在病房會聽到其他癌症病友死亡的訊息，也會處於擔心癌症是否也會復發的不確定感。部分青少年擔憂自己未來有一天會離開家人，孤單一人走向死亡(Al Omari & Wynaden, 2014)。

「我害怕不能與家人見面，獨自待在墳墓裡。住進加護病房，讓我聯想到死亡，我甚至告訴媽媽，如果我死了，把我埋在靠至家裡附近，因為我害怕孤獨(Al Omari & Wynaden, 2014, p.5)。」

🫀 主題二：助己蛻變的謀略及信念

1. 次主題一：**持存靈性信仰及希望**

癌症兒童及青少年虔誠信奉所屬的宗教信仰，認為生病是神的旨意及安排，也是神給自己的挑戰。青少年持存希望且相信自己所信仰的神，可幫自己度過生病的困厄。有些青少年則會運用自己罹癌治療經驗，協助照顧及分享經驗給較年幼的癌症病友，也從中看到自己的存在價值。青少年也開始重拾自己過去的興趣，嘗試去忘掉住院治療的痛楚(Al Omari et al., 2017)。

「我相信真主(Allah)的祝願，以及醫療……我有95%的信心相信我的病會被治癒的(Al Omari et al., 2017, p.37)。」

2. 次主題二：因應改變的護己策略

　　兒童及青少年意識到罹癌接受治療前、後身體的變化，為了避免在與他人互動時可能面臨的質疑或嘲笑，他們會運用一些技巧，如開始戴頭巾(Hijab)和假髮，或使用化妝技巧掩飾落髮或傷疤等。然而，同儕、師長、醫療人員，以及父母的接納及關心，促使青少年感受到獲得實質及情緒支持(Shosha et al., 2013; Al Omari et al., 2017)。

　　「戴頭巾讓我在其他人面前避免曝露我的臉，我會去避免任何讓我感到尷尬的情況(Al Omari et al., 2017, p.38)。」

　　「我的朋友們對我很好，他們知道我生這種病是會掉頭髮，他們可以接受我的改變(Shosha et al., 2013, p.172)。」

研究限制

　　本系統性文獻回顧之文獻檢索僅限中、英文，納入皆來自於中東國家（約旦）。此外，研究方法學僅使用描述現象學及詮釋現象學。除了缺乏來自不同國家和民族的觀點，也凸顯研究方法學的侷限性。因此，建議未來研究可擴展至多元文化、族群，及用其他質性研究方法學，進一步探討癌症兒童及青少年身體心像的生活經驗。

臨床應用(Apply)

1. 評估兒童及青少年之宗教及靈性需求，提供執行宗教儀式的場所與協助等。

2. 尊重並與兒童及青少年討論，可依其文化習俗因應身體心像改變之策略，如：使用頭巾等方法，無違和的融入在地文化，較不易引發他人質疑或好奇。

3. 鼓勵兒童及青少年分享生病前、後，對於自己身體心像改變的想法及困擾，給予其情緒支持。

4. 鼓勵兒童及青少年提出對於接受治療措施的疑慮，並確認其能了解治療目的及過程，降低因不熟悉治療流程的焦慮。

5. 教導兒童及青少年學習了解接受治療可能出現的副作用，以及可能干擾原有生活型態之因素，協助其建構及適應新的生活模式。

6. 引導青少年談談對於疾病預後的想法及對未來生活的規劃。給予適時的澄清及支持，提供符合其需求的建議。

整體評核(Audit)

　　本研究更新 Lee 等人(2012)癌症兒童及青少年身體心像的經驗之質性系統性文獻回顧，經系統性文獻搜尋評析與整合從 2010 年 11 月至 2019 年 9 月的納入文獻，並運用實證結果發展癌症兒童及青少年接受治療時，面對身體心像改變的臨床指引。建議醫療專業人員或研究者可使用此研究結果，發展癌症兒童及青少年身體心像量表，或建構相關介入性措施，有助提升癌症兒童及青少年發展正向身體心像及生活品質，促進其獲得良好心理健康。

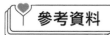 **參考資料**　　　　Basic Introduction to Evidence-Based Nursing

穆佩芬(2014)・質性系統性文獻回顧研究法・*源遠護理*，*8*(3)，5-11。

Al Omari, O., & Wynaden, D. (2014). The psychosocial experience of adolescents with haematological malignancies in Jordan: An interpretive phenomenological analysis study. *The Scientific World Journal*, 1-7.

Al Omari, O., Wynaden, D., Al-Omari, H., & Khatatbeh, M. (2017). Coping strategies of Jordanian adolescents with cancer: An interpretive phenomenological analysis study. *Journal of Pediatric Oncology Nursing, 34*(1), 35-43.

JBI (2014). *JBI reviewers' manual.* University of Adelaide: South Australia, Joanna Briggs Institute.

Lee, M. Y., Mu, P. F., Tsay, S. F., Chou, S. S., Chen, Y. C., & Wong, T. T. (2012). Body image of children and adolescents with cancer: A metasynthesis on qualitative research findings. *Nursing and Health Science, 14*, 381-390.

Lockwood, C., Munn, Z., & Porritt, K. (2015). Qualitative research synthesis: Methodological guidance for systematic reviewers utilizing meta-aggregation. *International Journal of Evidence-Based Healthcare, 13*(3), 179-187.

Munn, Z., Porritt, K., Lockwood, C., Aromataris, E., & Pearson, A. (2014). Establishing confidence in the output of qualitative research synthesis: The ConQual approach. *BMC Medical Research Methodology, 14*(1), 108. doi: org/10.1186/1471-2288-14-108

Sandelowski, M., & Barroso, J. (2007). *Handbook for synthesizing qualitative research.* Springer.

Shosha, G. A., Abushaikha, L., Marnocha, S., & Al Kalaldeh, M. (2013). Perceived body image and coping in adolescents receiving chemotherapy: A phenomenological study. *International Journal of Academic Research, 5*(1), 166-175.

Shosha, G. M. A. (2016). Consequences of altered body image in adolescents with cancer: Anarrative review. *Journal of Cancer and Tumor International*, 1-14.

Walsh, D., & Downe, S. (2005). Meta- synthesis method for qualitative research: A literature review. *Journal of Advanced Nursing, 50*(2), 204-211.

附件　資料庫搜尋歷程

💟 PubMed

Keyword	Items found
1. body image OR body perception OR body reality OR body ideal OR body presentation OR appearance OR self-image OR body shape preferences OR coping	13,323
2. child* OR adolescen* OR teen* OR pediatric OR youth* OR cancer OR neoplasm OR leukemia OR brain tumor OR CNS tumor OR malignanc* OR oncology	347,605
3. qualitative research OR phenomenolog* OR grounded theory OR ethnography OR focus group OR action research OR lived experience*	7,178
4. 1 and 2 and 3	330

♥ CINHNAL

Keyword	Items found
1. "body image" OR "body perception" OR "body reality" OR "body ideal" OR "body presentation" OR appearance OR "self image" OR "body shape preferences" OR coping	23,300
2. child* OR adolescen* OR teen* OR pediatric OR youth* OR cancer OR neoplasm OR leukemia OR "brain tumor" OR "CNS tumor" OR malignanc* OR oncology	370,470
3. "qualitative research" OR phenomenolog* OR "grounded theory" OR ethnography OR "focus group" OR "action research" OR "lived experience*"	23,753
4. 1 and 2 and 3	168

♥ Web of sciences

Keyword	Items found
1. "body image" OR "body perception" OR "body reality" OR "body ideal" OR "body presentation" OR appearance OR "self image" OR "body shape preferences" OR coping	186,819
2. child* OR adolescen* OR teen* OR pediatric OR youth* OR cancer OR neoplasm OR leukemia OR "brain tumor" OR "CNS tumor" OR malignanc* OR oncology	2,402,809
3. "qualitative research" OR phenomenolog* OR "grounded theory" OR ethnography OR "focus group" OR "action research" OR "lived experience*"	104,637
4. 1 and 2 and 3	653

研究案例三　血液癌病人接受異體造血幹細胞移植的經驗

黃子珍

摘要

背景：血液癌病人接受異體造血幹細胞移植(hematopoietic stem cell transplantation, HSCT)經常是病人最後治療的選擇，接受 HSCT 時，病人可能面對危及生命，且充滿壓力的治療過程。病人於接受移植的經驗為何？以及他們如何朝向恢復的過程？而了解病人接受異體造血幹細胞移植的恢復經驗本質至關重要。

目的：本研究為質性系統性文獻回顧，研究目的為了解血液癌病人接受異體造血幹細胞移植過程恢復經驗的本質。

方法：使用 Joanna Briggs Institute (JBI) 所建議查詢之三步驟搜索策略，對 PubMed、CINAHL、ProQuest、JBI、Web of Science、Google Scholar 等數據庫，搜尋 1959~2017 年之間已發表和未發表的文章。以 JBI 質性評析和審查工具進行評析，並將意義相似性進行分類及整合。

結果：進行初步查詢，共 792 篇質性研究，有 7 篇文獻符合納入標準及評析。研究結果共有 3 主題及 6 個次主題。主題一為面臨生存危機的威脅：身心失控的震驚與害怕、覺得自己可能醒不過來的恐懼；主題二為無菌室的隔離與屏障：孤獨且有情感的距離、離開屏障的擔心；主題三為維持正向以朝向恢復的自我調適：來自外在的支持力量、維持朝向恢復的正向情緒。

結論：本文獻回顧指出血液癌病人接受異體造血幹細胞移植的恢復經驗。在疾病治療過程中，醫療人員必須意識病人面臨生命威脅的衝擊及身處隔離室的孤獨，與病人、家屬共同面對病人的身體改變，適當地提供病人生理、心理和情緒上支持，促進病人朝向恢復。

討論與應用：建議醫療專業人員應協助病人體察和習慣身體於接受異體造血幹細胞移植後的改變，協助病人建構外在支持力量，指導病人維持正向的情緒面對疾病及治療過程，以渡過生死存亡的危機。

前言

　　血液癌泛指血液的惡性腫瘤，根據國民健康署在 2017 年公布的癌症登記報告，2014 年被診斷罹白血病的病人數為 1,963 人，占所有惡性腫瘤的 1.98%。因血液癌而死亡個案有 983 位，占所有惡性腫瘤死亡的 2.19%（國民健康署，2017）。由此資料推估，罹患血液癌的病人於確診後，其死亡率可能高於其他癌別。

　　血液癌的治療以化療為主，依急性或慢性白血病以及淋巴球或骨髓性白血病，而有不同的治療方式。一般而言，都是以化學治療為首要選擇，先執行誘導性化學治療，殺死不正常的血液癌細胞，以達完全緩解。達到完全緩解後可選擇高劑量的強化治療，或直接接受造血幹細胞移植（王，2000）。

　　造血幹細胞移植於 1959 年首度在同卵雙胞胎間進行骨髓移植（柯等，2007）。可分為自體造血幹細胞移植和異體造血幹細胞移植兩大類。異體造血幹細胞移植指將他人正常的造血幹細胞移植至骨髓功能異常的病人身上，以重建骨髓造血功能的技術，近年來有非常重大的進步與改變(Shah et al., 2015)。但移植過程艱辛，病人可以清楚感覺到身體的症狀與不適(Biagioli et al., 2016)。移植前必須以化療或高劑量的強化治療後消滅癌細胞及淨空骨髓，此結果將使病人產生嚴重的黏膜受損、腹瀉、噁心嘔吐等生理變化。研究指出，有 88% 的個案在移植當天即出現食慾改變的身體症狀，其併發症包括感染、大劑量化療及放射線治療後所造成的嚴重副作用，如肝臟小靜脈內皮細胞損傷導致肝臟靜脈阻塞症(veno-occlusive disease, VOD)，或來自於捐贈者的免疫淋巴球喧賓

奪主，攻擊受贈者的組織而造成的植體抗宿主疾病(graft-versus-host disease, GVHD) (Bevans et al., 2008)。這些合併症可能造成病人疼痛、不適，嚴重者可能導致病人死亡。

　　病人在接受異體造血幹細胞移植期間，為預防因免疫力下降而致感染，必須停留在無菌室接受保護隔離。此時，病人很快的意識到身體改變，感覺到身體已不再是他們以前習慣的身體。化療的合併症使他們身體姿勢、移動及行動受限，罹病的身體承載著治療所帶來的副作用，使身體(body)和心靈(mind)失去控制的感覺，移植期間病人關注身體的變化，清楚感知身體是否恢復的症狀(Biagioli et al., 2016)，以維繫自己在世存有的最後一線生機。

方法

❤️ 一、形成問題(Ask)

　　血液癌病人接受異體造血幹細胞移植過程的恢復經驗為何？

❤️ 二、文獻搜尋與選擇標準(Acquire)

　　以質性系統文獻回顧方式，了解血液癌接受異體造血幹細移植病人的調適經驗，搜尋的資料庫檢索包括 PubMed、CINAHL、ProQuest、Web of Science、Google Scholar 電子期刊資料庫。搜尋的文獻發表期間為 1959 年幹細胞移植技術在人體執行以後的研究至 2017 年 5 月以前的英文文章。

納入條件

1. **參與者類型**(type of participation)：研究對象為接受異體造血幹細胞移植的血液癌成年病人。病人疾病診斷包括骨髓性血液惡性腫瘤及淋巴性血液惡性腫瘤。

2. **感興趣的現象**(phenomena of interest)：了解血液癌病人接受異體造血幹細移植過程中，面對因移植造成的身體變化及身處於無菌室接受保護隔離時的調適經驗。

3. **現象發生的脈絡**(context)：發生的地點為執行異體造血幹細胞移植的醫院。

4. **研究類型**：所有質性研究，研究方法包括 qualitative research、phenomenology、hermeneutic phenomenology、ground theory、ethnography、focus group、action research、narrative research 等，但不限定哪一種質性研究。

根據納入的條件，設定關鍵字如下：

1. 參與者類型 (P)：hematological malignancy、hematological cancer、leukemia、acute myeloid leukemia、acute lymphoblastic leukemia、myelodysplastic syndrome、chronic myeloid leukemia、multiple myeloma、hematopoietic stem cell transplantation、HSCT、autologous hematopoietic stem cell transplantation、allogeneic hematopoietic stem cell transplantation。

2. 感興趣的現象 (I)：experience、coping、adaptive、coping strategy、recovery。

3. 現象發生的脈絡(Co)：hospital、low bacterial load、aseptic room、germ-free。

　　總共有 792 篇參考文獻被篩選。刪除主題不符及重複的文獻，再以人工閱讀摘要，再逐步全文閱讀，最後篩選出 7 篇文章，詳如圖 13-14。

♥️ 三、文獻品質評定(Appraise)

　　以 JBI-QARI (JBI qualitative assessment and review instrument) 作為納入文章的評讀工具。由兩名研究者對所搜尋的文章獨立評讀，如果有不一致時，則諮詢第三位研究者並對不一致處進行討論。系統文獻回顧共納入 7 篇質性研究文章(Biagioli et al., 2016; Coolbrandt & Grypdonck, 2010; Dahan & Auerbach, 2006; Dunn et

al., 2016; Farsi et al., 2010; Jones & Chapman, 2000; Stephens, 2005)
進行品質分析，以其中一篇文章(Dunn et al., 2016)的評讀為例（表
13-21），將所納入的文章經評析後綜整（表 13-22）。

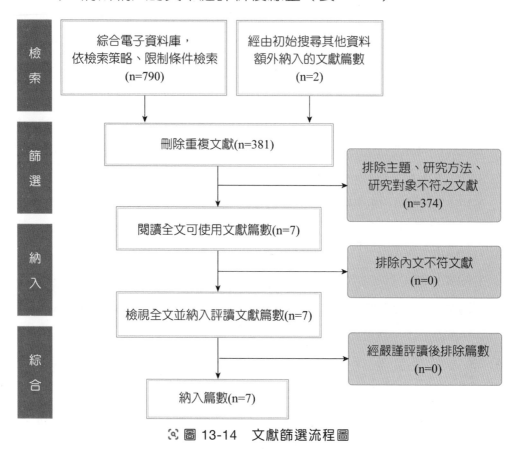

◎ 圖 13-14　文獻篩選流程圖

◎ 表 13-21　JBI 質性評析工具 QARI 之實例說明

評析項目	納入文章內文說明	是	否	不明確
1. 研究的哲理觀點與研究法是否一致？	現象學研究是由參與者的角度出發，完全著重於個案的生活經驗，重點是了解參與者對事物和情境的感知。本研究是用現象學研究法以了解血液癌病人接受異體造血幹細胞的生活經驗。所以這文章對研究方法述的哲學觀點是一致的(p.91)	✓		

表 13-21　JBI 質性評析工具 QARI 之實例說明（續）

評析項目	納入文章內文說明	是	否	不明確
2. 研究問題與目的及研究方法學問是否一致？	此研究的目的是探討血液癌病人接受異體造血幹細胞移植的生活經驗，採用現象學研究法。此研究問題與研究方法學是一致的(p.91)	✓		
3. 研究方法學與收集資料問題是否一致？	文中以開放性問題，請參與者告訴研究者自己接受異體造血幹細胞移植治療的經驗及感覺，訪談過程以敘事的方式讓參與者講述他們自己的故事與經驗。研究方法學與收集資料問題是一致的(p.91)	✓		
4. 研究方法學與資料呈現及分析間是否一致？	現象學研究方法，要求參與者描述他們的經歷來探索人們的生活經歷。主題分析是遵循Colaizzi (1978)和 Smith 等人(2009)所述之程序步驟進行資料分析。所以研究方法學與資料呈現及分析間是一致的(p.91)	✓		
5. 研究方法學與結果的解釋間是否一致？	研究結果說明了參與者接受異體造血幹細胞移植的經驗，主題(theme)為參與者面對疾病的立即性和生存危機的經驗。適用於現象學研究方法(p.92-94)	✓		
6. 有無研究者文化或立場的說明？	研究者在質性的研究過程中扮演著重要角色，而且其本為護理人員，經驗了參與者的故事，所以具有研究者文化或立場的說明(p.91)	✓		
7. 研究者對研究及其他層面可能會有的影響是否有說明？	訪談時記錄及轉譯由主要研究者執行，資料分析依 Colaizzi (1978)和 Smith 等人(2009)的步驟執行，每一個案訪談的內容都是經過閱讀、再閱讀，逐行登錄，文中說明兩個作者獨立資料分析的方法，研究者有查檢自己的角色及收集資料過程的潛在影響(p.91)	✓		
8. 研究對象的意見是否有適當表達？	文章提供了參與者的話語，以確保參與者的意見有適當的表達(p.92-94)	✓		

⊙ 表 13-21　JBI 質性評析工具 QARI 之實例說明（續）

評析項目	納入文章內文說明	是	否	不明確
9. 研究是否有通過倫理審查委員會審查？	有通過倫理審查委員會審查(p.91)	✓		
10. 研究結論是否來自研究資料的分析或詮釋？	研究結論是基於訪談收集而得的研究資料，並將訪談過程形成文本，以進行資料分析與詮釋(p.95)	✓		
整體評讀	採納☑　　拒絕☐　　尋找其他資訊☐			

資料來源：JBI (2014). *JBI reviewers' manual*. Joanna Briggs Institute.

⊙ 表 13-22　JBI 質性評析工具闡述性與鑑定性研究檢核表(QARI)

評析項目	Dunn	Biagioli	Farsi	Coolbrandt	Dahan	Stephens	Jones
1. 研究的哲理觀點與研究法是否一致？	Y	Y	Y	Y	Y	Y	Y
2. 研究問題與目的及研究方法學間是否一致？	Y	Y	Y	Y	Y	Y	Y
3. 研究方法學與收集資料問題是否一致？	Y	Y	Y	Y	Y	Y	Y
4. 研究方法學與資料呈現及分析間是否一致？	Y	Y	Y	Y	Y	Y	Y
5. 研究方法學與結果的解釋間是否一致？	Y	Y	Y	Y	Y	N	Y
6. 有無研究者文化或立場的說明？	Y	Y	Y	Y	Y	Y	Y

表 13-22　JBI 質性評析工具闡述性與鑑定性研究檢核表(QARI)（續）

評析項目	Dunn	Biagioli	Farsi	Coolbrandt	Dahan	Stephens	Jones
7. 研究者對研究及其他層面可能會有的影響是否有說明？	Y	Y	U	Y	Y	Y	Y
8. 研究對象的意見是否有適當表達？	Y	Y	Y	N	Y	U	U
9. 研究是否有通過倫理審查委員會審查？	Y	Y	Y	Y	U	Y	Y
10.研究結論是否來自研究資料的分析或詮釋？	Y	Y	Y	Y	Y	Y	Y
整體評讀	採納 ☑	採納 ☑	採納 ☑	採納 ☑	採納 ☑	採納 ☑	採納 ☑

資料萃取(Data Extraction)

　　所有納入文獻，經過仔細閱讀後，將文獻依作者、發表的時間、國家、研究題目、研究目的、研究設計、研究方法、收案數、資料分析及研究的結果及評論，進行資料萃取。

資料整合(Data Synthesis)

　　研究發現來自於本文所包含的主題或概念。研究者經過重複的閱讀來確定內文的意涵。將相似意義(meaning of the content)的研究發現整合成類目(category)，再將相同的類目整合為一個主題，以產生一個綜整的結果。

結果(Results)

　　經過系統性的文獻搜尋、評析後共納入的 7 篇質性研究的文章中（表 13-23），再進行資料萃取及整合，共衍生 6 個次主題及 3 個主題。

💗 主題一：面臨生存危機的威脅

　　病人在接受異體造血幹細胞移植期間，明確感受到身體快速的變化，面對身心失控的經驗及生存危機威脅，唯恐自己因為不夠警覺，就再也醒不過來，一種與死亡近距離接觸的害怕與恐懼。

1. 次主題 1-1：身心失控的震驚與害怕

　　病人覺得接受異體造血幹細胞移植讓他們經驗到身體及心靈都失去控制。感覺自己身體快速變化到令人害怕與震撼，外表改變了病人對自己的感受。病人強烈地意識自己的知覺變得敏銳。嚴重虛弱感，伴隨著身體的改變，會引起他們情緒變化。一種高度的不確定性壟罩著他們，讓他們的身體、心理及情緒上的生活面臨一種分裂的經驗，這種分裂的感受持續地伴隨著他們。一種在世存有自我概念的改變。

　　「感覺背部疼痛，從身體下方開始上升一直延伸到頭頂，這使我感到天旋地轉及窒息的感受……(p.6) (Biagioli et al., 2016)。」

　　「我覺得自己不再是之前的自己，在經歷了不同的經歷後，無論是在精神、心理或生理等各個層面上我都不再是同一個人了……(Stephens, 2005)。」

　　「……那是一件巨大的事情，雖然你取得了打開通往正常生活的門的鑰匙，但仍無法確認自己雙腳站立後面的是什麼樣的旅程……(p.1) (Dunn et al., 2016)。」

　　「我看著鏡子裡的自己……我看起來像個會動的肉體。很難接受那就是自己。我的臉上露出巨大的凹陷，黑色的凹陷，兩個黑眼睛和一個禿頭……看起來如此可怕，讓自己感到如此可怕(Jones & Chapman, 2000)。」

2. 次主題 1-2：覺得自己可能醒不過來的恐懼

　　病人感覺自己存在於一種非常靠近死亡的危急事件中，擔心自己不夠警醒就會醒不過來。恐懼是一種普遍的真實情緒，意識到死亡的可能性，嚴重虛弱感讓病人覺醒到自己即將死亡的可能性。

　　「病人陳述自己正在敲著死亡之門(p.9)，感受到自己身體的核心已經死掉了，然後又再被帶回來恢復生命的感覺(p.11) (Dunn et al., 2016)。」

　　「因為我們都知道我們將要死去，但是要在短時間這麼近距離的面對它，這真是一個非常嚴峻的要求(Stephens, 2005)。」

♥ 主題二：無菌室的隔離與屏障

　　無菌室隔離改變了病人與家人或外面世界連繫的方式。在無菌室裡，病人有被關的感覺，也意識到無菌室在他們失去抵抗感染的防禦力時，提供身體屏障保護自己的安全，他們擔心在血球恢復正常前離開無菌室的屏障，會增加感染的威脅。

1. 次主題 2-1：孤獨且有情感的距離

　　在世存有是一種與他人共存的存在，病人透過親人和朋友的緊密聯繫來保持與自己世界的關係，他們從配偶或子女那裡獲得力量和安適感，但是隔離卻使他們與已知的外在世界隔絕，強迫他們與陌生人相處。病人感受到自己身處於隔離室這個特殊的地方時，他們每天只能短暫的見到親人，來不及互道彼此的愛。他們只能與親人透過走廊的窗戶互望保持視覺上的聯繫，透過電話交談，隔離讓病人與他們重要親人關係與互動產生了重大轉變。

　　「如果我的太太在預定的時間沒有來看我，我會很緊張……我希望有人陪伴，尤其是我的太太(Solomon) (Jones & Chapman, 2000)。」

「當親人下班後來看我，希望透過電話與我交談，但我感到非常焦慮，因為我無法用電話和他們交談(p.7)。我會希望我的家人最好還是留在家裡不要來看我，因為他們來探望我，他們不得不穿上醫院的衣服或透過窗戶看著我。這是為了什麼？做什麼？他們只能看著我！(p.1) (Biagioli et al., 2016)。」

2. 次主題 2-2：無菌室是安全的屏障

無菌室是一個特別的地方，這個特殊的地方可以保護病人免於感染的風險，減少病人受到來自外在環境的威脅，所以病人覺得在這個受限的環境中，感到安全。在治療的過程中，儘管病人覺得自己得到很好的照顧，但還是擔心自己發生併發症或無法治癒的負面結果，關心其他病人的狀況，更擔心自己也會因為併發症而死亡。

「直到我感到身體覺得不舒服，我期望待在無菌室，因為這裡讓我感到更有安全的感覺(p.9)。可能發生致命感染，有兩個年輕人去世了，一位感染了肺炎，另外一位則感染了腦膜炎 (p.10) (Biagioli et al., 2016)。」

💗 主題三：維持正向以朝向恢復的自我調適

病人覺得他們需要維持正向思考和樂觀的態度，來面對疾病和接受異體造血幹細胞移植的挑戰，所以他們接受來自家人的支持，以提升自己對抗疾病的勇氣。遠離負向事件，維持正向情緒以朝向恢復的自我調適。

1. 次主題 3-1：來自外在的支持力量

病人感恩來自於捐贈者的禮物，讓他們有機會接受異體造血幹細胞移植，而他們所愛的人、醫療人員都給他們帶來希望、勇氣和支持，讓他們可以渡過緊張焦慮的情境。當親人從遙遠的地方帶來驚喜或好消息時，這都可以為他們帶來正向的結果，尤其

是重要的親人可以提供他們面對疾病與治療的勇氣，感謝家人的支持與一路的陪伴，他們會加強自己與他人的連結，尤其是生命中重要的他人。

「我覺得重要親人陪我面對疾病是非常重要的事，……我需要一個可以幫助我維持正向、支持我的人。我覺得自己很幸運，因為有父母及兄弟的陪伴！(p.3) (Biagioli et al., 2016)。」

「病人說，沒有我的太太我是做不到的，她照顧了我所有的治療，幾乎每天開車往返到醫院，沒有她我真的做不到。我的太太很偉大，讓我更尊重她了，自從生病以來，她幫我解決了所有的保險相關的事……與醫師討論治療的方式，安排我的時間表，她負責了所有的事情……(Dahan & Auerbach, 2006)。」

2. 次主題 3-2：維持朝向恢復的正向情緒

病人覺得他們需要一個正向或正念的態度去發現自己的力量，找到自己內在的力量來渡過在無菌室保護隔離這個困難的階段，專注於恢復，對自己充滿信心，為親人而戰，有助生存的意志力。維持正向思考和樂觀，增加自己的意志力。試圖將自己威脅感降至最低，直到自己可以更容易地適應新情況，此策略有助於病人的適應和增加希望。維持一個快樂的結局的信念，遠離負向的情緒以保護這個正向的結果，創造生活中的正向故事，盡全力維持正向情緒來提高自己幸福結局的機會。

「我不得不面對現在這種情況，所以我看著孫子的照片，為了家人我告訴自己：誰說我沒有辦法治好我的病？(p.5) (Biagioli et al., 2016)。」

「病人相信，避免副作用的主要方法是心理影響。您越是正向的思考，就越會獲得正向的影響。病人告訴自己，我不去想糟的狀況，這次，我要做正向的思考，我想著自己為什麼要想著這些負向的狀況？這只會讓自己沒有辦法入睡而已(Farsi et al., 2010)。」

「我從來沒有懷疑過我的白血球不會上升，在我看來他們一定會上升，唯一的問題是他們將如何快速的上升而已(Stef)。我告訴自己，我即將康復，我知道我可以做到，我已經感受到身體在逐漸恢復……我要增強自己的體力(Bart) (Coolbrandt & Grypdonck, 2010)。」

討論與應用(Apply)

本文獻回顧的目的是以質性研究的實證證據，來了解血液癌病人於接受異體造血幹細胞移植時的經驗。研究中指出病人覺得自確定診斷、開始接受化療及接受異體造血幹細胞移植後，病人深刻的體驗到一種身、心失去控制的感覺，可以明確的知覺到身體快速的變化，為緊鄰死亡的生活經驗，感到害怕與恐懼，對未來充滿不確定感，即使有幸可以出院返家，仍感到虛弱的不知要如何開始生活。醫療專業人員必須意識到移植的經驗對病人造成的衝擊，及身心永久的影響，協助病人體察和習慣身體的改變，指導病人維持正向的情緒面對疾病及治療的過程。在臨床護理照顧上，提供適時的陪伴，協助病人建構來自家人、病友或醫療團隊的支持力量，幫助病人看到正向的身體變化，維持正向的態度去發現自己的力量，並指導病人學習自我監測身體症狀的能力，增加信心和安適感，協助病人渡過治療過程及出院返家的擔心，以渡過生死存亡的危機。

另外，病人於接受異體造血幹細胞移植期間，必須住在醫院的無菌室接受保護性隔離，身處無菌室中，雖然保護病人減少感染的機會，但也因為隔離，阻隔了病人與外在世界連結，使病人感到孤獨、行動限制及情緒緊張等。所以，病人於隔離室時，醫療專業團隊成員應同感病人面臨壓力和社會孤獨的感受，鼓勵病人學習與自己互動的方式，協助他們與家人以一種新的關係達到情感交流，尤其是他們愛的人。另外，應該給病人足夠的時間與機會表達他們心裡的感受，及提供病人最大的支持。

⊙ 表 13-23　納入文章簡介

作者 （國家）	年代	受訪者	方法學／ 資料收集	研究發現	品質 評析
Dunn 等 （英國）	2016	15 人 （9 男 6 女） 22~68 歲	詮釋現象學 ／半結構式 訪談	重大危急事件 擔心不警覺會醒不過來 對未來的不確定感 疾病復發	10/10
Biagioli 等 （羅馬）	2016	10 人 （4 男 6 女） 28~66 歲	現象學／訪 談	特殊地方 體現轉型的經驗 內外的明暗對照	10/10
Farsi （伊朗）	2010	10 人 （5 男 5 女） 18~48 歲	質性研究／ 半結構式訪 談	歸因 否認和迴避 相信是神的旨意 接受治療 尋求社會支持 自我修正 反思 耐心與順應	9/10
Coolbrandt & Grypdonck （比利時）	2010	15 人 （8 男 7 女）	紮根理論／ 觀察及半結 構式訪談	第一個策略：培養對快 樂結局的信念 第二個策略：打擊負向 的資訊或身體的症狀， 以維持一個正向的故事 第三個策略：病人自己 採取的措施來確保成功 的結果	9/10
Dahan & Auerbach （美國）	2006	6 人 （3 男 3 女） 50~66 歲	紮根理論／ 半結構式訪 談	診斷時 治療時 建構安全的網絡 康復 反思／一種新的存在	9/10

⊙ 表 13-23　納入文章簡介（續）

作者 （國家）	年代	受訪者	方法學／ 資料收集	研究發現	品質 評析
Stephens （澳洲）	2005	5人 （2男3女） 38~63歲	現象學／訪 談	各種改變 害怕 隔離 關注他人的幸福感和應 對能力 適應、調整和恢復 改變價值觀及優先順序 移植是診斷及初始治療 的分野 新生活 傷心	8/10
Jones & Chapman （澳洲）	2000	7人 （文中未說 明）	詮釋現象學 ／訪談	改變自我的概念 關係的重要性 不同於過去的存在 暫時性	9/10

結論

　　本文獻回顧指出血液癌病人接受造血異體幹細胞移植與調適經驗。雖然保護隔離有它的必要性，但醫療專業團隊人員可以協助調整隔離室對他們的衝擊，同感於病人的壓力和孤獨的感受，協助病人建立與家人及外在世界的連結。疾病的治療過程，必須意識病人面臨生命威脅的衝擊，與病人或家屬共同面對病人的改變，提供及時、個別、適當地身體、心理和情緒上的支持，促進病人朝向恢復的歷程。

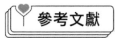 參考文獻

王玉祥(2000)・造血幹細胞移植的演進・*台灣醫學*，*4*(2)，177-186。

柯博升、姚明、唐季祿、陳耀昌(2007)・造血幹細胞移植・*當代醫學*，*34*(9)，685-692。doi: 10.29941/mt.200709.0003

國民健康署(2017)・*癌症登記報告*。https://bit.ly/36MYme5

Bevans, M. F., Mitchell, S. A., & Marden, S. (2008). The symptom experience in the first 100 days following allogeneic hematopoietic stem cell transplantation (HSCT). *Supportive Care in Cancer: Official Journal of the Multinational Association of Supportive Care in Cancer, 16*(11), 1243-1254. doi: 10.1007/s00520-008-0420-6

Biagioli, V., Piredda, M., Mauroni, M. R., Alvaro, R., & De Marinis, M. G. (2016). The lived experience of patients in protective isolation during their hospital stay for allogeneic haematopoietic stem cell transplantation. *European Journal of Oncology Nursing, 24*, 79-86. doi: 10.1016/j.ejon.2016.09.001

Coolbrandt, A., & Grypdonck, M. H. (2010). Keeping courage during stem cell transplantation: A qualitative research. *European Journal of Oncology Nursing, 14*(3), 218-223. doi: 10.1016/j.ejon.2010.01.001

Dahan, J. F., & Auerbach, C. F. (2006). A qualitative study of the trauma and posttraumatic growth of multiple myeloma patients treated with peripheral blood stem cell transplant. *Palliat Support Care, 4*(4), 365-387.

Dunn, E., Arber, A., & Gallagher, A. (2016). The immediacy of illness and existential crisis: Patients' lived experience of under-going allogeneic stem cell transplantation for haematological malignancy. A phenomenological study. *European Journal of Oncology Nursing, 21*, 90-96. doi: 10.1016/j.ejon.2016.01.001

Farsi, Z., Nayeri, N. D., & Negarandeh, R. (2010). Coping strategies of adults with leukemia undergoing hematopoietic stem cell transplantation in Iran: A qualitative study. *Nursing & Health Sciences, 12*(4), 485-492. doi:10.1111/j.1442-2018.2010.00563.x

Jones, C., & Chapman, Y. B. (2000). The lived experience of seven people treated with autologous bone marrow/peripheral blood stem cell transplant. *International Journal of Nursing Practice, 6*(3), 153-159.

JBI (2014). *JBI reviewers' manual.* Joanna Briggs Institute.

Shah, N., Callander, N., Ganguly, S., Gul, Z., Hamadani, M., Costa, L., Sengsayadeth, S., Abidi, M., Hari, P., Mohty, M., Chen, Y. B., Koreth, J., Landau, H., Lazarus, H., Leather, H., Majhail, N., Nath, R., Osman, K., Perales, M. A., ...Savani, B. N. (2015). Hematopoietic stem cell transplantation for multiple myeloma: Guidelines from the American society for blood and marrow transplantation. *Biology of Blood and Marrow Transplantation, 21*(7), 1155-1166. doi: 10.1016/j.bbmt.2015.03.002

Stephens, M. (2005). The lived experience post-autologous haematopoietic stem cell transplant (HSCT): A phenomenological study. *European Journal of Oncology Nursing, 9*(3), 204-215. doi: 10.1016/j.ejon.2004.08.002

研究案例四　中風併失語症病人生活經驗

梁靜娟

摘要

背景：失語症是由於大腦皮質語言區障礙，使語言符號的利用與詮釋發生缺損。包含各種語言的使用方式，甚至於對數字或名詞失去概念。病人在罹病後身體所感知的經驗的內涵為何。

目的：經由質性系統性文獻回顧，確認中風併失語症病人生活經驗本質。其生活經驗包括病人自身、病人與家庭、社會以及世界關係之狀況。

方法：採用 JBI-QARI 軟體(standardized critical appraisal instruments from the Joanna Briggs Institute qualitative assessment and review instrument, JBI-QARI) (JBI, 2014)，進行納入文章評析、資料萃取及整合。資料庫搜尋 2010 年 1 月至 2019 年 1 月期間的 PubMed、CINAHL、JBI、EBSCO、MEDLINE 等資料庫。並由二位審查者進行文獻評析。

結果：文獻檢索共確定了 187 篇文章。篩選出 9 篇符合搜尋與方法學標準，與失語症病人生活經驗相關之質性研究文章，納入評讀及資料整合分析。9 篇質性文章中包含有 132 個發現，並進入系統文獻綜合分析。綜合過程產生 29 個類目(categories)，總結為 6 個綜合發現(synthesizing finding)，其 6 個主題為：(1)被框架的身體；(2)重新接觸社會的步步為營；(3)有意義的關係形成強大的支持力量；(4)由溝通經驗中建立個別性策略；(5)正向疾病因應調適；(6)歷經破碎瓦解的自我重建。

結論：經由此質性系統性文獻統合分析，更加深層剝開失語症病人罹病後的身體失能的自我調適經驗與強處。醫護人員協助疾病適應上，需要深入了解病人在與疾病共在的失能身體，與自己、與他者、與世界溝通困難的關鍵點，給予最貼切的照護與關懷。

臨床應用：期望建立有效之失語症溝通模式，協助失語症病人成功地重建罹病後能正向的調適，盡速的接受自己並回復正常的生活。

關鍵字：失語症、身體、溝通經驗、質性系統性文獻回顧

前言

　　失語症(aphasia)為大腦腦細胞受傷後，產生全部或部分語言溝通能力的受損。大腦病灶部位的大小與區域，對語言表達能力會造成不同程度的影響。病灶位於左腦前區（布洛克區，Broca area）主要影響語言表達能力，對於語句的結構理解困難，對詞彙的理解較無問題。病人出現口吃或難以用語言訴說之狀況，即「非流利型失語症」。病灶位於左腦後區（沃尼克區，Wernicke's area）則影響語言理解能力，病人語言表達雖流利，但因對字彙及語句理解有誤，易與他人產生文不對題狀況，稱為「流利型失語症」(Cahana-Amitay & Albert, 2014; Mesulam et al., 2014)。本研究之研究對象為對語句結構理解障礙，及語言表達困難之中風併非流利行失語症病人。

　　以梅洛龐蒂(Maurice Merleau-Ponty, 1908-1961)的知覺現象學(phenomenology of perception)論點，中風併輕中度非流利型失語症病人本身用來感知體內與體外世界的載體──「身體」本身的運作，及與外在世界溝通的路徑發生改變或阻斷；身體的「本體感受(proprioception)」，再無法如以往對外界的「他人」或「環境」直接進行輸入或給出訊息；形成了失語症病人與「他人」或「環境」身體功能或語言功能運作上的新的互動方式。對於病人以外的人，因沒有自身經歷的體察，若只由想像力來描述病人處境，或測量數據來說明此類病人的生理心理狀況，將無法清楚且完整呈現罹病過程中，失語症病人所遭遇之真正的歷程。

人類生活在充滿語言的世界，接觸語言會刺激腦部的再學習，因此會促發自然性的功能恢復(Kiran & Thompson, 2019)。研究發現，在腦部語言功能區受損後的 6 個月內為復健黃金期，經過一年後所有語言恢復狀況已大致成形。數項研究認為失語發生 1~3 個月的時間，為語言能力恢復的黃金時期，6 個月後自然恢復的可能性大大降低，2~3 年後尚未恢復的能力即成永久性的傷害(Newa et al., 2015; Simmons-Mackie et al., 2016)。失語症病人對溝通能力能恢復的期望，與疾病的復健目標設定緊緊相扣。相對於語言學能力的恢復，病人更需要溝通能力的提升，來應對日常生活活動所需(Corsten et al., 2015)。臨床上中風併非流利型失語症病人，因為無法有效溝通而不能順利地表達自己的需求，導致得不到適當的醫療處置，研究指出大約 50%的中風病人，很難傳達他們的醫療保健需求，因此所獲得的醫療資源通常不足(Wray & Clarke, 2017)。

形成問題(Ask)

中風併失語症病人罹病後，身體經驗與過程是什麼？

方法(Method)

❤ 一、納入條件(Inclusion Criteria)

納入的對象包括經診斷為中風併失語症病人，年齡於 18 歲以上成人，探討其罹病後之生活經驗之相關文章。疾病包括中風、頭部創傷所致失語症病人。排除對象為非失語症生活經驗描述或來自家屬及醫療人員的主觀描述資料。

❤ 二、感興趣的現象

(Types of Intervention(s)/ Phenomena of Interest)

失語症病人生理、心理變化，與家庭、社會、世界關係改變過程之生活經驗。

🩺 三、情境條件(Context)

失語症病人對疾病適應、復健過程、溝通過程之生活經驗；可為住院病人、門診追蹤病人或機構內住民。

🩺 四、文章類型(Type of Studies)

文章型態限制為質性研究、民族誌、現象學研究、紮根理論、詮釋現象學、焦點團體及其他的質性研究方法，皆納入文章。

🩺 五、搜尋策略(Search Strategies)

所使用之關鍵字皆為 MeSH term 訂定合適的關鍵字，資料庫搜尋 2010 年 1 月至 2019 年 1 月，文獻搜尋由 PubMed、CINAHL、JBI、EBSCO、MEDLINE 等資料庫獲得。在英文資料庫中，限制語言為英語，以 "aphasia" 關鍵詞為 P (population)對象族群；接著以關鍵詞 "living experiences" OR "experience" OR "lived experience" 為 I (phenomenon of Interest)興趣現象。關鍵詞 qualitative research, phenomenology, ground theory 為研究類型 (type of study)。再以布林邏輯將 "participants" AND "interesting phenomenon" AND "type of study"，搜尋所有相關文章（表 13-24）。

🩺 六、資料萃取(Data Extraction)

資料之萃取，採用 JBI-QARI 質性評析工具。由兩位作者獨立逐一閱讀選取之文獻全文後，獨立進行嚴格評讀與資料萃取。將結果逐一摘要於表格內，並將文獻中所提失語症病人之經驗描述及其主題分別整理，先將意義相同的彙整成次主題，之後再依相近意義之次主題整理歸納成主題。作者反思己見，達成一致共識即已達信度後，修訂而成研究結果。

表 13-24　關鍵字(keywords)

對象 (participants)	興趣現象 (interesting phenomenon)	研究類型 (type of study)
aphasia	experience	qualitative
aphasia*	life experience	qualitative research
disphasia	living experience	qualitative stud*
primary progressive	experience, life	phenomenology*
nonfluent aphasia	personal experience	hermeneutic
aphasia, primary	interpersonal	phenomenology*
progressive	insider's perspective	ethnography
aphasia,conduction	life change event	focus group
aphasia, Wernicke	event, life change	ground* theory
aphasia, Broca	analysis, event history	
anomia	enent history analysis	

研究結果

　　如圖 13-15 所示，文獻檢索共確定了 187 篇文章，並進行相關性篩選。篩選出 9 篇（表 13-25）符合搜尋與方法學標準，與失語症病人生活經驗相關之質性研究文章，納入評讀及資料整合分析（表 13-26）。9 篇質性文章中包含有 132 個發現，並進入系統性文獻綜合分析。綜合過程產生 29 個類目(categories)，總結為 6 個綜合發現(synthesizing finding)，其 6 個主題為：(1)被框架的身體；(2)重新接觸社會的步步為營；(3)有意義的關係形成強大的支持力量；(4)由溝通經驗中建立個別性策略；(5)正向疾病因應調適；(6)歷經破碎瓦解的自我重建（表 13-27）。茲將發現分述如下。

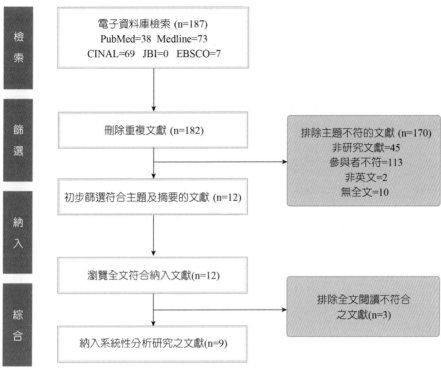

◎ 圖 13-15　文獻篩選流程圖

◎ 表 13-25　納入文章評讀

評析項目	Brown et al., 2010	Nätterlund, 2010	Johansson et al., 2012	Grohn et al., 2012	Tomkins et al., 2013	Grohn et al., 2014	Musser et al., 2015	Corsten et al., 2015	Kjellén et al., 2017
研究的哲理與觀點與研究法是否一致？	Yes	Yes	Yes	Yes	Yes	Yes	Yes	Yes	Yes
研究問題與目的及研究方法學間是否一致？	Yes	Yes	Yes	Yes	Yes	Yes	Yes	Yes	Yes

表 13-25　納入文章評讀（續）

評析項目	Brown et al., 2010	Nätterlund, 2010	Johansson et al., 2012	Grohn et al., 2012	Tomkins et al., 2013	Grohn et al., 2014	Musser et al., 2015	Corsten et al., 2015	Kjellén et al., 2017
研究方法學與收集資料問題是否一致？	Yes	Yes	Yes	Yes	Yes	Yes	Yes	Yes	Yes
研究方法學與資料呈現及分析間是否一致？	Yes	Yes	Yes	Yes	Yes	Yes	Yes	Yes	Yes
研究方法學與結果的解釋間是否一致？	Yes	Yes	Yes	Yes	Unclear	Yes	Yes	Yes	Yes
有無研究者文化或立場的說明？	Yes	Yes	Yes	Yes	Yes	Yes	Yes	Yes	Yes
研究者對研究及其他層面可能會有的影響是否有說明？	Yes	Yes	Yes	Yes	Yes	Yes	Yes	Yes	Yes
研究對象的意見是否有適當表達？	Yes	Yes	Yes	Yes	Yes	Yes	Yes	Yes	Yes
研究是否有通過倫理審核委員會審查？	Yes	Yes	Yes	Yes	Yes	Yes	Yes	Yes	Yes
研究結論是否來自研究資料的分析或詮釋？	Yes	Yes	Yes	Yes	Yes	Yes	Yes	Yes	Yes

⊙ 表 13-26　納入文章的內容

作者 （年代）	目的	研究對象	訪談時距離 診斷的時間	研究 方法	主題
Brown et al., 2010 New Zealand	探討失語症病人能成功適應生活的意涵	25 位失語症病人 12 位女性 13 位男性	診斷後至少 2 年之中風併失語症病人	現象學	四個主題：(1)能做事；(2)有意義的關係；(3)爭取積極的生活方式；(4)溝通
Nätterlund, 2010 Sweden	描述失語症病人日常活動和社會支持的經驗	20 位失語症病人 6 位女性 14 位男性	診斷後3~11年之中風併失語症病人（平均6.52年）	現象學	兩個主題： 主題一：每天的生活。八個類目；(1)日常生活瑣事；(2)失去駕駛的能力；(3)因為依賴與被限制而感到焦慮；(4)讀與寫的能力受限；(5)復健有起色；(6)有意義的身體訓練；(7)溝通能力改善／說話與操作電腦；(8)生活中有能力自己選擇因應策略 主題二：日常生活中的社會支持。三個類目：(1)剛診斷時與長時間後的社會支持；(2)來自溝通服務之有意義的支持；(3)來自親戚朋友的支持

ⓒ 表13-26　納入文章的內容（續）

作者（年代）	目的	研究對象	訪談時距離診斷的時間	研究方法	主題
Johansson et al., 2012 Sweden	探究失語症病人如何在溝通困難下進行對話，如何看待自己和溝通夥伴對溝通策略的使用	11 位失語症病人 4 位女性 7 位男性	診斷後至少12 個月之中風併失語症病人	現象學	四個主題：(1)失落與挫折；(2)恐懼與不確定；(3)以認知為基礎的責任分擔；(4)對過去的眷戀或者是繼續往前
Grohn et al., 2012 USA	描述中風後最初 3 個月的經歷，識別有助於失語症病人能成功生活的因素	15 位失語症病人 7 位女性 8 位男性	診斷後 3 個月之中風併失語症病人	現象學	四個主題：(1)能做事的需求；(2)社會支持與社交關係；(3)復健；(4)正向的態度
Tomkins et al., 2013 Australia	探索失語症病人對醫療保健環境不滿意的影響因素	50 位失語症病人 26 位女性 24 位男性	診斷後平均54.9 ± 43.6個月之中風併失語症病人	現象學	三個主題：(1)能得到資訊與溝通機會；(2)尊嚴與尊重；(3)控制感與獨立：3.1 相信與支持、3.2 被了解
Grohn et al., 2014 USA	描述中風後失語症病人罹病第一年能成功生活的關鍵經驗	15 位失語症病人 7 位女性 8 位男性	診斷後 1 年之中風併失語症病人	質性研究	一個總主題：往前進 二個次主題：(1)感知到溝通功能的改善；(2)維持日常活動、社交、保持正向

⊙ 表 13-26　納入文章的內容（續）

作者 （年代）	目的	研究對象	訪談時距離 診斷的時間	研究 方法	主題
Musser et al., 2015 USA	探究有關中風失語症病人心理社會適應性的資料；因來自病人自身的數據很少	12 位失語症病人 2 位女性 10 位男性	第一階段：診斷後 1 年之中風併失語症病人 第二階段：診斷後 5 年之中風併失語症病人	紮根理論	主題包括病人中風後社會關係和身分的變化 三個主題：(1)能重返職場；(2)友誼與家庭角色；(3)社交定位
Corsten et al., 2015 Germany	評估跨學科對失語症病人介入措施的主觀訴說	27 位失語症病人 12 位女性 15 位男性	診斷後平均60.82 個月之輕中度中風併失語症病人	紮根理論	四個主題：(1)自我定位；(2)政府機構；(3)控制與概念；(4)能做事
Kjellén et al., 2017 Sweden	描述失語症病人在日常生活中如何體驗讀寫能力，了解識字技能在他們的生活中所扮演的角色	12 位失語症病人 6 位女性 6 位男性	診斷後平均7.2 年之中風併失語症病人	質性研究	一個總主題：讀寫能力是一條持續恢復的過程 二個次主題：(1)讀寫能力的改變；(2)面對讀寫能力的期望

ⓒ 表 13-27　質性研究統合分析(meta-synthesis)

主題	次主題
1. 被框架的身體	1. 失去掌控之被禁錮的身體【B2, B11-3, B3, B4, B11-1, C4, C7, C9-1, C10, C11, D4-3, H5, I4】
	2. 對身體恢復期望的失落【B7-1, F2, F8-3】
2. 重新接觸社會的步步為營	1. 社會性退縮與前進間的探索【A7-2, A8, B5, B11-2, B13, B14, C1, C5, C6, C8, C9-2, D5, D7, F5, G10, G12, H6】
	2. 全面的資訊獲得，是學習與疾病共存的基礎應援【B10, E5, E6, E7, E8, E20】
3. 有意義的關係形成強大的支持力量	1. 正向與環境互動是讓自己朝向獨立的巨大力量【A2, A6, B7-2, B8, B12, F7, F8-1, H2, I4-3, I6】
	2. 與自己有意義的情感關係【C3, D6, D8, D9, E2, E17, E19,G5, G6, G7,】
	3. 專業醫療團隊維繫著希望【D2, D9-2, E1, E3, E4, E9, E10, E11, E12, E13, E14, E15, E16, E21, F10】
4. 由溝通經驗中建立個別性策略	1. 溝通困難使得自己從世界被抽離【A19, C2, C11】
	2. 溝通伴侶是連結自己與世界的重要路徑【C13, C16, C17, C19, C20】
	3. 因應能力的改變，建構個人化的溝通策略【C21, D10,D11, D12, F1, I2, I3, I5】
5. 正向疾病因應調適	1. 勇敢面對疾病寓居身體的存在狀態【A1, B1】
	2. 積極投入功能性身體復原因應策略【A12, A13, A15, A18, A20, B1, B6, C15, D1, D4-1, D14, F3, F4, H7, I1, I7】
	3. 正向思考避免自憐自棄之低落情緒【A5, A10, A11, A14, A16, A17, D13, D15, D16, D17, F9, F11】
	4. 新的執行角色【B9, F6, G1, G4, G11】
6. 歷經破碎瓦解的自我重建	1. 在過去的自我與現在的狀態間來回印證【A7-1, C14, G2】
	2. 自我掌控能力重新建構自我定位【A3, C12,B2, D3, G8, H1, H4, H8】
	3. 世界中明確的存在位置【A4, A9, D4-2, F8-2, G3, G9, H3】

💜 主題一：被框架的身體

　　面對無法掌控與需要依賴的身體，感到焦慮與擔憂；對失能改善的期望與現實間的落差，常令自己感到非常失望低落；無法獨立的身體，是一種殘障的身體意象。

1. 次主題一：**失去掌控之被禁錮的身體**

　　失語症帶來對訊息的理解、說話、閱讀等溝通能力減低。與外界接觸充滿恐懼，害怕他人看到自己的殘缺與失能，對於可能必須獨自面對而無法掌控的情境，感到非常不安與擔憂。生活必須依賴他人，身體的完整度與獨立性面臨混亂與瓦解。病人因為語言的障礙和身體殘疾，經常在活動過程中遇到限制。外出活動能力受限，需要其他人一起活動。有些人無法理解如何做事，或害怕不能再執行以前的活動(Nätterlund, 2010, p.121)。

2. 次主題二：**對身體恢復期望的失落**

　　儘管罹病後非常積極於語言及言語的復健，然而語言能力有限的改善，常常覺得非常失望。其他病友們所顯現疾病樣貌，暗喻為自己未來的狀況，會感到不安而不願面對。對於疾病進展的期望與現實之間的落差，使病人反思自己對疾病生活是否真的適應。大多數人說話時仍然只使用少數言詞，以及他們的言語能力無法得到進一步改善，常令人非常失望(Nätterlund, 2010, p.122)。

💜 主題二：重新接觸社會的步步為營

　　與環境的接觸幾乎消失，感覺被社會隔離遺棄，世界只剩安靜與孤獨。疾病訊息不足，難以看清疾病全貌，影響新的角色學習；溝通困難下仍渴望與社會互動、被社會接受。當環境積極了解並接受自己，會產生幸福與希望，啟動生命韌力；他者能以耐心傾聽與感知，在適當時機以能理解的方式傳達詳細資訊，會產生對疾病控制感與被支持。

1. 次主題一：社會性退縮與前進間的探索

交談能力的限制，失去很多的朋友，社交網絡幾乎消失了。對話範圍狹小得只剩日常生活對話，與環境中其他人甚至沒有機會接觸與對話。沒有被他人或環境試圖理解、耐心對待時，會有強烈的負向情緒產生。對環境仍有強烈的溝通慾望，有人願意跟自己說話，會有被他人接受的喜悅與存在感。渴求能被接納，重新拋入世界。感同身受病友的歸屬感，覺得自己並不孤獨，也形成新的社會關係。與家人和朋友參與社交和休閒活動，證明自己仍有做事的能力，證實自己的存在價值。與自己的同伴溝通減少，甚至更少於其他人；只和家人和親近的朋友，與其他的人溝通機會微乎其微甚至沒有(Johansson, 2012, p.147)。

2. 次主題二：全面的資訊獲得，是學習與疾病共存的基礎應援

希望得到更多溝通訓練與體能訓練，重新學習新角色的能力。訊息的傳遞需著重詳細度、時機和表達方式。耐心的傾聽與感知，可增加病人舒適感和減少焦慮。依可理解的語言方式，避免易產生混淆和焦慮感的醫學術語。訊息的傳遞影響對疾病的接受度、希望度和改善的積極度。罹病以來得到的資訊是不足的，他們希望得到更多的支持，特別是在溝通訓練方面(Nätterlund, 2010, p.123)。使用醫學術語，是導致病人混淆和焦慮的常見原因；訊息傳達的方式也是一個重要的影響因素，特別是在時機與表達方式，這些細微末節上(Tomkins, 2013, p.982)。

主題三：有意義的關係形成強大的支持力量

能被他者了解與接受，才能夠產生信心、有被愛與歸屬感與價值性，並能感知到能力的恢復，逐漸實現身體的獨立感。家人朋友的陪伴與認同、溝通夥伴的緊密相依、病友間的相互了解印證、治療師的積極復健鼓勵，與專業治療人員賦予過程決策的參與，都讓身體不夠完整的自己，也能有能力參與決策，規劃自己

的生活目標；雖然需要依賴，也能逐漸由能力的獲得，感到安心與繼續向前的支持動力。

1. 次主題一：正向與環境互動是讓自己朝向獨立的巨大力量

　　殘缺的自己，仍能被家人與朋友如以往般的接納與支持，是最有意義的關係，雖然並非所有家族成員或朋友都能如此對待。有意義且穩定的關係，會有依靠的被愛感而不孤零。由自己理解與簡單的項目開始，經由重複練習與配合輔具使用，發展出獨特的溝通方式。同時也希望能夠以自己的經驗幫助相同疾病的他人，能成就有意義的事物，可以感受到自己的能力與價值性。有意義的關係所提供的支持力量，是幫助適應失語生活的重要關鍵因素，穩定性的支持關係是病人最重視的關鍵(Brown, 2010, p.1280)。

2. 次主題二：與自己有意義的情感關係

　　家人和朋友的接納與關懷，雖然還是一種依賴，但因輕鬆溝通感到安心，幫助信心和感知能力的恢復。對於能主動提供較具結構談話方式的溝通夥伴，有很大的依賴。生命中有共同經歷，能感同身受彼此的病友，是促使社會化的重要媒介。與語言治療師關係最直接、影響最深，疾病的寶貴訊息、復健動力和鼓勵都來自治療師，病人非常重視與治療師的互動關係和感受。專業醫療人員的高度支持，病人會產生滿足感，直接影響治療過程穩定度與成效。關係和家庭角色的變化，通常是病人和其他人，包含伴侶和／或孩子共同因應的。病人及其伴侶提到失語導致他們之間關係動態的變化。某些情況下，關係中的責任的平衡關係發生了變化(Musser, 2015, p.4)。

3. 次主題三：專業醫療團隊維繫著希望

　　以病人為中心的個別性照護，感知被了解、被接受與關懷。量身訂製的治療計畫，能參與疾病進展過程每一個決策，產生未來與疾病共存的希望感，實際感受到努力得來的成就感。失語團體是病友間互相支持的另一種社會關係，與其他病友比較下，發

現自己相對優勢，也是激勵自己不放棄的前進力量。住院期間雖感到無聊、被限制和權力喪失，但出院意味著將失去積極的專業復健訓練的支持，讓病人感到有被醫療隔開的落寞與惶恐不安。當病人感覺護理人員對他們「有幫助」並且感到關切時，有安心感。病人感覺缺乏幫助、支持、訊息與醫療專業人員提供的興趣和陪伴，會導致病人擔憂和憤怒(Tomkins, 2013, p.938)。

主題四：由溝通經驗中建立個別性策略

積極的溝通策略，包含對話題充滿興趣，放慢說話速度，足夠的時間，幫忙找字，確保對話過程中彼此一直參與著，遇到瓶頸時暫時擱置，回頭再慢慢做；避免政治話題，或覺得疲憊吃力和不堪負荷的太長的談論。不造成壓力、了解自己的溝通伴侶，長久的默契會建立出獨特的溝通型態。對談者的友善對待與了解，是對病人的一種接受。

1. 次主題一：溝通困難使得自己從世界被抽離

個體在世界中能以口語表述、有活動的能力、建立有意義的關係與積極的生活態度都與溝通有關。記憶力變差產生不確定性；喪失直接表達的能力感到焦慮；沒有把握可以得到幫助感到不安；生活無法掌握而充滿恐懼；不敢與其他人說話，而與社會隔絕。溝通困難限制了身體的空間擴展，也失去了被世界的需要。對於之前說過的話不確定，和喪失溝通能力造成他們相當大的焦慮；對於新產生的狀況和陌生人感到不安，有人經歷在急診時得不到幫助的可怕(Johansson, 2012, p.149)。

2. 次主題二：溝通伴侶是連結自己與世界的重要路徑

使用積極的策略（如詢問對不對或寫下關鍵詞）來支持對話進行。對談話的內容充滿興趣，放慢說話速度，足夠的對談時間，找字困難時提供選擇，並確保對話過程中彼此一直參與著；遇到瓶頸時暫時擱置，回頭再慢慢做，是溝通經驗產生的因應策

略。病人對溝通伴侶的支持表示極大的感激；另一方面，他們感到被過度保護和希望更多的獨立性。依賴他們的伴侶是令人沮喪的，伴侶總是在附近帶來安全感，但也讓他們覺得自己是一個負擔(Johansson, 2012, p.150)。

3. 次主題三：因應能力的改變，建構個人化的溝通策略

能閱讀、可說話、能書寫等具體溝通的能力，可增進許多日常活動的進行。閱讀能接受外來的訊息，寫作是對外展現自己的方式，兩者是與環境溝通互動的重要能力，對參與社交很重要。在漫長的疾病過程中，透過與環境不斷互動過程，了解自身限制並發展出屬於自己獨特的溝通策略。經由日漸累積的能力，讓自己再次對周遭環境開放。溝通策略包括說話時放慢速度，有更多時間進行交談，提出問題並在遇到找字困難時提供選擇，且確保將彼此納入交談(Grohn, 2012, p.395)。

💗 主題五：正向疾病因應調適

勇敢面對接受疾病所帶來的失能，所產生的依賴、失去身體掌控無法獨立與生活被侷限的逆境。思緒持續運轉，對疾病的存在懷著感恩與正向的態度，重新調整自己的生活節奏。積極反覆練習言語溝通的能力，鍛鍊身體讓自己減少依賴並嘗試獨立。身體能動力與掌控度的增加，會增強對生活積極行為的慾望與目標。經由對疾病正向調適的態度與生活，發展出自己新的執行功能與角色，重新參與社會並重獲價值。感知自己與疾病共存的特殊身體歷程，是存在世界中的一種獨特而珍貴的價值。

1. 次主題一：勇敢面對疾病寓居身體的存在狀態

身體獨立性的低落，意味著需要依賴別人、自主性低、自我掌控力薄弱，影響到與疾病共存的希望感。與社會互動的減少，是失語症病人共通的遭遇，罹病後大部分活動侷限於家中，生活空間變得狹隘。伴侶及家人因為照顧的責任，也失去了自由與犧

牲其他活動。新的生活模式，在一次又一次嘗試與挫折中找到平衡點，親自執行是必要的過程。能自己完成事情的獨立性，為失語症病人能成功與疾病共存的重要原因，病人期望能在所有生活領域中都能有獨立的能力 (Kjellén, 2017, p.1278)。

2. 次主題二：積極投入功能性身體復原因應策略

除了「口語」或「說話」結合其他溝通方式發展自己的溝通方式，儘管知道完全恢復言語的能力幾乎不可能，還是抱持希望。保持閱讀習慣，來改善對事物與環境理解的能力。閱讀和寫作技巧非常重要。保持對身體改變的正向看法，避免陷入期望與現實間的落差。用新的身分與身體，去嘗試做認為無法達成的事。發展各種適合的應對策略，在疾病過程是慢慢堆疊經驗而來的。積極參與復健、能夠獨立、有生活目標，經常讓身體活動，挑戰自己。隨著時間的推移，持續改善溝通的活動，是未來能成功與失語症共存的重要因素(Grohn, 2012, p.1412)。

3. 次主題三：正向思考避免自憐自棄之低落情緒

保持頭腦持續思考運用，用決心、堅定的意志和韌性的積極生活態度。感謝仍保有生命、要感謝現在仍然擁有的；培養樂觀的心態、重新審視自己的生活重心、重新調整目標、放慢生活的步調。幽默感是另一種個人內在資源，用輕鬆的心態看待事情將幫助自己避免思考陷入負向糾結。認知到時間的經過，將讓生活出現許多可能性。樂觀、希望、決心和感激的態度，能讓自己積極且正向地成功面對疾病。積極主動地走出家門，與他人見面、往來，是另一個有意義成功適應失語的必要條件 (Brown, 2010, p.1282)。

4. 次主題四：新的執行角色

獨自經歷自我價值性與自我定位的重整，能力的喪失，使自己無法回到之前的巔峰，必須細細咀嚼降到谷底的消沉沮喪，再慢慢找尋可能的位置，漸漸形成世界中自我新的執行角色。若反

思到即便沒有疾病，職業身分依然會因年齡的增進和狀況而有所改變，將能對提早在職場中的轉換能有正向想法。在社交圈中能力被肯定，有助於塑造新的社會身分。對於疾病的經驗歷程，有助於塑造他們新的社會身分(Musser, 2015, p.396)。

💕 主題六：歷經破碎瓦解的自我重建

初臨疾病時，能動空間的狹隘、對自己身體狀態恢復的期待落空、懷疑自己存在對家人朋友與社會是否仍有意義、不想依賴別人而生存的各種不安、感覺自己被社會遺棄而無所歸依的空蕩，所有翻騰的思緒來回洶湧交織。當感知到自己的存在仍被看見，仍能有角色意義，有處境比自己艱困的病友同在，互動交流中逐漸內化自我經驗與價值。了解自己的獨一無二，價值並非永遠只在成功順利，逆境中的堅強存在，才能顯出與眾不同、價值非凡。重整因疾病破碎崩解的自我價值，一個全新定位的我破繭而出。

1. 次主題一：在過去的自我與現在的狀態間來回印證

既害怕自己沒有能力獨自完成事情，又怕太被保護造成獨立感不夠。希望能夠得到身邊人的全力支持，但又害怕被過度保護而失去獨立性，這樣的矛盾心情常常纏繞著。罹病後因為功能不再如以往，突然被迫從他們的職業退休，宛如被社會所放棄，有種流離失所、無所依歸的感覺。對病人的接受和了解，對於成功適應失語症有重要的價值；中風／失語病友間的接受度和相互理解對病人特別重要(Brown, 2010, p.1281)。

2. 次主題二：自我掌控能力重新建構自我定位

能夠做事情是個人能力與價值的具象表現。經由罹病後在生活中獲得的成功經驗、體悟自己的做事節奏、獨立性做事情的能力，自己有責任感可控制自己的生活，讓自己覺得還有用處，是存在價值的具象。除了獨立感、能力和成就感之外，病人還有一種感覺，就是能夠做事情的目標或有用之處(Brown, 2010, p.1279)。

3. 次主題三：世界中明確的存在位置

　　期望能回復以往的社交、貢獻自己存有的能力，執行角色功能照顧其他人，維持在家中的定位。參與有意義的活動，可獲得快樂和幸福感；與他人互動過程中，證明自己也有在劣勢中掌控、提升生命的能力，也同時顯現在世界中的存在感。被社會與世界認同，證實自己仍有用處，能成功再次投入世界。病人從參與有意義的活動中獲得快樂和幸福；在從事喜好或休閒活動，病人能夠得到放鬆或享受自處的時光(Brown, 2010, p.1279)。

臨床應用(Apply)

1. 與中風併失語症病人溝通時，必須給他們足夠的表達時間、真誠用心聆聽。

2. 必要的時候給予適當提點，或者利用輔助工具（如字卡、電腦協助溝通）。

3. 協助病人發覺有意義的活動，提供足夠資訊使病人能盡量參與有意義的活動。

4. 訓練好的溝通伴侶，在疾病過程中病人與環境溝通，有相當大的正向幫助。

5. 照護此類病人能以「身體哲學」的角度，處理中風併輕中度失語症病人身體感知變化的需求，訂定出個別性的醫療復健照護目標。

6. 鼓勵病人加入病友團體，在面臨相同疾病的病友中，彼此最能感同身受、了解最深層的需要。在向病友分享自身經驗中，亦能幫助病人重新整理經驗脈絡，建立新的社會角色與自我定位。

7. 支持病人在身體能負荷的狀態下，盡早回歸社會或擔任職務。如此能讓病人生活有目標，自我價值能在瓦解中重建。

整體評核(Audit)

　　本研究以系統性文獻回顧方式，評析與整合 2010 年 1 月至 2019 年 1 月中風併失語症病人生活經驗文獻。中風併失語症病人由於溝通障礙，其真正需求在臨床上常被忙碌的醫護人員忽略，或看似平靜的表象所掩蓋，以致於這群默默的病人，常常將自己圈限在有限的小小世界中。在以實證護理核心建置護理照護模式的今日，此研究結果將提供此類病人需求的最本質呈現，作為建立與病人有效溝通模式的具體方向與建議指引。依據質性系統文獻回顧發展的指引建議，可作為護理介入措施並進行成效評值。

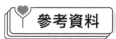 參考資料 Basic Introduction to Evidence-Based Nursing

Brown, A. K, Worrall, L., Davidson, B. & Howe, T. (2010). Snapshots of success: An insider perspective on living successfully with aphasia. *Aphasiology, 24*(10), 1267-1295. doi: 10.1080/02687031003755429

Cahana-Amitay, D., & Albert, M. L. (2014). Brain and language: Evidence for neural multifunctionality. *Behavioural Neurology, 2014*, 260381. doi: 10.1155/2014/260381

Corsten, S., Schimpf, E. J., Konradi, J., Keilmann, A., & Hardering, F. (2015). The participants' perspective: How biographic-narrative intervention influences identity negotiation and quality of life in aphasia. *International Journal of Language & Communication Disorders, 50*(6), 788-800. doi: 10.1111/1460-6984.12173

Foley, L. E., Nicholas, L. M., Baum, M. C., & Connor, T. L. (2019). Influence of environmental factors on social participation post-stroke. *Behavioural Neurology, 2019*, 2606039.

Grohn, B., Worrall, L., Simmons-Mackie, N., & Hudson, K. (2014) Living successfully with aphasia during the first year post-stroke: A longitudinal qualitative study. *Aphasiology, 28*(12), 1405-1425. doi: 10.1080/02687038.2014.935118

Grohn, B., Worrall, L., Sinnon-Mackie, N., & Brown, K. (2012). The first 3-months post-stroke: What facilitates successfully living with aphasia? *International Journal of Speech-Language Pathology, 14*(4), 390-400. doi: 10.3109/17549507.2012.692813

JBI (2014). *JBI reviewers' manual, 2014.* Joanna Briggs Institute.

Johansson, M. B., Carlsson, M., & Sonnander, K. (2012). Communication difficulties and the use of communication strategies: From the perspective of individuals with aphasia. *International Journal of Language & Communication Disorders, 47*(2), 144-155. doi: 10.1111/j.1460-6984.2011.00089.x

Kiran, S., & Thompson, K. C. (2019). Neuroplasticity of language networks in aphasia: Advances, updates, and future challenges. *Frontiers in Neurology, 10*, 295. doi:10.3389/fneur.2019.00295

Kjellén, E., Laakso, K., & Henriksson, I. (2017). Aphasia and literacy-the insider's perspective. *International Journal of Language & Communication Disorders, 52*(5), 573-584. doi: 10.1111/1460-6984.12302

Manning, M., MacFarlane, A., Hickey, A., & Franklin, S. (2019). Perspectives of people with aphasia post-stroke towards personal recovery and living successfully: A systematic review and thematic synthesis. *PLoS ONE, 14*(3), e0214200. doi:10.1371/journal.pone.0214200

Merleau-Ponty, M. (1962). *The phenomenology of perception*. The Humanities Press.

Mesulam, M. M., Rogalski, M. J., Wieneke, C., Hurley, R. S., Gella, C., Bigio, E. H., ... Weintraub, S. (2014). Primary progressive aphasia and the evolving neurology of thelanguage network. *Nature Reviews Neurology, 10*(10), 554-569.

Musser, B., Wilkinson, J., Gilbert, T., & Bokhour, B. G. (2015). Changes in identity after aphasic stroke: Implications for primary care. *International Journal of Family Medicine*, 1-8.

Nätterlund, B. S. (2010). A new life with aphasia: Everyday activities and social support. *Scandinavian Journal of Occupational Therapy, 17*, 117-129.

New, A. B., Robina, D. A., Parkinsona, A. L., Duffye, J. R., McNeil, M. R., Piguet, O., Hornberger, M., Price, C. J., Eickhoff, S. B., & Ballardg, K. J. (2015). Altered resting-state network connectivity in stroke patients with and without apraxia of speech. *NeuroImage: Clinical, 8*, 429-439.

Simmons-Mackie, N., Raymer, A., Leora, R., & Cherney, R. L. (2016). Communication partner training in aphasia: An updated systematic review. *Archives of Physical Medicine and Rehabilitation, 97*, 2202-2221.

Tomkins, B., Siyambalapitiya, S., & Worrall, L. (2013). What do people with aphasia think about their health care? Factors influencing satisfaction and dissatisfaction. *Aphasiology, 27*(8), 972-991.

Wray, F., & Clarke, D. (2017). Longer-term needs of stroke survivors with communication difficulties living in the community: A systematic review and thematic synthesis of qualitative studies. *BMJ Open*, e017944.

+

實證護理報告

案例一　實證護理讀書報告

案例二　實證護理案例分析報告

案例三　NP3 個案報告

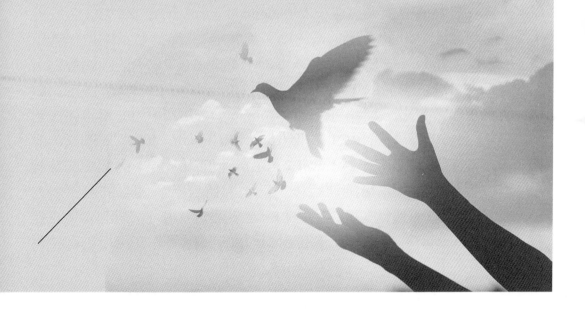

案例一　實證護理讀書報告

糖尿病病人接受行動數位化管理是否能提升健康識能？

臺中榮民總醫院護理部　裴萱、王美惠、張峰玉、張碧華

摘要

　　糖尿病的治療預後與病人的健康信念與行為息息相關，在電子設備普及的時代，健康專業人員期以衛教應用程式或網站等行動數位化管理的輔助策略，能提升病人健康識能，達到疾病控制的效果。因此，本報告運用實證步驟提出一個臨床可以回答的問題為「糖尿病病人接受行動數位化管理是否能提升健康識能？」使用 CEPS 中文電子期刊服務、PubMed、Cochrane Database 及 Embase 四個資料庫，以「糖尿病病人(diabetes mellitus)」、「行動數位化管理、行動應用程式(mobile health, mHealth, mobile apps)」及「健康識能、健康素養、健康知能(health literacy, self-management, self-care)」為關鍵字，依據關鍵字，進行聯集(OR)及交集(AND)等檢索技巧，文章檢索設限為「5 年內」及「全文」，研究設計為隨機對照試驗(randomized control trial, RCT)或系統性文獻回顧(systematic review, SR)，共收納 3 篇文獻。兩位作者以 Oxford Centre for Evidence-Based Medicine (CEBM)的評讀重點，進行文獻評讀，並依 The Oxford 2011 Levels of Evidence 評定文獻的實證證據等級，1 篇 SR 文獻(Bonoto et al., 2017)的實證證據等級為 Level 1，2 篇 RCT 文獻(Ramadas et al., 2018; Wild et al., 2016)的實證證據等級為 Level 2。由於「健康識能」的概念或定義難以量化，當介入措施執行後，病人對自身疾病關心的自主能力或各項檢驗數值明顯改善，維持健康穩定，即代表健康識能提升。Ramadas 等人(2018)研究結果呈現實驗組病人使用行動數位化

程式，血糖控制（空腹血糖及糖化血色素）追蹤 12 個月數位化管理的結果，在統計上無顯著差異，使用後第 6 個月開始在糖尿病飲食的知識、態度和行為(dietary knowledge, attitude and behaviour, DKAB) (11.1 ± 0.9 vs 6.5 ± 9.4, p＜0.001)呈現顯著差異。另兩篇文獻(Bonoto et al., 2017; Wild et al., 2016)結果皆顯示使用行動數位化軟體於改善血糖數值呈現顯著差異，前者研究結果糖化血色素 RR 為-0.44 (95% CI [0.59-0.29%], Z=5.75, p＜0.001)，顯示顯著差異且精確度高；後者研究結果糖化血色素低 0.51% (95% CI [0.22-0.81%], p=.0007)，呈現顯著差異，皆能提升病人對自我健康的關心及疾病的了解。綜合三篇文獻評讀結果，可以驗證糖尿病病人接受行動數位化管理能有效提升健康識能，作為疾病控制或遠距追蹤的重要輔助工具。

一、前言

　　糖尿病是現代社會最常見的慢性疾病之一，在現代飲食及生活型態的改變下，診斷糖尿病的病人也逐年增加，年齡層也逐漸下降。糖尿病及其引發的併發症不僅造成病人生活品質下降，也會帶來龐大的醫療負擔，其預後與病人的健康信念及行為有著密切關係。除此之外，在數位產品普及與資訊爆炸的年代，探討運用衛教應用程式或網站的輔助下，是否能有效增進病人的健康識能，促進對自身疾病照護的自主率，最終達到疾病的良好控制。

　　2020 年嚴重特殊傳染性肺炎(COVID-19)爆發，本院積極推行「民眾返家照護管理」應用程式(APP)，減少民眾往返醫院，降低罹病或感染風險；醫護人員也可以透過遠端數據分析，追蹤病人生理量測數值。計畫前期先以「糖尿病病人照護」為主，由於作者服務單位為新陳代謝科專科病房，工作期間可以看到研究助理頻繁地向糖尿病病人推廣「民眾返家照護管理」APP 的使用方式及益處，因而產生好奇。然而，1998 年世界衛生組織(World Health Organization, WHO)將「健康識能」定義為「認知與社會的

技能決定個人獲得、了解及運用資訊的動機與能力，藉以促進及維持良好健康」（魏等，2018）。本報告為了解糖尿病病人及接受行動數位化管理兩者的關係是否會影響自我照護成效，而產生的臨床問題是「糖尿病病人接受行動數位化管理是否能提升健康識能？」

二、臨床情境

一位 56 歲糖尿病病人，因糖尿病足入院治療，在病室裡接受新陳代謝科研究助理推廣本院「民眾返家照護管理」APP 及指導使用方法，內容主要為衛教病人定時測量血糖數值。病人在返家後，除了從應用程式取得相關衛教資訊，也能規律測量及上傳血糖數值，了解自我健康管理的效果，醫護人員也能從遠距設備即時追蹤病人的疾病控制情形。

三、形成一個可回答的臨床問題

依據實證 5A 步驟，首先提出臨床情境，以 PICO 方式呈現關鍵字，P (patient or problem)病人族群設定為糖尿病病人，無年齡限制、I (intervention, prognostic, factor, or exposure)介入措施為行動數位化管理、C (comparison or intervention)為與介入措施的比較，以未使用行動數位化管理之「常規治療」代表、O (outcome)為測量結果指標，為糖尿病病人之「健康識能的提升」，最終所形成的臨床問題為：「對於糖尿病病人接受行動數位化管理是否能提升健康識能？」屬於治療型(therapy)問題類型。

四、關鍵字

在尋找關鍵字時，health literacy 一詞於 2000 年初引進臺灣後，各領域學者開始引用其概念進行相關研究，然譯名分歧，包括健康素養、健康知能、健康識能等皆有學者採用（林等，2016），而世界衛生組織(WHO)在 1998 年定義健康識能為「一種

認知和社會技能，用以決定其動機和能力，以近用、理解和使用資訊，促進和維持良好的健康的方式。」因此聯想到 self-management 一詞，Lorig 等人(2003)在《Annals of Behavioral Medicine》發表一篇期刊，將 self-management 定義為三項自我管理任務「醫療管理、角色管理和情緒管理」，以及六項自我管理技能「解決問題、決策、資源利用、患者與提供者夥伴關係的形成、行動計畫和自我調整」，而有研究調查 75 歲以上長者之 health literacy 及 self-management 之間的關係，結果為顯著相關，即健康識能低與許多老年人的自我管理能力差有關(Geboers et al., 2016)。綜合以上資料查證，為擴大文獻搜尋結果且在詞彙涵義差異無過大下，將 self-management 列入同義詞（表一）。

◎ 表一　關鍵字設定

PICO	中文／同義字	英文／同義字	MeSH Term
Patient	糖尿病病人	diabetes mellitus	diabetes mellitus
Intervention	行動數位化管理／行動應用程式	mobile health (mHealth)、mobile apps	telemedicine
Comparison	一般治療		
Outcome	健康識能／健康素養、健康知能	health literacy/ self-management、self-care	

五、搜尋策略

依據實證五大步驟，先形成一個「PICO 問題」，再於 CEPS 中文電子期刊服務、PubMed、Cochrane Database 及 Embase，共 4 個資料庫將 "PICO" 及其同義字運用布林邏輯 "OR" 及 "AND" 等策略進行搜尋，考慮到一般治療(C)並非主要的關鍵字，故未納入搜尋關鍵字之中以免限制搜尋結果，並調整文獻出版年限為近 5 年，及設定研究設計為隨機對照試驗和系統性文獻回顧以作為搜尋標準（表二）。

⊙ 表二　搜尋歷程

資料庫名稱	搜尋歷程	設限	搜尋結果
CEPS	P 糖尿病病人 AND I （（行動數位化管理）OR（行動應用程式））AND O （（健康識能）OR（健康素養）OR（健康知能））	全文、10 年	0 篇
PubMed	P diabetes mellitus AND I (mobile health (mHealth)) OR (mobile apps) OR (telemedicine) AND O (health literacy) OR (self-management) OR (self-care)	全文、5 年、CT、SR	115 篇 51 篇可用 SR 20 篇 RCT 31 篇
Cochrane	P diabetes mellitus AND I (mobile health (mHealth)) OR (mobile apps) OR (telemedicine) AND O (health literacy) OR (self-management) OR (self-care)	布林邏輯 Cochrane Review、 5 年	9 篇 0 篇可用
Embase	P diabetes mellitus AND I (mobile health (mHealth)) OR (mobile apps) OR (telemedicine) AND O (health literacy) OR (self-management) OR (self-care)	PICO 搜尋、SR、RCT、5 年、全英文	102 篇 34 篇可用 SR 16 篇 RCT 22 篇

六、文獻篩選流程圖

　　從搜尋結果中，CEPS 中文電子期刊服務 0 篇、PubMed 115 篇、Cochrane Database 9 篇、Embase 102 篇，再經過篩選，考量到「內容和臨床需求不符」、「無全文內容」及「內文並非中文或英文」等因素而進行刪除，最終共存 84 篇文獻標題符合個案問題和需求。兩位作者初步評讀，排除內文不符合 PICO 問題(n=48)、重複文獻(n=5)、非 RCT 文獻之系統性文獻回顧(n=29)。最後，共納入 3 篇內文符合評讀的文獻，1 篇 SR 及 2 篇 RCT（圖一）。

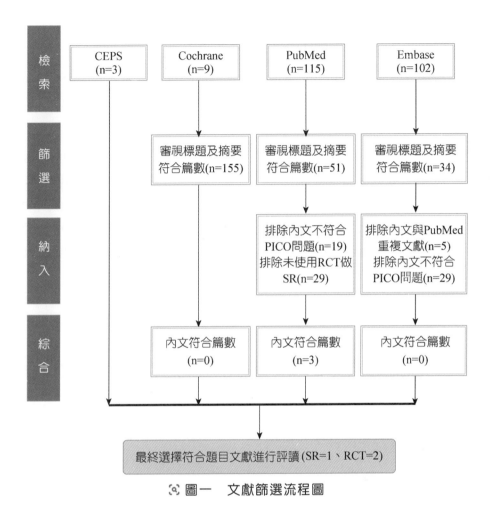

圖一　文獻篩選流程圖

七、納入文獻

共有三篇文章納入評讀。

1. Bonoto, B. C., de Araújo, V. E., Godói, I. P., de Lemos, L. L., Godman, B., Bennie, M., Diniz, L. M., & Junior, A. A. (2017). Efficacy of mobile apps to support the care of patients with diabetes mellitus: A systematic review and meta-analysis of randomized controlled trials. *JMIR mHealth and uHealth, 5*(3), e4. https://doi.org/10.2196/mhealth.6309.

2. Ramadas, A., Chan, C. K. Y., Oldenburg, B., Hussein, Z., & Quek, K. F. (2018). Randomised-controlled trial of a web-based dietary intervention for patients with type 2 diabetes: Changes in health cognitions and glycemic control. *BMC Public Health, 18*(1), 716. https://doi.org/10.1186/s12889-018-5640-1.

3. Wild, S. H., Hanley, J., Lewis, S. C., McKnight, J. A., McCloughan, L. B., Padfield, P. L., Parker, R. A., Paterson, M., Pinnock, H., Sheikh, A., & McKinstry, B. (2016). Supported telemonitoring and glycemic control in people with type 2 diabetes: The telescot diabetes pragmatic multicenter randomized controlled trial. *PLoS Medicine, 13*(7), e1002098. https://doi.org /10.1371/journal.pmed. 1002098.

八、文獻評讀及結果

依據 Oxford Centre for Evidence-Based Medicine (Oxford CEBM) 發展的 SR 及 RCT 評讀工具，兩位作者進行文獻評讀後，再依 The Oxford 2011 Levels of Evidence，判定文獻的實證證據等級，1 篇 SR 文獻的證據等級為 Level 1（表三），2 篇 RCT 文獻的證據等級為 Level 2（表四）。

表三　SR 文獻評讀結果

評讀項目	評讀結果及根據
評讀文獻	Bonoto et al., 2017
這篇 SR 是否問一個清楚的 PICO 問題？	是 可由「摘要」中的「研究目的」了解此文獻"The aim of our study was to evaluate the efficacy of mobile apps through a systematic review and meta-analysis to assist DM patients in treatment."研究者提出了一個清楚明確的臨床問題，且與臨床問題中的 P (DM patients)和 I (mobile apps)相符，在研究目的中研究者僅描述探討行動應用程式帶來的治療成效，而閱讀內文發現研究者多次提及行動應用程式對於病人之"self-care"有重要意義，如在內文「介紹」中描述 "This highlights the importance of developing technologies to facilitate and optimize self-care, especially in the achievement of therapeutic goals for diabetic patients."此和臨床問題之 O (self-care)亦符合，故判讀此題為「是」
是否有重要的文獻遺漏？	否 此研究使用到的電子資料庫包括 MEDLINE (PubMed)、Cochrane Register of Controlled Trials (CENTRAL) 和 LILACS（拉丁美洲和加勒比健康科學文獻資料庫），且研究者進行人工檢索自 2008 年後已出版的系統性文獻回顧文獻，其取自下列期刊：Online Journal of Public Health Informatics、Journal of Medical Internet Research、BMC Public Health、Journal of Telemedicine and Telecare、Journal of Diabetes Science and Technology、Journal of Telemedicine and eHealth, Health and Technology 另外，研究者為了擴大範圍，也對有收入灰色文獻之平臺或單位進行搜尋：聖保羅大學(USP)論文和論文數位圖書館、米納斯吉拉斯聯邦大學綜合論文數位圖書館(UFMG)和電子資料庫 ProQuest 論文 研究者在搜尋中設定年份夠廣，且最終所得文獻涵蓋美國、義大利、英國、挪威、德國、芬蘭、澳大利亞、荷蘭、法國等多個國家，雖然內文並未提及是否適當運用布林邏輯，但關鍵字無遺漏並且使用人工搜索，及擴大對相對不公開之灰色文獻進行檢索，可以看出研究者對於文獻搜尋策略有積極的態度，因此判讀此題為「是」

表三　SR 文獻評讀結果（續）

評讀項目	評讀結果及根據
評讀文獻	Bonoto et al., 2017
是否設定納入條件來篩選？	是 研究者使用英文關鍵字 diabetes mellitus type 2、diabetes mellitus type 1、mobile applications、telemedicine 及未限制任何語言及年齡以 MeSH term 進行檢索，並侷限出版年份介於 2008~2016。且由文獻「摘要」中的「方法」中研究者提及："We considered eligible randomized controlled trials (RCTs) conducted after 2008 with participants of all ages, patients with DM, and users of apps to help manage the disease."得知研究者有收納適當的研究類型，最終統整收錄最新的 RCT 文獻共 13 篇，故判讀此題為「是」
所收納的研究之是否能回答問題的類型？（依臨床問題挑選適當的研究）	是 本人所提出之實證問題及此研究探討之內容，為「治療」類型，而治療類型所對應的研究設計最佳為系統性文獻回顧，其次則為隨機對照試驗。本文為系統性文獻回顧及統合分析，所收入之文獻皆為隨機對照試驗。而在內文「搜尋結果」中了解研究者使用 Cochrane risk of bias tool 作為文獻品質評估工具，將文獻評讀結果區分為高風險(high risk)、低風險(low risk)、不明風險(unclear risk)，在篩選文獻品質之過程會由兩位研究者，獨立進行分別評讀每篇文獻，當看法分歧時透過討論以達共識，出現意見不合，延請第三位審查者給予意見以達成共識，最後確認後納入 13 篇 RCT 文獻。且研究者呈現出誤差風險(risk of bias)表格，由上述可知研究者有針對收納的研究做品質管理，故此題判讀為「是」
每篇研究之間的結果是否相似？（查看異質性）	是 研究者在「方法」中的「資料整合與分析」提到異質性及同質性的統合分析方法，可以了解研究首要以合併 HbA_{1c} 收集的數據進行統合分析。使用敏感性分析，以調查異質性的原因，檢查 I^2 和 P 值的變化。在文獻異質性(heterogeneity)以卡方異質性檢定(Chi for heterogeneity)分析，並將 p＜0.1 或 I^2＞40%表示異質性高，將異質性高採用隨機效果模式(random effect model)進行統合分析結果顯示，各研究之間 HbA_{1c} 數據異質性較低(MD -.44; CI -0.59~-0.29; P＜.10; I^2=32%)。雖研究者未提及同質性高者標準及是否採用固定效果模式(fixed effect model)進行統合分析，但因結果異質性低將此題評為「是」

◎ 表三　SR 文獻評讀結果（續）

評讀項目	評讀結果及根據
評讀文獻	Bonoto et al., 2017
研究結果的呈現？是否用 forest plot, RR, OR……	是 結果顯示各研究之間 HbA_{1c} 數據異質性較低(MD -.44; CI -0.59~-0.29; P＜.10; I^2=32%)，而最終統合分析顯示使用應用程式控制糖尿病之 HbA_{1c} 與傳統治療下有顯著差異(P＜.001)；而研究者也將應用程式所提供之功能數量納入分析項目，將應用程式提供了 1 種或 2 種功能及 3 或 4 種功能，分別對於 HbA_{1c} 數據的影響進行分析，由研究者呈現之森林圖可知，應用程序中功能較少與應用程式具有兩個以上功能的子組對於 HbA_{1c} 數據產生顯著差異，應用程式所具備越多功能其對於控制糖尿病數據有更好的幫助 本研究顯示最終結果 RR 為 -0.44 (95% CI [0.59~0.29], Z=5.75, P＜0.001)，顯示顯著差異且精確度高，且以文字敘述搭配森林圖清楚說明研究之結果，故此題判讀為「是」
證據等級	Level 1

◎ 表四　RCT 文獻評讀結果

評讀項目	評讀結果及根據	
評讀文獻	Ramadas et al., 2018	Wild et al., 2016
病人分派是隨機的嗎？	是 研究表示隨機分配是以招募順序電腦自動分配	是 研究使用樣本數差異最小化程序並計算成治療代碼對病人進行分層隨機分配，實驗組及對照組，1：1

表四　RCT 文獻評讀結果（續）

評讀項目	評讀結果及根據	
評讀文獻	Ramadas et al., 2018	Wild et al., 2016
試驗開始組間特性是類似的嗎？	是 納入對象：年齡≧18 歲、具有良好的英語或馬來語素養、易接觸網際網路者、願意每兩週至少上研究網站一次、HbA$_{1c}$≧7.0%者 排除對象：懷孕者、第 1 型糖尿病(T1DM)或妊娠糖尿病(GDM)、體重超過所需體重的 150%、患有嚴重的併發症（慢性心臟病、腦血管疾病、確診 AIDS、癌症、肺氣腫、慢性肝或腎疾病）。且後續分析中顯示參加者的人口統計學和背景特徵在兩組之間均無顯著差異	是 明確設限病人，納入 17 歲以上且血糖控制不佳，標準為 HbA$_{1c}$ > 58 mmol/mol（相當於 7.45 %），並排除血壓控制不佳、腎臟疾病，前 6 個月內的心臟疾病或其他危及生命的疾病或相關治療、最近 3 個月內大型手術、無法使用自我監控設備以及懷孕者
除了被分派的介入治療外，其他治療方法是客觀一致的嗎？	是 此研究是由三家公立醫院共同進行，除介入治療（6 個月網路飲食實驗）外，實驗組及對照組皆有標準護理治療，由參與者招募和隨機化過程圖可知，標準護理內容為每 3~4 個月回診一次，每次 10~15 分鐘的健康諮詢	是 實驗組有血壓、血糖和體重監測的指導，這些監測數據由藍牙技術傳輸到遠程安全服務器。且要求參與者至少每週兩次測量一次空腹血糖和一次非空腹血糖，並至少每週測量一次血壓和體重。而對照組則接受常規治療，對血糖或血壓控制不良的病人至少每年進行一次檢查
是否所有接受分派的病人都列入計算嗎？而且依其隨機分派的組別進行分析？	是 研究經過篩選對象後，隨機分配結果實驗組共 62 人，對照組共 66 人，其中在 6 個月期間，實驗組失去聯絡 1 人、時間不足中斷治療 2 人；對照組失去聯絡 5 人，但研究使用 ITT（治療意向分析法）將所有參與者進行分析，不論對象有無完成治療，最終仍是以實驗組 62 人、對照組 66 人進行分析	否 此研究時間較長，第一位參與者於 2011 年 6 月 6 日被隨機分組，最後一位參與者於 2013 年 7 月 19 日被隨機分組，最後一次追蹤於 2014 年 5 月 21 日。最後因病人絕症或過世、退出研究、無法取得聯繫、拒絕最後採檢等，最終納入研究實驗組有 146 人 (91%)，對照組有 139 人 (86%)，皆在研究者預估總樣本流失之 20%以內

🔍 **表四 RCT 文獻評讀結果（續）**

評讀項目	評讀結果及根據	
評讀文獻	Ramadas et al., 2018	Wild et al., 2016
成效測量是客觀的嗎？或病人和醫師對接受何種治療保持盲化嗎？	是 本研究相關人員並未盲化，而參與研究三家醫院的醫療人員皆保持盲化	否 本研究僅指出對研究者盲化，而參與者、研究護理師及臨床醫師、護理師皆無盲化
治療效果有多顯著？治療效果的估計有多精確？	是 使用 IBM SPSS Statistics 20.0 進行統計分析，介入措施對空腹血糖(FBG)、糖化血色素(HbA$_{1c}$)、飲食改變階段(DSOC)及糖尿病飲食知識、態度和行為(DKAB)的影響。介入措施在 DSOC 和血糖控制與無顯著差異(F_{DSOC}= 1.488, p=.229; F_{FBG}=0.591, p =.453; F_{HbA1c}=0.793, p=.383)；DKAB 分數在介入前、6 個月、12 個月的結果顯示網路實驗組的 DKAB 平均得分在實驗後的改善幅度大於對照組(11.1±0.9 vs 6.5±9.4, p＜0.001)	是 實驗組的平均 HbA$_{1c}$ (SD)為 7.9 (1.4) %，常規治療組為 8.4 (1.3) %。對於初步分析，調整後的平均 HbA$_{1c}$ 低 0.51% (95% CI 0.22~0.81%, p=0·0007)，有顯著差異
是否我的病人和文獻中收錄的病人有很大的差異，以致於不能運用到我的病人身上？	否 研究群體為第二型糖尿病及 18 歲以上病人，符合實證探討條件	否 研究者設定條件主要為第二型糖尿病，年齡為 17 歲以上，且已排除無手機或無法使用行動軟體者，故可回應本人提出之實證問題

🔍 **表四　RCT 文獻評讀結果（續）**

評讀項目	評讀結果及根據	
評讀文獻	Ramadas et al., 2018	Wild et al., 2016
這樣的治療適用於我的醫療環境嗎？	是 研究地區位於馬來西亞，當地飲食文化與臺灣差異不大，而納入病人也已具備電子產品使用能力，故認為此治療適用於臺灣環境	是 此項為英國之研究，英國與現今臺灣皆為已開發國家，手機或網路已有高度普及，故這樣的治療適用於臺灣多數的醫療環境
這樣的治療對我的病人而言，潛在好處多於潛在壞處嗎？	是 通過研究開發之 myDIDeA 網站進行的各種課程、計畫，對知識、態度和行為產生了正面的影響。雖然在飲食改變及血糖控制方面與標準治療無顯著差異，但實驗組的血糖改善及飲食改變仍有較對照組進步許多，因此認為此治療的發展是利多於弊的	是 雖然研究結果在遠程監控服務成本和額外的電話諮詢，介入治療的費用明顯高於常規治療（每位病人的平均差額為 286.00 英鎊 (95% CI 154.27~409.62 英鎊)），但是因國家地域不同、健保差異及年份關係，且最終主要結果與常規治療有顯著差異，故認為仍有發展行動軟體追蹤治療的必要
證據等級	Level 2	Level 2

九、綜合整理與臨床應用

　　經過評讀三篇文獻後，統整內容可理解使用行動數位化管理，可以提升病人的自我照護能力及改善血糖控制。Ramadas 等人(2018)的發表結果呈現，經過 12 個月的數位化管理，實驗組病人與常規治療病人的血糖控制無顯著差異，針對糖尿病飲食的知識、態度和行為(dietary knowledge, attitude and behaviour, DKAB)的影響在治療前、治療 6 個月及追蹤 12 個月後進行測驗，最終結果令人滿意。實驗組在 DKAB 分數的改善幅度大於對照組(11.1±0.9 vs 6.5±9.4, p＜0.001)，仍顯示糖尿病病人接受行動數位化管理可以有效提升健康識能。

評讀過程中，Bonoto 等人(2017)文獻提及應用程式或網站對於未有網路信號之偏遠地區病人、經濟能力欠佳無智慧型手機者、各程度之智能障礙者或是年邁者，使用上有一定的困難度。Wild 等人(2016)也表示研發、更新及維護應用程式或網站所需的成本，遠高於常規治療。然而，因應通訊科技快速進步，全球疫情變化多端，影響人類健康甚巨，綜合本報告文獻所提的優勢與缺點，未來仍有發展行動數位化管理或遠距照護的必要性。以糖尿病病人為例，罹病者的年齡層下降，設計的健康網站及應用程式若能適當且有效管理慢性病的病程，也可以增加衛生資訊的可近性及可用性。當然，常規治療也是不可取代的，定期回診及按時服藥都是維持疾病穩定的關鍵，在兩者雙管齊下的治療方法，應可提升病人對本身健康問題的了解，獲得充足的健康資訊，以增強自我保健能力，而醫療人員也可持續追蹤病人血糖等數值的變化，即時掌握病人健康穩定度，並且透過應用程式的網路互動，病人能在線上提出疾病照護相關問題，由專業醫療人員回應及協助排除障礙，降低糖尿病人因血糖控制不佳而重複掛急診或住院治療等風險，減少醫療費用支出，進而提高病人的生活品質。

十、心得

第一次獨自完成三篇全英文文獻的評讀，雖然過程中有些吃力，但是透過這次的實證讀書報告，不僅大大提升文獻搜尋及閱讀的能力，也對於我在臨床處置上所產生的問題，得到有力的證據。即使對於一個臨床護理師的我來說，這項治療的應用並不會讓我有直接的接觸或體會，但能透過實證讀書報告，了解所就職的醫院用盡心思研發及大力推廣「民眾返家照護管理」APP 的原因，也能具體知道相關治療所帶來的益處。爾後，若病人對於 APP 提出任何問題時，也能依據本報告實證評讀結果回覆病人問題，衛教及鼓勵病人參與 APP 群組，透過 APP 建置的健康照護管理知識與工具，提升個人的健康識能。

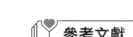

林季緯、何青蓉、黃如薏、王維典(2016)・健康識能的概念發展與實務應用・*臺灣家庭醫學雜誌，26*(2)，65-76。http://dx.doi.org/10.3966/168232812016062602001

劉依亭、黃如薏、林友菁、洪暐傑、林季緯(2017)・健康識能與初診斷糖尿病病人照護成效初探・*臺灣家庭醫學雜誌，27*(4)，201-212。http://dx.doi.org/10.3966/168232812017122704002

魏米秀、張美娟、謝至鏗、尤瑞鴻、Pelikan, J. M.、王英偉(2018)・*健康識能機構實務指引*・衛生福利部國民健康署。

Bonoto, B. C., de Araújo, V. E., Godói, I. P., de Lemos, L. L., Godman, B., Bennie, M., Diniz, L. M., & Junior, A. A. (2017). Efficacy of mobile apps to support the care of patients with diabetes mellitus: A systematic review and meta-analysis of randomized controlled trials. *JMIR mHealth and uHealth, 5*(3), e4, https://doi.org/10.2196/mhealth.6309.

Geboers, B., de Winter, A. F., Spoorenberg S.L., Wynia, K., & Reijneveld, S. A. (2016). The association between health literacy and self-management abilities in adults aged 75 and older, and its moderators. *Quality of Life Research, 25*(11), 2869-2877. https://doi.org/10.1007/s11136-016-1298-2

Lorig, K. R., & Holman, H. R. (2003). Self-management education: History, definition, outcomes, and mechanisms. *Annals of Behavioral Medicine, 26*(1), 1-7. https://doi.org/10.1207/S15324796ABM2601_01

Ramadas, A., Chan, C. K. Y., Oldenburg, B., Hussein, Z., & Quek, K. F. (2018). Randomised-controlled trial of a web-based dietary intervention for patients with type 2 diabetes: Changes in health cognitions and glycemic control. *BMC Public Health, 18*(1), 716. https://doi.org/10.1186/s12889-018-5640-1.

Wild, S. H., Hanley, J., Lewis, S. C., McKnight, J. A., McCloughan, L. B., Padfield, P. L., Parker, R. A., Paterson, M., Pinnock, H., Sheikh, A., & McKinstry, B. (2016). Supported telemonitoring and glycemic control in people with type 2 diabetes: The telescot diabetes pragmatic multicenter randomized controlled trial. *PLoS Medicine, 13*(7), e1002098. https://doi.org/10.1371/journal.pmed.1002098

🏥 案例二　實證護理案例分析報告

疥瘡病人口服 Ivermectin 治療效果是否比塗抹藥膏效果好？

臺中榮民總醫院護理部 陳語珮、王美惠、張峰玉、張碧華

摘要

　　疥瘡為皮膚科常見傳染病之一，各大醫療院所、長照中心易發生的群聚感染疾病。2017 年世界衛生組織將疥瘡列為被忽視的熱帶傳染性疾病，影響全球約二億人。疥瘡是人疥蟎 (*Sarcoptes scabiei var. hominis*)鑽入人體後，寄生在人體的角質層繁殖，主要傳染途徑為直接皮膚接觸，臨床的治療方式以外用藥膏為主，但常因病人無法自行塗抹全身或無法準確的塗抹身體每一處皮膚，塗抹藥物後，也可能產生皮膚刺激等副作用，導致用藥效果不佳。近年來，屢見以口服 Ivermectin 治療疥瘡，期透過口服給藥來降低藥膏塗抹不完整造成治療效果不佳等問題，並運用實證評讀的結果於臨床實際照護疥瘡個案。本文主要探討疥瘡病人口服 Ivermectin 的治療效果是否優於塗抹藥膏的效果，提出一個臨床可回答的實證問題，確立 PICO 關鍵字後，納入兩篇文獻並進行評讀，經過評估後應用於臨床個案，驗證文獻研究結果口服 Ivermectin 治療效果比 Gamma benzene hexacloride (GBHC) 1%效果好，但與 Permethrin 5% cream 的治療效果無顯著差異，亦是疥瘡治療的另一個選擇。但如果考量藥物吸收效果的成效，建議可以口服劑型的 Ivermectin 為優先。

一、前言

　　疥瘡為皮膚科常見傳染病之一，在 2017 年被世界衛生組織列為被忽視的熱帶傳染性疾病，影響全球約二億人。疥瘡是人疥蟎 (*Sarcoptes scabiei var. hominis*)鑽入人體後，寄生在人體的角質層

繁殖，主要傳染途徑為直接皮膚接觸（賴，2019）。因人疥蟎的糞便和蟎中抗原會引起人體產生延遲 IV 型的過敏反應，一般初次被傳染後約 2~6 週出現皮膚紅疹與劇烈搔癢，尤其是在夜間最為明顯，但如果再次被傳染，通常在 1~4 天就會出現症狀（王等，2016）。診斷方式除透過臨床症狀表現、病灶位置和型態、詢問疾病接觸史外，臨床上還可以透過皮膚鏡、隧道染色法及準確度較高的皮膚刮屑檢查等方式來輔助診斷（王等，2016）。

因疥瘡為傳染疾病，其治療不能單靠藥物，需要病人與接觸者一起配合治療，並維持環境的清潔，才能有效杜絕疥瘡的傳染，獲得成功治療。在藥物治療方面，常見藥物有外用藥膏 Permethrin cream、Ivermectin、GBHC、Sulfur、Crotamition、Benzyl Benzoate 及口服藥物 Ivermectin（王等，2016）。在歐美國家首選用藥為 1985 年上市的 Permethrin cream 與 Ivermectin，此二種藥物在 2017 年也引進臺灣，因口服 Ivermectin 投藥方便及具有疥瘡治療效果，已被列為疥瘡的首選藥物，但目前筆者任職的醫院仍以具神經毒性副作用之 GBHC 藥膏劑型為主要治療疥瘡藥物。臨床上，有些病人無法自行塗抹或無法完整地塗抹身體每一部位的皮膚，需要由旁人協助身體清潔與抹藥，每天一次抹藥的治療需要經歷身體沐浴或床上擦澡、更換乾淨床單與病人服、抹藥等步驟。病人全身衣物脫光，接受全身性的藥膏塗抹，需耗時約 1 小時；身體長時間裸露的情況下，除了隱私，也容易失溫，塗抹藥物後，又皮膚刺激等副作用，使得病人對塗抹藥物治療的方式，感受欠佳。另一方面，護理師照護疥瘡病人往往需要耗費許多時間協助塗抹藥膏，也增加與病人長時間近距離接觸的皮膚感染風險。因此，本報告期透過實證文獻及評讀方法，探討疥瘡病人口服 Ivermectin 與塗抹藥膏的效果，作為日後協助醫師治療疥瘡的參考。

二、臨床情境

　　一位 84 歲診斷疥瘡的女性病人，住院期間醫師開立 Ivermectin 給予口服合併皮膚外用藥膏（GBHC 與 Ulex cream）塗抹治療，因病人年邁，日常生活需部分協助，無法獨立執行沐浴及塗抹藥膏治療，需要護理師與家屬一起協助病人清潔身體、抹藥治療及更換床單與衣物等，通常需要耗時 1~1.5 小時。有一天在抹藥時，病人說：「不是說用吃的就可以把蟲殺死了，為什麼還要這麼麻煩抹藥，全身脫光光，冷死了。」、「就藥吃一吃就好了，不用那麼麻煩，抹藥都會刺刺的，已經很癢了，皮膚還刺刺的，更不舒服。」

三、形成一個可回答的臨床問題

　　依據實證醫學之方式將臨床問題及護理評估結果引發的問題，以 PICO 方式提出問題：P (Patient or Problem)病人族群為「疥瘡病人」，I (Intervention, Prognostic, Factor, or Exposure)介入措施為「口服 Ivermectin」，C (Comparison or Intervention)與介入措施的比較為「疥瘡藥膏」，O (Outcome)為「治療效果」，所形成的護理問題為：疥瘡病人口服 Ivermectin 治療效果是否比塗抹藥膏效果好？屬於治療型問題類型。

四、關鍵字

　　本文利用關鍵字搜尋方式，將臨床問題以 PICO 及運用 MeSH Term 及依循布林邏輯規則利用交集(AND)及聯集(OR)等技巧增加文獻搜尋範圍，以此方式確立：P (Patient or Problem)病人族群為「疥瘡病人」，I (Intervention, Prognostic, Factor, or Exposure)介入措施為「口服 Ivermectin」，C (Comparison or Intervention)與介入措施的比較為「疥瘡藥膏」，O (Outcome)為「治療效果」。

表一　關鍵字設定

PICO	中文／同義字	英文／同義字	MeSH Term
Patient	疥瘡病人	scabies	Sarcoptes scabiei
Intervention	口服 Ivermectin	Ivermectin	
Comparison	疥瘡藥膏	cream/ointment/salve	
Outcome	治療效果	treatment effective/ treatment efficacy	therapeutics

五、搜尋策略

再利用關鍵字 "scabies and Ivermectin or cream and treatment effective"進入 PudMed、Cochrane Library、Up To Date、Embase 等資料庫搜尋最佳研究等級文獻，文獻納入評讀的條件必須符合研究對象為疥瘡病人、介入措施為口服 Ivermectin、研究結果為治療效果，得到下列檢索表及文獻搜尋歷程圖。

表二　搜尋歷程

資料庫名稱	搜尋歷程	設限	搜尋結果
PubMed	P scabies I Ivermectin C (cream) OR (ointment) OR (salve) O treatment effective	無設定年限	8 篇 因族群、介入措施及研究結果皆符合，故納入 1 篇 RCT 文獻評讀
Cochrane Library	P scabies I Ivermectin C (cream) OR (ointment) OR (salve) O treatment effective	無設定年限	1 篇 0 篇可用
Embase	P scabies I Ivermectin C (cream) OR (ointment) OR (salve) O treatment effective	無設定年限	33 篇 0 篇可用

六、文獻搜尋歷程圖

　　從 PubMed、Cochrane Library 及 Embase 等資料庫中搜尋結果，排除內容與主題不符合、無全文內容及非研究型文獻等因素，進行刪除，最後共列選一篇 RCT 文獻（圖一）。因納入評讀的文獻有限，因此再以手動搜尋並以關鍵字 Scabies、Ivermectin、Gamma benzene hexachloride (GBHC or lindane)、treatment effective 在 PubMed 獲得一篇系統性文獻。

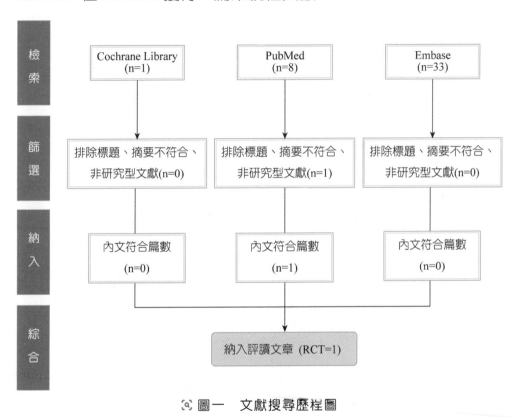

◎ 圖一　文獻搜尋歷程圖

七、納入評讀文獻

Thadanipon, K., Anothaisintawee, T., Rattanasiri, S., Thakkinstian, A., & Attia, J. (2019). Efficacy and safety of antiscabietic agents: A systematic review and network meta-analysis of randomized controlled trials. *Journal of the American Academy of Dermatology, 80*(5), 1435-1444. https://doi.org/10.1016/j.jaad.2019. 01.004

Manjhi, P. K., Sinha, R. I., Kumar, M., & Sinha, K. I. (2014). Comparative study of efficacy of oral ivermectin versus some topical antiscabies drugs in the treatment of scabies. *Journal of Clinical and Diagnostic Research: JCDR, 8*(9), HC01. https://doi.org/10.7860/JCDR/2014/9092.4878

八、文獻評讀及結果

最後選擇隨機分派文獻及系統性文獻回顧各 1 篇，運用 Methodology Checklist 實證評估工具，進行文獻評讀（表三及表四）。

◎ 表三　SR 文獻評讀結果

評讀項目	評讀結果及根據
評讀文獻	Thadanipon et al., 2019
這篇 SR 是否問一個清楚的 PICO 問題？	是 此文獻內容為疥瘡各種用藥於治癒、持續搔癢，再次感染和不良事件之比較
是否有重要的文獻遺漏？	否 通過 MEDLINE、Scopus 和 Cochrane 對照試驗中央註冊簿以及其他數據庫鑑定了研究（從成立到 2017 年 9 月 14 日），還探索了選定文章的參考清單
是否設定納入條件來篩選適當的文獻？	是 研究的選擇由 2 名審稿人獨立進行；篩選已鑑定研究的標題和摘要，如果摘要不完整，則對全文進行複審。如果研究僅比較了不同劑量或配方的單一藥物，則將其排除在外
所收納的研究之是否能回答問題的類型？（依臨床問題挑選適當的研究）	是 探討多種疥瘡藥物治療方法其功效；並描述了 ≧1 個有意義的結局（即治癒、持續搔癢、再次感染和不良事件）

表三　SR 文獻評讀結果（續）

評讀項目	評讀結果及根據
評讀文獻	Thadanipon et al., 2019
每篇研究之間的結果是否相似？（查看異質性）	不清楚 經分析結果使用單一藥物治療效果無 Permethrin 及 Ivermectin 合併使用治癒率高
研究結果的呈現？是否用 forest plot、RR、OR…	是 文獻中有使用網路綜合分析疥瘡各種用藥於治癒、持續搔癢、再次感染和不良事件之分析結果，並將各種藥物依據 SUCRA（累積排名曲線）列出治療結果
證據等級	Level 1

表四　RCT 文獻評讀結果

評讀項目	評讀結果及根據
評讀文獻	Manjhi et al., 2014
病人分派是隨機的嗎？	是 從 2011 年 4 月 1 日至 2012 年 3 月 31 日，被隨機分配為四個組
試驗開始組間特性是類似的嗎？	是 收案病人共 240 名，納入標準是 5 歲以上、60 歲以下的疥瘡男或女病人、願意進行口服或局部治療的病人、願意在第一週與第六週或其他時間接受訪問的病人
除了被分派的介入治療外，其他治療方法是客觀一致的嗎？	是 介入組編為第 1 組共 60 名 第一組：Ivermectin 200 μg/kg (IVER)口服單劑量 對照組共編為第 2、3、4 組，分別有 60 名病人，此三組病人皆在沐浴後自下頜骨下方開始塗抹藥物，並留置過夜 第 2 組：Permethrin 5% cream (PM)局部單次使用 第 3 組：Gamma benzene hexacloride 1% (GBHC)乳液局部單次使用 第 4 組：Benzyl benzoate 25% (BB)乳液局部使用

表四　RCT 文獻評讀結果（續）

評讀項目	評讀結果及根據
評讀文獻	Manjhi et al., 2014
是否所有接受分派的病人都列入計算嗎？而且依其隨機分派的組別進行分析？	是 此研究納入總共 240 名病人，隨機分配後分為 4 組，每組 60 人
成效測量是客觀的嗎？或病人和醫師對接受何種治療保持盲化嗎？	不清楚 但在第一週和第六週對病人進行追蹤訪問。每次就診通過臨床和搔癢等級評分評估比率並比較以確定療效
治療效果有多顯著？治療效果的估計有多精確？	有 口服 Ivermectin 與 Permethrin 5% cream 具有相同的療效(p＞0.05)
是否我的病人和文獻中收錄的病人有很大差異，以致於不能運用到我的病人身上？	否 文獻與病人皆為疥瘡病人，文獻指出 Ivermectin 為建議使用藥物，而醫院仍以 GBHC 治療為主，與文獻結果略有差異
這樣的治療適用於我的醫療環境嗎？	是
這樣的治療對我的病人而言，潛在好處多於壞處嗎？	是 Ivermectin 顯著有效於我的病人使用的 GBHC，且藥物副作用最小，價格又比 GBHC 低，因此可列為治療疥瘡首選藥物
證據等級	Level 2

九、實證案例應用過程

　　個案於 2020 年 9 月 31 日接受口服 Ivermectin (3mg) 4 顆治療疥瘡，並於 9 月 31 日～10 月 2 日開始使用塗抹 GBHC，在治療前多次主訴皮膚搔癢情形，經治療後 2~3 天後可主動說出搔癢程度改善，未再冒出新疹子。依據實證文獻的評讀結果，口服 Ivermectin 的副作用小，成本低且治癒率高，顯示口服 Ivermectin 較塗抹藥膏能有效治療疥瘡。

以中部某醫學中心疥瘡治療為例：併用 GBHC，計算藥物成本，一顆 Ivermectin (3 mg)價格 95 元，以體重計算藥物劑量，此病人服用 4 顆，療程需二劑，總價 760 元；一條 GBHC 價格 94 元，一次抹藥需要 3~4 條，一次治療基本需要三天，總價 846~1128 元，且還要支付護理師約一小時的護理時間，以人力費用計算，三天花費約 450 元（表五）。二種治療的花費顯然是 Ivermectin 較為省錢（省下約 536~818 元），且因口服藥物投藥可確認病人服下藥物，達到藥物治療效果，但藥膏塗抹可能會因塗抹的技巧與部位，導致藥物塗抹不均，影響藥物吸收效果。透過實證查證結果應用在本個案的護理照護，可以提供日後照護疥瘡個案的治療參考。經實證文獻評讀後，口服 Ivermectin 與 Permethrin (5%)塗擦效果無顯著差異，但 Permethrin (5%)改善疥瘡效果優於 GBHC 及 Benzyl benzoate。因此，除了藥物投予的便利性，醫師亦可考量藥物的有效性及安全性，提供疥瘡病人適當的藥物，減緩皮膚不適感，達到最佳的治療效果。

🔍 **表五　疥瘡藥物成分及價格比較表**

藥品名稱	成分	成分含量	規格量	單／複方	價格	劑型
Ivermectin	Ivermectin	3 mg	Stromectol tab 3mg	單方	95 元	口服錠劑
Gamma benzene hexachloride	Lindane	10 mg	Cream 10 g/tub	單方	94 元	塗擦乳劑

十、結論

本篇報告經由實證步驟，可以實證疥瘡病人口服 Ivermectin 比塗抹 Gamma benzene hexacloride 1% (GBHC)與 Benzyl Benzoate 25% (BB)藥膏效果更佳。由於 Ivermectin 與 Permethrin 5% cream 療效一樣，以藥價來決定治療的選擇時，Permethrin 5% cream

一條約 341 元，塗抹全身一次大約需要 3 條，總價位約 1,021 元；Ivermectin 一顆 95 元，以體重計算藥物劑量，以 15 公斤起算，成年人一般服用 3~4 顆，療程二次，總花費約 570 元；若以投藥途徑來看，口服藥物比較能確保藥物正確投藥的劑量與效果，皮膚塗抹途徑可能因為照顧者塗抹藥物不均勻，導致皮膚吸收不佳，影響治療效果。因此，在日後的疥瘡治療，可以考慮以口服 Ivermectin 為首選。

在書寫此份報告時，一開始遇到搜尋文獻的困難，後來與指導者一起討論後，修正關鍵字再進入資料庫搜尋，才找到與題目相符合文獻，這是此次寫實證臨床案例分析的一個收穫。學習以實證方法找到答案，並與醫師討論病人的治療方向，協助解決病人的臨床問題，不但發揮自己的護理角色功能外，亦可增加從事臨床護理工作的成就感，繼續學習與深耕實證護理的動機。

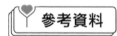 參考資料　　　　　　　　Basic Introduction to Evidence-Based Nursing

王登鶴、王震宇、陳淑廷、陳敏芳、王美麗(2016)·疥瘡·*感染控制雜誌*，*26*(1)，13-20。

賴柏如(2019)·疥瘡－如何診斷？如何有效治療？·*醫療品質雜誌*，*13*(5)，76-79。

Thadanipon, K., Anothaisintawee, T., Rattanasiri, S., Thakkinstian, A., & Attia, J. (2019). Efficacy and safety of antiscabietic agents: A systematic review and network meta-analysis of randomized controlled trials. *Journal of the American Academy of Dermatology, 80*(5), 1435-1444. https://doi.org/10.1016/j.jaad.2019.01.004

Manjhi, P. K., Sinha, R. I., Kumar, M., & Sinha, K. I. (2014). Comparative study of efficacy of oral ivermectin versus some topical antiscabies drugs in the treatment of scabies. *Journal of Clinical and Diagnostic Research: JCDR, 8*(9), HC01. https://doi.org/10.7860/JCDR/2014/9092.4878

🏥 案例三 NP3 個案報告

一位 69 歲男性以突發心臟功能惡化表現

專科護理師　陳素華

摘要

　　心臟衰竭症狀通常會隨著時間的進展變得更嚴重，導致病人生活品質下降且面臨死亡的威脅。本案例是一位 69 歲男性病人，在主動脈手術後，因心衰竭反覆住院。透過病史、身體評估、檢驗檢查結果發現，引發再次突發心臟功能惡化的原因，可能與嗜酸性白血球過多症候群併發心臟損傷有關。雖未能心臟切片確診，但在與個案取得共識後，以口服類固醇治療，最終嗜酸性白血球幾乎恢復正常。針對心臟衰竭個案，除了治療原本病因外，也要找出其他可能引發或加重心衰竭的原因，加以治療或控制，以免錯失治療先機。

關鍵詞：心臟衰竭、嗜酸性白血球過多症、嗜酸性白血球過多症候群、心臟損傷

前言

　　在臺灣的高齡人口中，心臟衰竭在心臟血管疾病中盛行率及致死率非常高（陳等，2017）。當心臟變得越來越弱，便無法將身體所需的血液送至全身，故心臟衰竭症狀通常會隨著時間的進展而變得更嚴重(American Heart Association, 2017)，所以心臟功能惡化時，常被認為是隨時間進展導致，而忽略是否有其他原因引起。當血中嗜酸性白血球增多又併發心臟功能惡化時，必須將嗜酸性白血球增多症候群併發心臟損傷列入首要診斷，除了找出導致嗜酸性白血球增多的原因外，也要積極安排心臟核磁共振檢查，甚至進行心臟切片檢查進行確診。一旦確診，則給予類固醇

口服治療，若心肌損傷的狀況嚴重，則可以進行類固醇脈衝治療 (Liu et al., 2020; Mankad et al., 2016)。

　　本文提出一位 69 歲男性案例，因呼吸喘而反覆住院，我們將透過統整比對，分析個案多年來的住院歷程、檢查、檢驗報告及身體評估，對個案進行診斷及治療過程，藉此讓臨床人員更了解其病程變化、疾病診斷依據及治療，能盡早診斷與治療。

案例介紹

　　個案為 69 歲男性，本次因為住院前一週感到呼吸喘加劇，由家人送至醫院求診，合併症狀有端坐呼吸、陣發性夜間呼吸急促及下肢水腫加劇，沒有胸痛、胸悶、心悸、冒冷汗或背痛等其他症狀，胸部 X 光顯示肺部充血，心電圖顯示為竇性心搏過緩合併一度房室傳導阻滯，無新發生或陳舊性的心肌缺血；抽血檢驗結果顯示心臟酵素沒有偏高，B 型排鈉利尿胜肽(B-type natriuretic peptide, BNP)偏高，數值為 1,520 pg/ml（參考值＜100 pg/ml），診斷為心臟衰竭合併肺充血，當日安排住院。

　　個案曾經因 A 型主動脈剝離於 7 年前進行升主動脈置換手術，此外也有中度主動脈瓣閉鎖不全、中度僧帽瓣閉鎖不全、高血壓約 7 年（平常血壓控制在 120~140/70~90 mmHg）、心臟衰竭，紐約心臟學會功能分級：第三級(New York Heart Association functional classification, NYHA, FcIII)約 7 年、第三期慢性腎臟疾病約 3 年、陣發性心房纖維顫動約 3 年、陳舊性雙側小腦梗塞（被醫師告知此為腦部電腦斷層結果，主訴以前並無中風病史，無肢體活動障礙、步態不穩或是頭暈症狀）及良性攝護腺肥大症等過去病史，長期服用藥物控制，並於心臟科門診追蹤。近 4 年數次因呼吸喘至急診求治，被診斷為心臟衰竭合併肺部充血，注射利尿劑治療症狀改善後返家，並未住院治療。本次住院前服用的藥物為：Amiodarone、Ouetiapine、Tramsulosin、

Spironolactone、Lorazepam、Apixaban、Bisprolol hemifumarate、
Bumetanide、Entresto。

個案以前是一位漁夫,自從 2011 年主動脈置換手術後就不再
工作,沒有藥物或食物過敏史,無家族遺傳史,家族史為其二弟
有冠狀動脈疾病且進行冠狀動脈繞道手術病史,三弟有高血壓病
史。平時沒有吸菸或嚼檳榔習慣,年輕時會偶爾喝啤酒或是高
粱,已經戒酒超過 20 年,平時沒有服用健康食品、補品或中藥習
慣。近 2 年每天早上會進行氣功活動約一小時。飲食偏好清淡,
喜歡吃飯與清粥小菜等,不吃生食或是醃製食品。約 10 年前喪
偶,目前與 2 位外孫同住,與親朋好友相處融洽,偶爾會和鄰居
或好友參加遊覽車的旅遊活動或是唱卡啦 OK,住院期間多由其
女友陪伴照顧,近 4 年沒有旅遊史。雖然平常活動時容易呼吸
喘、感到疲憊也不易負重,但症狀休息後可以緩解,日常活動尚
可自理。

入院時理學檢查,個案意識清楚,生命徵象為體溫 36.7 度、
脈搏 66 次／分、呼吸 26 次／分、血壓 146/88 mmHg、血氧濃度
為 95%。住院當天測量身高 158 公分,體重 72 公斤,身體質量指
數為 28.8 (kg/m^2),屬輕度肥胖。視診整體外觀清潔,精神尚可,
無結膜蒼白、鞏膜發黃或淋巴結腫大,呼吸輕微費力急促及使用
呼吸輔助肌,有頸靜脈怒張,胸腹部有約 25 公分主動脈置換手術
傷口痕跡,軀幹及四肢部分皮膚有無癢性紅疹、紅疹癒合後色素
沉著及雙下肢凹陷性水腫(3 價)。聽診雙側頸動脈及腹主動脈無
血管嘈音,雙下肺葉有濕囉音、無呼吸音減弱,心音規則,三尖
瓣區及二尖瓣區有二級(GrII/VI)心雜音、無肋膜或心包摩擦音。
叩診胸部為反響音。觸診心前區無震顫,呼吸離軌度雙側肺部擴
張一致且雙側觸覺震顫一致。其他腹部系統、肌肉骨骼系統、皮
膚系統及神經學檢查均無異常。住院期間注射利尿劑及接受口服
抗心律不整、抗凝血藥物及心臟衰竭藥物治療,飲食採每日限水

1,500 ml、限鹽 3 gm，氧氣鼻導管每分鐘 2 L 使用(Wang et al., 2019)。住院前三天使用利尿劑 Bumetanide 每 8 小時注射一次，之後更改成口服 Bumetanide 早晚各一顆治療，其他口服藥：Amiodarone、Tramsulosin、Apixaban、Entresto、Domperidone 治療(Kang et al., 2020; Proietti et al., 2018; Wang et al., 2019)。

　　筆者於住院第 6 天開始照顧個案，在與個案訪談中，個案向筆者表示：「我以前身體狀況很好，7 年前手術之後追蹤心臟功能也都還不錯，但是這 3~4 年不知道為什麼我的心臟功能突然變差，好像溜滑梯一樣，有做了一些檢查，即使我非常配合醫師做飲食及藥物控制都還是一樣，這幾年我常常因為心臟衰竭及肺充血掛急診，讓我覺得好無奈好擔心，為什麼突然會這樣，好像不是很清楚，專科護理師妳可以幫幫我嗎？」訪談結束後，筆者強烈感受到個案內心的焦慮害怕也對於個案所提的疑問感到疑慮，難道病人突發心臟功能惡化有其他原因嗎？因此，筆者進行文獻評讀，了解到心臟衰竭最常見的原因就是冠狀動脈疾病，是指供給心臟肌肉血液的動脈因為斑塊阻塞導致血流供給減少，而產生心臟肌肉缺血的疾病，其他可能引發的原因有過去的心臟病發所造成心肌損傷、先天性心臟缺陷、高血壓、心臟瓣膜疾病、心臟肌肉疾病、感染心臟、心律異常、肥胖、糖尿病、甲狀腺問題、酒精或藥物濫用及某些類型的化療等(American Heart Association, 2017)。

　　整理個案過去至今的治療經過、檢驗、檢查結果發現，個案於 2011 年進行主動脈置換手術前的心臟超音波檢查結果，顯示有輕微的主動脈瓣閉鎖不全、主動脈根管腔擴大、左心室心射出量約 76%，且有大量的心包膜積液合併有心包填塞徵象，因此進行手術治療。主動脈置換手術後一個月門診追蹤心臟超音波顯示，個案雖有中度主動脈瓣閉鎖不全、中度僧帽瓣閉鎖不全、左心室前壁及心尖處心肌收縮功能稍差，其左心室射出率約 40%，且右

心室心肌的收縮功能無異常。將手術前後心臟超音波結果比較顯示，個案主動脈瓣閉鎖不全及僧帽瓣閉鎖不全程度加劇，且左心室前壁及心尖處心肌收縮功能稍微變差，其左心室射出率下降，由 76%下降為 40%。因左心室前壁及心尖處心肌收縮功能變差、左心室射出率下降，無法排除因冠狀動脈疾病導致。手術一個半月後進行冠狀動脈攝影檢查結果為正常，三條冠狀動脈及左主支血管內無斑塊形成，由此結果可以推估個案一開始的心臟功能急速惡化與 2011 年主動脈剝離進行主動脈置換手術很有相關，此時個案日常活動能力並無受限，尚未感受到心臟功能惡化的現象。

但是於術後 3 年（2014 年），個案陸續因呼吸喘且活動耐受力變差，多次至急診求治甚至住院，比較這 3 年來多次心臟超音波結果，除了左心室變成瀰漫性的收縮功能低下，及左心室射出率下降至 37%，其主動脈瓣閉鎖不全及僧帽瓣閉鎖不全程度皆為中度，與之前相比並沒有變化，右心室功能也是無異常，但因左心室瀰漫性的收縮功能低下及左心室射出率持續下降，高度懷疑是冠狀動脈疾病導致，故該年又進行了冠狀動脈攝影檢查，結果顯示冠狀動脈正常，因此再次排除因冠狀動脈疾病導致心臟功能惡化的可能性。加上主動脈瓣閉鎖不全及僧帽瓣閉鎖不全程度與 3 年前無變化，也未發現有新產生的其他瓣膜疾病，因此排除瓣膜疾病惡化所導致的心臟功能惡化。

個案雖然有陣發性心房纖維顫動病史，但常年規則服用抗心律不整藥物(Amiodarone)及抗凝血劑(Apixaban)治療，自訴多年來沒有心悸不適的感覺，整理個案自 2011 年每次門診及住院資料顯示皆無主訴心律不整或是心悸，其門診及急診主訴皆以呼吸喘表現，逐次分析心電圖顯示有時為竇性心律，有時記錄到心房纖維顫動併中度心室反應，經食道心臟超音波檢查也無發現心房血栓，因此排除因心律不整發作或心房纖維顫動導致心房內血栓問題導致急性心臟功能惡化(Chiang et al., 2016; Kirchhof et al., 2020;

Zhan et al., 2018)。再審視個案過去病史及個人史,可以優先排除先天性心臟缺陷、酒精或藥物濫用及化療等因素導致心臟功能急速惡化。

個案入院時身高 158 公分,體重 72 公斤,身體質量指數為 28.8 (kg/m^2),評估屬輕度肥胖,但是考量個案明顯有雙下肢水腫及肺充血等現象,估計實際體重應比入院時 72 公斤輕。加上個案主訴於主動脈置換手術前的體重多維持在 65~66 公斤左右,而住院給予利尿劑治療後,肺部充血及雙下肢水腫狀況明顯改善,體重控制在 66 公斤,身體質量指數為 26.4 (kg/m^2),屬於過重。比較後可以了解病人使用利尿劑後一週體重減輕 6 公斤,恢復手術前的體重,因此排除因為肥胖導致的心臟功能急速惡化。

雖然個案有高血壓病史,依據個案及同住孫子主訴,個案平時嚴格遵守醫囑,在家落實飲食水分及鹽分的控制,每日自行測量體重、記錄水分攝取量和飲食重量,及使用尿壺測量每日的解尿量,也會將每日烹調食物需要使用的鹽分裝好,每日 3 克,避免自己烹調食物時過量添加鹽分,不外食,平日血壓約控制在 120~140/70~90 mmHg,因此可排除因高血壓控制不佳導致的心臟功能惡化(Mahtani et al., 2018; Wang et al., 2019)。

本次住院期間,個案抽血檢驗報告顯示飯前空腹血糖及飯後血糖皆在正常範圍內,且糖化血色素數值正常(5.8%)。心臟超音波檢查顯示個案無先天性心臟疾病或肥厚型心臟病,也沒有證據顯示有高血壓性心臟病;甲狀腺功能無特殊異常(TSH 數值 7.417 μIU/ml 稍高,正常值 0.35~5.50 μIU/ml;free T$_4$ 數值 1.51 ng/dl 正常)。因此可排除因肥胖、高血壓控制不佳、糖尿病或甲狀腺疾病等因素引發心臟功能惡化(Baumgartner et al., 2017)。故目前須考量可能為過去的心臟病發所造成心肌損傷、心臟肌肉疾病或心臟感染等因素,引發急性心臟功能惡化。

再次審視一序列心臟超音波的變化、檢驗報告結果及住院史發現，個案主動脈置換手術前心臟超音波檢查顯示，有大量的心包膜積液合併有心包填塞徵象，因此無法呈現心肌收縮功能。而術後一個月心臟超音波顯示左心室前壁及心尖處心肌收縮功能稍差，冠狀動脈攝影檢查正常，故推估個案術後一開始的心臟功能急速惡化與主動脈剝離進行主動脈置換手術很有相關，但是心臟收縮功能從 2011 年的左心室前壁及心尖處心肌收縮功能變差，在 2014 年突然變成瀰漫性的收縮功能低下，再次進行了一次冠狀動脈攝影檢查結果正常，且冠狀動脈攝影及心臟超音波檢查顯示手術部位無特殊問題，因此排除因為主動脈剝離引發心臟衰竭而在 3 年後又導致心肌損傷加劇的可能性（林等，2016；Ziaeian & Fonarow, 2016）。

另一方面，從個案住院歷程、檢查及檢驗報告發現，2011 年 4 月主動脈置換手術後 1 個月內，6 次的抽血檢驗皆有嗜酸性白血球(eosinophil)偏高的情形，其數值為 6~9.3%（正常值 0.5~5%）。於術後 2 個月又因心臟衰竭及泌尿道感染住院，當次住院 Eosinophil 更高達 22%，出現全身皮膚紅疹，被診斷為疑似過敏的反應，也可能疑似蕁麻疹、蕁麻疹性血管炎或藥物疹(Kuruvilla & Khan, 2016)。雖然該次住院後個案皮膚紅疹大部分改善癒合，但常年都還是會不定期陸續出現無癢性紅疹。雖該次住院追蹤 Eosinophil 數值最終下降至正常範圍(3.7%)，但出院後到 2014 年發現心臟功能突發惡化、突然變成左心室瀰漫性的收縮功能低下的期間，個案的 Eosinophil 數值幾乎都是處於偏高(5.5~12.2%)的狀態，甚至於 2014 年 10 月高達 55%，後續持續追蹤 Eosinophil 數值，雖然自行下降，但自 2014 年 10 月到 2017 年 8 月期間，Eosinophil 數值皆處於偏高的狀態(26~28%)，比前幾年更高，本次住院 Eosinophil 數值更是高達 64%。透過住院史、檢驗、檢查及身體評估比對結果，筆者高度懷疑個案第二次突發心臟功能惡化

與嗜酸性白血球過多症併發心臟侵犯有關(Mankad et al., 2016)。筆者將此推論結果與主治醫師進行討論，獲得主治醫師認同，主治醫師後續安排相關檢驗及檢查，想了解 Eosinophil 增多的可能原因及其程度。

首先，檢驗嗜酸性白血球陽離子蛋白(Eosinophil cationic protein, ECP)數值偏高（41.5 μg/L，正常值＜13.3 μg/L），顯示體內嗜酸性白血球活化程度偏高，發炎反應偏高。C 反應蛋白(C-reactive protein, CRP)數值偏高（12.24 mg/L，正常值＜5 mg/L）顯示體內發炎或組織壞死。免疫球蛋白 E (IgE)數值偏高（215 IU/ml，正常值＜100 IU/ml），顯示體內對某些物質有過敏反應。進行過敏體質篩檢(phadiatop)檢驗數值正常(＜0.35 PAU/L)，顯示個案並非異位性體質，其過敏反應不是受過敏原刺激所引起。尿液常規檢驗結果正常，且糞便寄生蟲檢驗及阿米巴原蟲檢測結果皆為陰性，可排除因寄生蟲感染導致 Eosinophil 過多（林等，2016）。各項腫瘤指數：鱗狀細胞癌相關抗原(squamous cell carcinoma antigen, SCC)數值正常(1.2 ng/mL)、癌胚抗原(carcinoembryonic antigen, CEA)數值正常(0.97 ng/mL)、CA19-9 腫瘤標記(cancer antigen 19-9)數值正常(18.8 U/mL)，排除因腫瘤導致 Eosinophil 過多。維生素 B_{12} 數值正常(551.60 ml)，排除骨髓增生性腫瘤(myeloproliferative neoplasms)。皮質素(cortisol)數值正常(7.61 μg/dl)及甲狀腺功能無特殊異常（TSH 數值 7.417 μIU/ml 稍高，正常值 0.35~5.50 μIU/ml；free T_4 數值 1.51 ng/dl 正常），可排除因內分泌問題導致 Eosinophil 過多(Baumgartner et al., 2017; Wang, 2019)。血液分析檢查顯示除了 Eosinophil 外，其他血球無異常變化，故可排除因血液疾病或骨髓疾病導致的 Eosinophil 過多。審視個案歷年來治療歷程，未發現有可能導致過敏反應或 Eosinophil 過多副作用的用藥，可以排除因藥物導致的 Eosinophil 過多。乳酸脫氫酶(lactate dehydrogenase, LDH)數值偏高（263

U/L，正常值 98~192 U/L），可能與心臟損傷有相關。腹部超音波檢查顯示有肝臟充血及雙側肋膜積液，無脾臟腫大。

統整以上檢驗檢查結果推估，個案的嗜酸性白血球過多症可排除與寄生蟲感染、藥物、惡性腫瘤或內分泌疾病有關，但無法完全排除是否與細菌或病毒感染、毒素、自體免疫疾病或不明物質引發的過敏有相關。

另外，檢驗絕對嗜酸性球(abs eosin count)數值偏高（6,717/μl，正常值 50~350 IU/μl），顯示個案為重度嗜酸性球過多症。後續安排風濕免疫科及血液腫瘤科專家會診，二科專家皆認為個案為疑似反應性（次發性）嗜酸性白血球過多症，無法完全排除是嗜酸性白血球增多症候群併發心臟損傷，故後續建議病人接受經心導管心臟切片處置，以協助確診是否因嗜酸性白血球過多導致心臟損傷，但因個案害怕處置的風險而拒絕進行心臟切片，因此改安排個案進行心臟磁振造影檢查(magnetic resonance imaging, MRI)，然而檢查進行 10 分鐘後，因個案無法忍受檢查的過程導致檢查中斷(Mankad et al., 2016)。最終，無法證實個案是否因嗜酸性白血球過多導致心臟損傷。然而團隊仍與個案及家屬進行醫病共享決策會議，雖然無法證實因嗜酸性白血球過多導致心臟損傷，但是綜合個案病史、身體評估、檢驗、檢查結果及風濕免疫科和血液腫瘤科專家意見，團隊仍高度懷疑是此因素導致心臟功能惡化，故建議接受脈衝治療，個案因考量到高劑量類固醇治療的副作用，因此拒絕接受脈衝治療，最終同意口服類固醇治療。

個案出院後在門診開始接受口服類固醇治療 Prednisolone 5 mg/tab 2# BID 共二週，此外，也請個案返家後持續規則服用藥物及嚴格飲食、水分及體重控制，衛教避免接觸可能引發過敏的物品、藥物或飲食，避免服用不明藥物，服用其他藥物前先諮詢醫師；建議避免接觸可能散發毒素的物品或環境等；應減少大眾公共場合，必要時要戴口罩保護自己。Prednisolone 治療結束後，追

蹤 Eosinophil 數值由住院最高 64%，出院 4 個月後降至 17%，出院 8 個月後降至 10.5%，幾乎已接近正常範圍(0~5%) (Dispenza & Bochner, 2018; Liu et al., 2020)。心臟超音波檢查顯示，其仍為左心室瀰漫性的收縮功能低下，且左心室射出率約 36%，與住院前差距不大。持續追蹤個案就醫狀況，於出院後一年內無至急診就醫或住院病史。

討論

一、嗜酸性白血球增多症候群的定義及流行病學

嗜酸性球屬於顆粒性白血球，在血液中的數量很少，主要存在於組織中，常見於容易與環境接觸的黏膜上皮，如皮膚系統、呼吸道和腸胃道等。嗜酸性球若受到刺激會分泌細胞激素，促使上皮細胞及神經受損，導致組織產生浸潤，最終變成纖維化，造成多重器官受損（林等，2016；Khalid & Holguin, 2019）。

白血球數與嗜酸性球比例相乘後的數值稱作絕對嗜酸性白血球數，當血液中的絕對嗜酸性白血球數值增加時定義為嗜酸性球增多；數值 $\geq 500/\mu l$ 時稱為嗜酸性白血球血症(eosinophilia)；數值 $\geq 1,500/\mu l$（兩次抽血間隔大於等於一個月，數值皆 $\geq 1,500/\mu l$）且合併或組織中可見嗜酸性白血球增多（如骨髓穿刺切片或組織中可見嗜酸性白血球蛋白質增多），則稱為嗜酸性白血球增多症(hypereosinophilia, HE)。

嗜酸性白血球增多症候群(hyperEosinophilic syndrome, HES)則定義為至少在不同時間測得兩次嗜酸性白血球增多症，伴隨器官損傷或功能低下，且已經排除是次發性原因（如寄生蟲感染、藥物、過敏反應等）所引發的。常見因嗜酸性白血球增多症候群所引發的器官損傷有皮膚、呼吸、腸胃道、神經及心臟系統，最常見侵犯皮膚系統，有 40%以上可能導致心臟系統損傷，其中又常見侵犯左心導致左心衰竭（林等，2016；Callan et al., 2017; Han et al., 2020; Khalid & Holguin, 2019; Mankad et al., 2016; Shomali & Gotlib, 2019; Wang, 2019）。其病因可分成原發性(idiopathic)或後天性(acquired)，原發性與顯性遺傳及染色體突變有關，後天性又可分為初級(primary acquired)與次級(secondary acquired)，初級與造血系統疾病或肥大細胞增生有相關，次級的原因則又可分為感染性和非感染性，感染性成因常為寄生蟲感染，細菌、黴菌或病毒感染也可能引發，非感染性成因與過敏反應、藥物、毒素、內分泌疾病或自體免疫疾病有關（陳，2020；Khalid & Holguin, 2019; Shomali & Gotlib, 2019; Mankad et al., 2016）。

　　臨床上常見嗜酸性球增多，但因嗜酸性白血球增多症候群所引發的器官損傷卻是非常少見，其成因複雜且表現有許多面向，故診斷且分類不易，因此搜尋不到發生率或盛行率的相關研究，文獻多為案例報告，顯少有大型的回溯性研究。曾有未選擇性的屍體病理檢查回溯性報告中指出，罹患的嗜酸性白血球增多症候群的比率為 0.5~1% (Liu et al., 2020)。搜尋臺灣本土的相關文獻僅得到一篇 2008 年北部某醫學中心所進行的回溯性研究，此研究納入了 1986~2007 年共 14 位診斷為嗜酸性白血球過多症候群的病人，分析結果顯示，平均年齡為 44.1 歲，男多於女(3.7：1)，從發病至疾病診斷平均時間為 14.3 個月。最常見初發症狀依序為皮膚疹(50%)、腸胃道症狀及發燒；而最常侵犯的器官依序為皮膚(50%)、腸胃道(43%)及周邊血管(36%)；心臟侵犯的比例(14%)較西方國家為低(Hseun et al., 2008)。

　　在本案例中，個案多年來多次檢驗發現至少有二次以上（間隔一個月以上）絕對嗜酸性白血球數值≧1,500/μl，因此符合嗜酸性白血球增多症診斷。個案並未全面檢測相關的自體免疫相關的檢驗等（如抗嗜中性球細胞質抗體(anti-neutrophil cytoplasmic Ab, ANCA)），Phadiatop 顯示並非異位性體質，過敏反應不是受過敏原刺激所引起。免疫球蛋白 E (IgE)數值偏高，顯示體內對某些物

質有過敏反應，個案是否有對其他尚未發現的物質過敏，針對這點無法排除(Wang, 2019)。所以，我們無法完全排除個案的嗜酸性白血球增多症是否與細菌或病毒感染、毒素、自體免疫疾病或不明物質引發的過敏有相關。加上個案無法完成心臟核磁攝影檢查，且沒有進行心臟切片，無法確診為嗜酸性白血球增多症候群。

回顧病史，個案在術後一個月其實就開始出現 Eosinophil 增多，但因為一開始上升幅度不顯著，易被忽略或是列入觀察，後續 Eosinophil 數值大幅增加，也未能立即介入診斷跟治療。筆者推估，個案每次住院幾乎都收治給不同的醫師，甚至住院期間還因故更換醫師，是否容易因此造成疏忽？筆者不排除此可能性。此外，此疾病可能出現不同系統的症狀或徵象，有時醫療人員確實不容易將此與 Eosinophil 導致聯想在一起，導致診斷延後，從發病到診斷的時間可能超過 5 年，與文獻相比更長。個案為男性，與文獻提到的男性個案較多相符；個案當年手術後二個月曾住院，當時 Eosinophil 高達 22%，也出現全身皮膚紅疹，被診斷為疑似過敏的反應，也可能疑似蕁麻疹、蕁麻疹性血管炎或藥物疹，筆者推估個案有可能此時就開始發病，初期發病症狀以皮膚疹表現與文獻相符。

二、嗜酸性白血球增多症候群的診斷及治療

嗜酸性白血球增多症候群可能出現各系統不同的症狀或徵象，因此診斷的過程非常複雜不易，涵蓋許多面向。首先，在病史收集，要收集個案檢查有無皮膚疹、發燒、淋巴腫大、疲倦、體重減輕或各系統相關的症狀。個人史要了解個案職業史、活動、平常藥物使用狀況、飲食習慣、旅遊史、接觸史及家族史（家族群聚性嗜酸性食道炎）等。首次理學檢查需要確實評估每個系統，以確認是否有器官受到侵犯。實驗室檢驗包含血液、血清、生化、內分泌、自體免疫、維生素 B_{12} 及血液抹片等。後續

再依據初步檢驗結果再評估是否安排骨髓穿刺切片及各系統或器官相關檢查或組織切片（林等，2016；陳，2020; Khalid & Holguin, 2019; Mankad et al., 2016）。

在一篇年輕運動員的案例分析中，首度報導運用心臟核磁共振檢查確診嗜酸性白血球增多症候群併發的心肌炎。此外，在某小型研究中指出，運用心臟核磁共振檢查確診心肌炎，其敏感性為 76~100%，特異性為 91~100%。而心肌切片仍是嗜酸性白血球增多症候群併發心肌炎的標準診斷(Liu et al., 2020; Mankad et al., 2016)。目前 HES 治療標準第一線用藥為皮質類固醇(corticosteroids)，包含 prednisolone 及 methylprednisolone 等，可以每日口服類固醇，若是併發嚴重的器官侵犯則可以考慮類固醇脈衝治療。目前服用或注射劑量及治療時間長短尚未有治療準則，但在接受類固醇治療前先需要注意個案是否其他感染徵象(Dispenza & Bochner, 2018; Liu et al., 2020)。

在本個案中，為了診斷嗜酸性白血球增多症候群併發心臟損傷，團隊建議進行心臟切片，個案拒絕，改而建議心臟核磁共振檢查，最後雖然檢查未能成功，但是診斷步驟與文獻相符。個案在門診接受早晚各 10 mg Prednisolone 治療維持共 2 週，與文獻案例的治療時間與劑量不太一致，但個案 4 個月後嗜酸性白血球數值由 64% 下降至 17%，8 個月後幾乎恢復正常，成效顯著。

結論

嗜酸性白血球增多症候群病因分類複雜且可能伴隨不同系統的表徵，故不易進行鑑別診斷，甚至可能被忽略而延誤診斷。在臨床上個案一旦被診斷心臟衰竭，通常會被認為心臟功能逐年下降是可以理解的，故容易忽略病人心臟功能再次惡化的其他因素。因此，建議臨床人員對於病人原有的疾病再次惡化時，務必要重新評估病人及病史收集，找出是否有其他尚未被發現的原因

所導致，才不會延遲診斷錯失治療先機。此外，建議臨床在安排慢性且反覆住院病人的醫療團隊時，避免更換頻率過高，這樣能讓醫療團隊對個案有更深入的了解，治療得以延續。

在此案例中，因筆者首次接觸個案，在訪談中感受到個案對疾病的不安，故決定深入探討個案住院歷程及檢驗檢查報告，進而發現此問題。雖然未能確診，但最終還是改善了個案的病況，對於臨床教學仍具有正向的教育意義，本次筆者也獲得團隊與個案的高度肯定，讓其他團隊人員與病人對專科護理師的角色功能有更高的評價，也希望此案例的分享，能提供臨床人員對嗜酸性白血球增多症候群併發心臟損傷有更深入的認識。

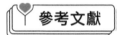 **參考文獻**　　　　　　　　Basic Introduction to Evidence-Based Nursing

林姿吟、李俊秀、余文瑞、何清幼(2016)・嗜酸性白血球增多症之評估與診斷－病例報告・*北市醫學雜誌，13*(2)，213-219。https://doi.org/10.6200/TCMJ.2016.13.2.11

陳永平、花士哲、洪培豪、陳宗賢、張瑞月(2017)・心肌梗塞之藥物治療新進展・*內科學誌，28*(3)，148-159。https://doi.org/10.6314/JIMT.2017.28(3).05

陳嘉偉(2020)・嗜酸性白血球血症・*Taiwan Emergency Medicine Bulletin，3*(5)，e2020030506。https://www.sem.org.tw/EJournal/Detail/270

American Heart Association (2017). *What is heart failure.* http://www.heart.org/idc/groups/heart-ublic/@wcm/@hcm/documents/downloadable/ucm_300315.pdf

Baumgartner, C., da Costa, B. R., Collet, T. H., Feller, M., Floriani, C., Bauer, D. C., Cappola, A. R., Heckbert, S. R., Ceresini, G., Gussekloo, J., den Elzen, W., Peeters, R. P., Luben, R., Völzke, H., Dörr, M., Walsh, J. P., Bremner, A., Iacoviello, M., Macfarlane, P., …Magnani, J. W. (2017). Thyroid function within the normal range : Subclinical hypothyroidism, and the risk of atrial fibrillation. *Circulation, 136*(22), 2100-2116. https://doi.org/10.1161/CIRCULATIONAHA.117.028753

Callan, P. D., Baltabaeva, A., Kamal, M., Wong, J., Lane, R., Robertus, J. L., & Banner, N. R. (2017). Acute fulminant necrotizing eosinophilic myocarditis: Early diagnosis and treatment. *European Society of Cardiology Heart Failure, 4*(4), 660-664. https://doi.org/10.1002/ehf2.12146

Chiang, C. E., Wu, T. J., Ueng, K. C., Chao, T. F., Chang, K. C., Wang, C. C., Lin, Y. J., Yin, W. H., Kuo, J. Y., Lin, W. S., Tsai, C. T., Liu, Y. B., Lee, K. T., Lin, L. J., Lin, L. Y., Wang, K. L., Chen, Y. J., Chen, M. C., Cheng, C. C., ... Chen, S. A. (2016). 2016 Guidelines of the Taiwan Heart Rhythm Society and the Taiwan Society of Cardiology for the management of atrial fibrillation. *Journal of the Formosan Medical Association, 115*(11), 893-952. https://doi.org/10.1016/j.jfma.2016.10.005

Dispenza, M. C., & Bochner, B. S. (2018). Diagnosis and novel approaches to the treatment of hypereosinophilic syndromes. *Current Hematologic Malignancy Reports, 13*(3), 191-201. https://doi.org/10.1007/s11899-018-0448-8

Hseun, T. W., Chen, D. Y., Hsieh, T. Y., Huang, W. N., Chen, Y. H., & Lan, J. L. (2008). Hypereosinophilic syndrome in a medical center in Taiwan–an analysis of fourteen cases. *Formosan Journal of Rheumatology, 22*(1&2), 60-67.

Han, J., Ramtoola, M., Shahzad, M., Okonkwo, K., & Attar, N. (2020). Right sided heart failure secondary to hypereosinophilic cardiomyopathy-clinical manifestation and diagnostic pathway. *Radiology Case Reports, 15*(10), 2036-2040. https://doi.org/10.1016/ j.radcr.2020.08.007

Kuruvilla, M., & Khan, D. A. (2016). Eosinophilic drug allergy. *Clinical Reviews in Allergy & Immunology, 50*(2), 228-239. https://doi.org/10.1007/s12016-015-8491-x

Kirchhof, P., Camm, A. J., Goette, A., Brandes, A., Eckardt, L., Elvan, A., Fetsch, T., van Gelder, I. C., Haase, D., Haegeli, L. M., Hamann, F., Heidbüchel, H., Hindricks, G., Kautzner, J., Kuck, K. H., Mont, L., Ng, G. A., Rekosz, J., Schoen, N., ... Breithardt, G. (2020). Early rhythm-control therapy in patients with atrial fibrillation. *The New England Journal of Medicine, 383*(14), 1305-1316. https://doi.org/10.1056/NEJMoa2019422

Khalid, F., & Holguin, F. (2019). Idiopathic hyperEosinophilic syndrome in an elderly female: A case report. *American Journal of Case Reports, 23*(20), 381-384. https://doi.org/ 10.12659/AJCR.912747.

Kang, H., Zhang, J., Zhang, X., Qin, G., Wang, K., Deng, Z., Fang, Y., & Chen, G. (2020). Effects of sacubitril/valsartan in patients with heart failure and chronic kidney disease: A meta-analysis. *European Journal of Pharmacology, 884*, 173444. https://doi.org/10.1016/j.ejphar.2020.173444

Liu, Y., Meng, X., Feng, J., Zhou, X., & Zhu, H. (2020). Hypereosinophilia with concurrent venous thromboembolism: Clinical features, potential risk factors, and short-term outcomes in a chinese cohort. *Scientific Reports, 10*(1), 8359. https://doi.org/10.1038/ s41598-020-65128-4

Mankad, R., Bonnichsen, C., & Mankad S. (2016). Hypereosinophilic syndrome: Cardiac diagnosis and management. *Heart, 102*(2),100-6. https://doi.org/10.1136/heartjnl-2015-307959.

Mahtani, K. R., Heneghan, C., Onakpoya, I., Tierney, S., Aronson, J. K., Roberts, N., Hobbs, F., & Nunan, D. (2018). Reduced salt intake for heart failure: A systematic review. *Journal of the American Medical Association Internal Medicine, 178*(12), 1693-1700. https://doi.org/10.1001/jamainternmed.2018.4673

Proietti, M., Romanazzi, I., Romiti, G. F., Farcomeni, A., & Lip, G. (2018). Real-world use of apixaban for stroke prevention in atrial fibrillation: A systematic review and meta-analysis. *Stroke, 49*(1), 98-106. https://doi.org/10.1161/STROKEAHA.117.018395

Shomali, W., & Gotlib, J. (2019). World Health Organization-defined eosinophilic disorders: 2019 update on diagnosis, risk stratification, and management. *American Journal of Hematology, 94*(10), 1149-1167. https://doi.org/10.1002/ajh.25617

Wang, C. C., Wu, C. K., Tsai, M. L., Lee, C. M., Huang, W. C., Chou, H. H., Huang, J. L., Chi, N. H., Yen, H. W., Tzeng, B. H., Chang, W. T., Chang, H. Y., Wang, C. H., Lu, Y. Y., Tsai, J. P., Su, C. H., Cherng, W. J., Yin, W. H., Tsai, C. T., ... Hwang, J. J. (2019). 2019 focused update of the guidelines of the Taiwan society of cardiology for the diagnosis and treatment of heart failure. *Acta Cardiologica Sinica, 35*(3), 244-283. https://doi.org/10.6515/ACS.201905_35(3).20190422A

Wang, S. A. (2019). The diagnostic work-up of hypereosinophilia. *Pathobiology, 86*(1), 39-52. https://doi.org/10.1159/000489341

Ziaeian, B., & Fonarow, G. C. (2016). Epidemiology and aetiology of heart failure. Nature reviews. *Cardiology, 13*(6), 368-378. https://doi.org/10.1038/nrcardio.2016.25

Zhan, Y., Joza, J., Al Rawahi, M., Barbosa, R. S., Samuel, M., Bernier, M., Huynh, T., Thanassoulis, G., & Essebag, V. (2018). Assessment and management of the left atrial appendage thrombus in patients with nonvalvular atrial fibrillation. *The Canadian Journal of Cardiology, 34*(3), 252-261. https://doi.org/10.1016/j.cjca.2017.12.008

♡ MEMO

Basic
Introduction to
Evidence-Based
Nursing

MEMO

Basic
Introduction to
Evidence-Based
Nursing

♡♡ MEMO

Basic
Introduction to
Evidence-Based
Nursing

MEMO

Basic
Introduction to
Evidence-Based
Nursing

♡♡ MEMO

———————————

Basic
Introduction to
Evidence-Based
Nursing

◯◯ **MEMO**

_____

Basic
Introduction to
Evidence-Based
Nursing

♡♡ MEMO

Basic
Introduction to
Evidence-Based
Nursing

國家圖書館出版品預行編目資料

實證護理概論／穆佩芬, 陳可欣, 張麗銀, 周幸生, 林小玲, 盧淑芬, 楊淑華, 蘇瑞源, 梁靜娟, 鄭慧娟, 郭素真, 李美銀, 黃子珍編著. -- 三版. -- 新北市：新文京開發出版股份有限公司, 2023.05
　　面；　　公分
ISBN 978-986-430-924-5（平裝）

1.CST：護理學　2.CST：實證醫學

419.6　　　　　　　　　　　　　　112006343

實證護理概論（三版）　　　　　　　　　　　　（書號：B427e3）

總　校　閱	穆佩芬　張麗銀　周幸生
編　著　者	穆佩芬　陳可欣　張麗銀　周幸生　林小玲　盧淑芬 楊淑華　蘇瑞源　梁靜娟　鄭慧娟　郭素真　李美銀 黃子珍
出　版　者	新文京開發出版股份有限公司
地　　　址	新北市中和區中山路二段 362 號 9 樓
電　　　話	(02) 2244-8188（代表號）
Ｆ　Ａ　Ｘ	(02) 2244-8189
郵　　　撥	1958730-2
初　　　版	西元 2020 年 08 月 03 日
二　　　版	西元 2021 年 08 月 16 日
三　　　版	西元 2023 年 05 月 20 日

New Wun Ching Developmental Publishing Co., Ltd.

New Age · New Choice · The Best Selected Educational Publications — NEW WCDP